国学经典

中华本草医药大典 中国古代百科全书

本草纲目

李楠
范万光 主编

辽海出版社

【第六卷】

《本草纲目》编委会

目 录

第三十五卷 木部二

第三十六卷　木部三

第三十七卷　木部四至六

第三十八卷　服器部一、二

第三十九卷　虫部一

第四十卷　虫部二

第四十一卷　虫部三

第四十二卷　虫部四

第四十三卷　鳞部一、二

没药（宋开宝）

【释名】末药〔时珍曰〕没、末皆梵言。

【集解】〔志曰〕没药生波斯国。其块大小不定，黑色，似安息香。〔颂曰〕今海南诸国及广州或有之。木之根株皆如橄榄，叶青而密。岁久者，则有脂液流滴在地下，凝结成块，或大或小，亦类安息香。采无时。〔珣曰〕按徐表《南州记》云：是波斯松脂也。状如神香，赤黑色。〔时珍曰〕按《一统志》云：没药树高大如松，皮厚一二寸。采时掘树下为坎，用斧伐其皮，脂流于坎，旬余方取之。李珣言乳香是波斯松脂，此又言没药亦是松脂，盖出伟闻之误尔。所谓神香者，不知何物也？

【修治】同乳香。

【气味】苦，平，无毒。

【主治】破血止痛，疗金疮杖疮，诸恶疮痔漏，卒下血，目中翳晕痛肤赤。开宝。破症瘕宿血，损伤瘀血，消肿痛。大明。心胆虚，肝血不足。好古。堕胎，及产后心腹血气痛，并入丸散服。李珣。散血消肿，定痛生肌。时珍。

【发明】〔权曰〕凡金刃所伤，打损跌跌坠马，筋骨疼痛，心暖血瘀者，并宜研烂热酒调服。推陈致新，能生好血。〔宗奭曰〕没药大概通滞血。血滞则气壅瘀，气壅瘀则经络满急，经络满急故痛且肿。凡打扑跌跌，皆伤经络，气血不行，瘀壅作肿痛也。〔时珍曰〕乳香活血，没药散血，皆能止痛消肿生肌。故二药每每相兼而用。

骐驎竭（唐本草）

【释名】血竭〔时珍曰〕骐驎亦马名也。此物如干血，故谓之血竭。曰骐驎者，隐之也。旧与紫铆同条，紫铆乃此树上虫所造成，今分入虫部。

【集解】〔恭曰〕骐驎竭树名渴留，紫铆树名渴禀[①]，二物大同小异。〔志曰〕二物同条，功效亦别。紫铆色赤而黑，其叶大如盘，铆从叶上出。骐驎竭色黄而赤，从木中出，如松脂。〔珣曰〕按《南越志》云：骐驎竭，是紫铆树之脂也。欲验真伪，但嚼之不烂如蜡者为上。〔颂曰〕今南番诸国及广州皆出之。木高数丈，婆娑可爱。叶似樱桃而有三角。其脂液从木中流出，滴下如胶治状，久而坚凝，乃成竭，赤作血色。采无时。旧说与紫铆大都相类，而别是一物，功力亦殊。〔敩曰〕凡使勿用海母血，真相似，只是味咸并腥气。骐驎竭味微咸、甘，似厄子气也。〔时珍曰〕骐驎竭是树脂，紫铆是虫造。按《一统志》云：

---

① 禀：《政和本草》卷十三紫铆骐驎竭条改。

血竭树略如没药树，其肌赤色。采法亦于树下掘坎，斧伐其树，脂流于坎，旬日取之。多出大食诸国。今人试之，以透指甲者为真。独孤滔《丹房鉴源》云：此物出于西胡，禀荧惑之气而结。以火烧之，有赤汁涌出，久而灰不变本色者，为真也。

【修治】〔敩曰〕凡使先研作粉，筛过入丸散中用。若同众药捣，则化作尘飞也。

【气味】甘、咸，平，无毒。〔大明曰〕得密陀僧良。

【主治】心腹卒痛，金疮血出，破积血，止痛生肉，去五脏邪气。唐本。伤折打损，一切疼痛，血气搅刺，内伤血聚，补虚，并宜酒服。李珣。补心包络、肝血不足。好古。益阳精，消阴滞气。太清修炼法。傅一切恶疮疥癣，久不合。性急，不可多使，却引脓。大明。散滞血诸痛，妇人血气，小儿瘈疭。时珍。

【发明】〔时珍曰〕骐驎竭，木之脂液，如人之膏血，其味甘咸而走血，盖手、足厥阴药也。肝与心包皆主血故尔。河间刘氏云："血竭[1]除血痛，为和血之圣药"是矣。乳香、没药虽主血病，而兼入气分，此则专于血分者也。

质汗（宋开宝）

【释名】〔时珍曰〕汗育寒，番语也。

【集解】〔藏器曰〕质汗出西番，煎柽乳、松泪、甘草、地黄并热血成之。番人试药，以小儿断一足，以药纳口中，将足踏之，当时能走者良。

【气味】甘，温，无毒。

【主治】金疮伤折，瘀血内损，补筋肉，消恶血，下血气，妇人产后诸血结，腹痛内冷不下食。并以酒消服之，亦傅病处。藏器。

安息香（唐本草）

【释名】〔时珍曰〕此香辟恶，安息诸邪，故名。或云：安息，国名也。梵书谓之拙贝罗香。

【集解】〔恭曰〕安息香出西戎。状如松脂，黄黑色，为块。新者亦柔韧。〔珣曰〕生南海波斯国，树中脂也，状若桃胶，秋月采之。〔禹锡曰〕按段成式《酉阳杂俎》云：安息香树出波斯国，呼为辟邪树。长二三丈，皮色黄黑。叶有四角，经寒不凋。二月开花黄色，

①　竭：原作"结"，从张本改。

花心微碧。不结实。刻其树皮，其胶如饴，名安息香，六七月坚凝乃取之。烧之，通神，辟众恶。〔时珍曰〕今安南、三佛齐诸番皆有之。《一统志》云：树如苦楝，大而且直。叶似羊桃而长。木心有脂作香。叶廷珪《香录》云：此乃树脂，形色类胡桃瓤。不直于烧，而能发众香，故人取以和香。今人和香有如饧者，谓之安息油。机曰：或言烧之能集鼠者为真。

安息香

【气味】辛、苦，平，无毒。

【主治】心腹恶气，鬼疰。唐本。邪气魍魉，鬼胎血邪，辟蛊毒，霍乱风痛，男子遗精，暖肾气，妇人血噤，并产后血运。大明。妇人夜梦鬼交，同臭黄烧熏丹穴，永断。李珣。烧之，去鬼来神。萧炳。治中恶魇寐，劳瘵传尸。时珍。

苏合香（别录上品）

【释名】〔时珍曰〕按郭义恭《广志》云：此香出苏合国，因以名之。梵书谓之咄鲁瑟剑。

【集解】〔别录曰〕苏合香出中台川谷。〔恭曰〕今从西域及昆仑来。紫赤色，与紫真檀相似，坚实极芳香，性重如石，烧之灰白者好。〔颂曰〕今广州虽有苏合香，但类苏木，无香气。药中只用如膏油者，极芬烈。陶隐居以为狮子矢者，亦是指此膏油者言之尔。《梁书》云：中天竺国出苏合香，是诸香汁煎成，非自然一物也。又云：大秦国人采得苏合香，先煎其汁以为香膏，乃卖其滓与诸国贾人。是以展转来达中国者，不大香也。然则广南货者，其经煎煮之余乎？今用如膏油者，乃合治成者尔。〔时珍曰〕按《寰宇志》云：苏合油出安南、三佛齐诸番国。树生膏，可为药，以浓而无滓者为上。叶廷珪《香谱》云：苏合香油出大食国。气味皆类笃耨香。沈括《笔谈》云：今之苏合香赤色如坚木，又有苏合油如黐胶，人多用之。而刘梦得《传信方》言苏合香多薄叶，子如金色，接之即少，放之即起，良久不定，如虫动，气烈者佳。如此则全非今所用者，直精考之。窃按沈氏所说，亦是油也。不必致疑。

【正误】〔弘景曰〕苏合香俗传是狮子屎，外国说不尔。今皆从西域来，亦不复入药，惟供合好香尔。〔恭曰〕此是胡人诳言，陶不悟也。〔藏器曰〕苏合香色黄白，狮子屎色赤黑，二物相似而不同。狮子屎极臭。或云：狮子屎是西国草木皮汁所为，胡人将来，欲贵重之，故饰其名尔。

【气味】甘，温，无毒。

【主治】辟恶，杀鬼精物，温疟蛊毒痫痓，去三虫，除邪，令人无梦魇。久服，通神明，轻身长年。别录。

【发明】〔时珍曰〕苏合香气窜，能通诸窍脏腑，故其功能辟一切不正之气。按沈括《笔谈》云：太尉王文正公气羸多病。宋真宗面赐药酒一瓶，令空腹饮之，可以和气血，辟外邪。公饮之，大觉安健。次日称谢。上曰：此苏合香酒也。每酒一斗，入苏合香丸一两同煮。极能调和五脏，却腹中诸疾。每冒寒夙兴，则宜饮一杯。自此臣庶之家皆仿为之，此方盛行于时。其方本出唐玄宗《开元广济方》，谓之白术丸。后人亦编入《千金》《外台》，治疾有殊效。

詹糖香（别录上品）

【释名】〔时珍曰〕詹言其粘，糖言其状也。

【集解】〔弘景曰〕出晋安、岑州。上真淳者难得，多以其皮及蠹虫屎杂之，惟软者为佳。皆合香家要用，不正入药。〔恭曰〕詹糖树似橘。煎枝叶为香，似沙糖而黑。出交广以南，生晋安。近方多用之。〔时珍曰〕其花亦香，如茉莉花香气。

【气味】苦，微温，无毒。

【主治】风水毒肿，去恶气伏尸。别录。治恶核恶疮。弘景。和胡桃、青皮捣，涂发令黑如漆。时珍。

【附录】结杀〔藏器曰〕结杀生西国，树之花也，极香。同胡桃仁入膏，和香油涂头，去头风白屑。

笃耨香（纲目）

【集解】〔时珍曰〕笃耨香出真腊国，树之脂也。树如松形。其香老则溢出，色白而透明者名自笃耨，盛夏不融，香气清远。土人取后，夏月以火炙树，令脂液再溢，至冬乃凝，复收之。其香夏融冬结。以瓠瓢盛，置阴凉处，乃得不融。杂以树皮者则色黑，名黑笃耨，为下品。

【附录】胆八香〔时珍曰〕胆八树生交趾、南番诸国。树如稚木犀。叶鲜红，色类霜枫。其实压油和诸香焫之，辟恶气。

【气味】

【主治】面鼾黯䵟症。同白附子、冬瓜子、白及、石榴皮等分为末，酒浸三日，洗面后傅之。久则面莹如玉。时珍。

龙脑香（唐本草）

【释名】片脑纲目 羯婆罗香衍义 膏名婆律香〔时珍曰〕龙脑者，因其状而贵

龙脑香

重之称也。以白莹如冰，及作梅花片者为良，故俗呼为冰片脑，或云梅花脑。番中又有米脑、速脑、金脚脑、苍龙脑等称，皆因形色命名，不及冰片、梅花者也。清者名脑油，金《光明经》谓之羯婆罗香。〔恭曰〕龙脑是树根中干脂。婆律香是根下清脂。旧出婆律国，因以为名也。

【集解】〔恭曰〕龙脑香及膏香出婆律国。树形似杉木。脑形似白松脂，作杉木气，明净者善。久经风日或如雀屎者不佳。或云：子似豆蔻，皮有错甲，即杉脂也。今江南有杉木，末经试。或方土无脂，犹甘蕉之无实也。〔颂曰〕今惟南海番舶贾客货之。南海山中亦有之。相传云：其木高七八丈，大可六七围，如积年杉木状，旁生枝，其叶正圆而背白，结实如豆蔻，皮有甲错，香即木中脂也。膏即根下清液，谓之婆律膏。按段成式《酉阳杂俎》云：龙脑香树名固不婆律，无花实。其树有肥有瘦：瘦者出龙脑，肥者出婆律膏。香在木心中。波斯国亦出之。断其树剪取之，其膏于树端流出，斫树作坎而承之。两说大同小异。唐天宝中交趾贡龙脑，皆如蝉、蚕之形。彼人云：老树根节方有之，然极难得。禁中呼为瑞龙脑，带之衣衿，香闻十余步外，后不复有此。今海南龙脑，多用火焙成片，其中亦容杂伪。入药惟贵生者，状若梅花片，甚佳也。〔珣曰〕是西海波律国波律树中脂也，状如白胶香。其龙脑油本出佛誓国，从树取之。〔宗奭曰〕《西域记》云：西方抹罗矩吒国，在南印度境。有羯布罗香，干如松株而叶异，花果亦异。湿时无香。木干之后，循理折之，中有香，状类云母，色如冰雪，即龙脑香也。〔时珍曰〕龙脑香，南番诸国皆有之。叶廷珪《香录》云：乃深山穷谷中千年老杉树，其枝干不曾损动者，则有香。若损动，则气泄无脑矣。土人解作板，板缝有脑出，乃劈取之。大者成片如花瓣，清者名脑油。《江南异闻录》云：南唐保大中贡龙脑浆，云以缣囊贮龙脑，悬于琉璃瓶中，少顷滴沥成水，香气馥烈，大补益元气。按此浆与脑油稍异，盖亦其类尔。宋史熙宁九年，英州雷震，一山梓树尽枯，中皆化为龙脑。此虽怪异，可见龙脑亦有变成者也。

【修治】〔恭曰〕龙脑香合糯米炭、相思子贮之，则不耗。〔时珍曰〕或言以鸡毛、相思子同入小瓷罐密收之佳。相感志言以杉水炭养之更良，不耗也。今人多以樟脑升打乱之，不可不辨也。相思子见本条。

【气味】辛、苦、微寒，无毒。〔珣曰〕苦、辛，温，无毒。〔元素曰〕热。阳中之阳。

【主治】妇人难产，研末少许，新汲水服，立下。别录。心腹邪气，风湿积聚，耳聋，明目，去目赤肤翳。唐本。内外障眼，镇心秘精，治三虫五痔。李珣。散心盛有热。好古。入骨，治骨痛。李杲。治大肠脱。元素。疗喉痹脑痛，鼻息齿痛，伤寒舌出，小儿痘陷，通诸窍，散郁火。时珍。

苍龙脑

【主治】风疮㾦黯，入膏煎良。不可点眼，伤人。李珣。

婆律香膏

【主治】耳聋，摩一切风。苏恭。

【发明】〔宗奭曰〕此物大通利关隔热塞，大人、小儿风涎闭塞，及暴得惊热，甚为济用。然非常服之药，独行则势弱，佐使则有功。于茶亦相宜，多则掩茶气味。其清香，为百药之先，万物中香无出其右者。〔震亨曰〕龙脑属火。世知其寒而通利，然未达其热而轻浮飞越，喜其香而贵细，动辄与麝同为桂附之助。然人之阳易动，阴易亏，不可不思。〔杲曰〕龙脑入骨，风病在骨髓者宜用之。若风在血脉肌肉，辄用脑、麝，反引风入骨髓，如油入面，莫之能出也。〔王纶曰〕龙脑大辛善走，故能散热，通利结气。目痛、喉痹、下疳诸方多用之者，取其辛散也。人欲死者吞之，为气散尽也。世人误以为寒，不知其辛散之性似乎凉尔。诸香皆属阳，岂有香之至者而性反寒乎？〔时珍曰〕古方眼科、小儿科皆言龙脑辛凉。能入心经，故治目病、惊风方多用之。痘疮心热血瘀倒黡者，用引猪血直入心窍，使毒气宣散于外，则血活痘发。其说皆似是而实未当也。目病、惊病、痘病，皆火病也。火郁则发之，从治之法，辛主发散故尔。其气先入肺，传于心脾，能走能散，使壅塞通利，则经络条达，而惊热自平，疮毒能出。用猪心血能引龙脑入心经，非龙脑能入心也。沈存中《良方》云：痘疮稠密，盛则变黑者。用生獖猪血一橡斗，龙脑半分，温酒和服。潘氏云：一女病发热腰痛，手足厥逆，日加昏闷，形证极恶，疑是痘候。时暑月，急取屠家败血，倍用龙脑和服。得睡，须臾一身疮出而安。若非此方，则横夭矣。又宋文天祥、贾似道皆服脑子求死不得，惟麝莹中以热酒服数撮，九窍流血而死。此非脑子有毒，乃热酒引其辛香，散溢经络，气血沸乱而然尔。

子

【气味】辛，温。气似龙脑。

【主治】下恶气，消食，散胀满，香人口。苏恭。

【附录】元慈勒〔藏器曰〕出波斯国。状似龙脑香，乃树中脂也。味甘，平，无毒。主心病流血，合金疮，去腹内恶血，血痢下血，妇人带下，明目，去翳障、风泪、弩肉。

樟脑（纲目）

【释名】韶脑。

【集解】〔时珍曰〕樟脑出韶州、漳州。状似龙脑，白色如雪，樟树脂膏也。胡演升《炼方》云：煎樟脑法：用樟木新者切片，以井水浸三日三夜，入锅煎之，柳木频搅。待汁减半，柳上有白霜，即滤去滓，倾汁入瓦盆内。经宿，自然结成块也。他处虽有樟木，不解取脑。又炼樟脑法：用铜盆，以陈壁土为粉糁之，却糁樟脑一重，又糁壁土，如此四五重。以薄荷安土上，再用一盆覆之，黄泥封固，于火上款款炙之。须以意度之，不可太过、不及。勿令走气。候冷取出，则脑皆升于上盆。如此升两三次，可充片脑也。

【修治】〔时珍曰〕凡用，每一两以二碗合住，湿纸糊口，文武火焙之。半时许取出，冷定用。又法：每一两，用黄连、薄荷六钱，白芷、细辛四钱，荆芥、密蒙花二钱，当归、槐花一钱。以新土碗铺杉木片于底，安药在上，入水半盏，洒脑于上，再以一碗合住，糊口，安火煨之。待水干取开，其脑自升于上。以翎扫下，形似松脂，可入风热服药。人亦多以乱片脑，不可不辨。

【气味】辛，热，无毒。

【主治】通关窍，利滞气，治中恶邪气，霍乱心腹痛，寒湿脚气，疥癣风瘙，龋齿，杀虫辟蛊。着鞋中，去脚气。时珍。

【发明】〔时珍曰〕樟脑纯阳，与焰硝同性，水中生火，其焰益炽。今丹炉及烟火家多用之。辛热香窜，禀龙火之气，去湿杀虫，此其所长。故烧烟熏衣筐席簟，能辟壁虱、虫蛀。李石《续博物志》云：脚弱病人，用杉木为桶濯足，排樟脑于两股间，用帛绷定，月余其妙。王玺《医林集要》方：治脚气肿痛。用樟脑二两，乌头三两，为末，醋糊丸弹子大。每置一丸于足心踏之，下以微火烘之，衣被围覆，汗出如涎为效。

阿魏（唐本草）

【校正】自草部移入此。

【释名】阿虞纲目、熏渠唐本、哈昔泥〔时珍曰〕夷人自称曰阿，此物极臭，阿之所畏也。波斯国呼为阿虞，天竺国呼为形虞，《涅槃经》谓之央匮。蒙古人谓之哈昔泥，元时食用以和料。其根名稳展，云淹羊肉甚香美，功同阿魏。见《饮膳正要》。

【集解】〔恭曰〕阿魏生西番及昆仑。苗叶根茎酷似白芷。捣根汁，日、煎作饼者为上。截根穿暴干者为次。体性极臭而能止臭，亦为奇物也。又婆罗门云：熏渠即是阿魏，取根汁暴之如胶，或截根日干，并极臭。西国持咒人禁食之。常食用之，云去臭气。戎人重此，犹俗中贵胡椒，巴人重负蠜也。〔珣曰〕按《广志》云：生昆仑国。是木津液，和桃胶状。其色黑者不堪，其状黄散者为上。云南长河中亦有，如舶上来者滋味相似一般，只无黄色。〔颂曰〕今惟广州有之，云是木膏液滴酿结成，与苏恭所说不同。按段成式《酉阳杂俎》云：阿魏木，生波斯国及伽蒠那国（即北天竺也）。木长八九尺，皮色青黄。三月生叶，似鼠耳。无花实。其枝汁出如饴，久乃坚凝，名阿魏。摩伽陀僧言：取其汁和米、豆屑合酿而成。其说与广州所上者相近。〔承曰〕阿魏合在木部。今二浙人家亦种之，枝叶香气皆同而差淡薄，但无汁膏尔。〔时珍曰〕阿魏有草、木二种。草者出西域，可晒可煎，苏恭所说是也。木者出南番，取其脂汁，李询、苏颂、陈承所说是也。按《一统志》所载有此二种。云出火州及沙鹿、海牙国者，草高尺许，根株独立，枝叶如盖，臭气逼人，生取其汁熬作膏，名阿魏。出三佛齐及暹逻国者，树不甚高，土人纳竹筒于树内，脂满其中，冬月破筒取之。或云其脂最毒，人不敢近。每采时，以羊系于树下，自远射之。脂之毒着羊，羊毙即为阿魏。观此，则其有二种明矣。盖其树底小如枸杞、牡荆之类，西南风土不同，故或如草如木也。

阿 魏

系羊射脂之说，俗亦相传，但无实据。谚云：黄芩无假，阿魏无真。以其多伪也。刘纯诗云：阿魏无真却有真，臭而止臭乃为珍。〔炳曰〕人多言煎蒜白为假者。〔敩曰〕验法有三：第一，以半铢安熟铜器中一宿，至明沾阿魏处白如银，永无赤色；第二，将一铢置于五斗草自然汁中一夜，至明如鲜血色；第三，将一铢安于柚树上，树立干，便是真者。凡用，乳钵研细，热酒器上褁过，入药。

【气味】辛，平，无毒。

【主治】杀诸小虫，去臭气，破症积，卜恶气，除邪鬼蛊毒。唐本。治风邪鬼疰，心腹中冷。李珣。传尸冷气，辟瘟治疟，主霍乱心腹痛，肾气瘟瘴，御一切蕈、菜毒。大明。解自死牛、羊、马肉诸毒。汪机。消肉积。震亨。

【发明】〔炳曰〕阿魏下细虫，极效。〔时珍曰〕阿魏消肉积，杀小虫，故能解毒辟邪，治疟、痢、疳、劳、尸注、冷痛诸证。按王璆百《一选方》云：蕲州谭远病疟半年。故人窦藏叟授方：用真阿魏、好丹砂各一两，研匀，米糊和，丸皂子大。每空心人参汤化服一丸，即愈。世人治疟，惟用常山、砒霜毒物，多有所损。此方平易，人所不知。草窗周密云：此方治疟以无根水下，治痢以黄连、木香汤下，疟、痢亦多起于积滞故尔。

卢会（宋开宝）

【校正】自草部移入此。

【释名】奴会开宝、讷会拾遗、象胆〔时珍曰〕名义未详。〔藏器曰〕俗呼为象胆，以其味苦如胆也。

【集解】〔珣曰〕卢会生波斯国。状似黑饧，乃树脂也。〔颂曰〕今惟广州有来者。其木生山野中，滴脂泪而成。采之不拘时月。〔时珍曰〕卢会原在草部。《药谱》及《图经》所状，皆言是木脂。而《一统志》云：爪哇、三佛齐诸国所出者，乃草属，状如鲨尾，采之以玉器捣成膏。与前说不同，何哉？岂亦木质草形乎？

【气味】苦，寒，无毒。

【主治】热风烦闷，胸膈间热气，明目镇心，小儿癫痫惊风，疗五疳，杀三虫及痔病疮瘘，解巴豆毒。开宝。主小儿诸疳热。李珣。单用，杀疳蛔。吹鼻，杀脑疳，除鼻痒。甄权。研末，傅䘌齿甚妙。治湿癣出黄汁。苏颂。

卢会

【发明】〔时珍曰〕卢会，乃厥阴经药也。其功专于杀虫清热。已上诸病，皆热与虫所生故也。〔颂曰〕唐刘禹锡《传信方》云：予少年曾患癣疾，初在颈项间，后延上左耳，遂成湿疮浸淫。用斑、狗胆、桃根诸药，徒令蜇蠚，其疮转盛。偶于楚州，卖药人教用卢会一两，炙甘草半两，研末，先以温浆水洗癣，拭净傅之，立于便瘥。真神奇也。

胡桐泪（唐本草）

【校正】自草部移入此。

【释名】朗桐碱纲目、**胡桐律**〔珣曰〕胡桐泪，是胡桐树脂也，故名泪。作律字者非也，律、泪声讹尔。〔时珍曰〕《西域传》云：车师国多胡桐。颜师古注云：胡桐似桐，不似桑，故名胡桐。虫食其树而汁出下流者，俗名胡桐泪，言似眼泪也。其入土石成块如卤碱者，为胡桐碱（音减）。或云：律当作沥，非讹也，犹松脂名沥青之义。亦通。

胡桐泪

【集解】〔恭曰〕胡桐泪，出肃州以西平泽及山谷中。形似黄矾而坚实。有夹烂木者，云是桐树脂沦入土石碱卤地者。其树高大，皮叶似白杨、青桐、桑辈，故名胡桐木，堪器用。〔保昇曰〕凉州以西有之。初生似柳，大则似桑、桐。其津下入地，与土石相染，状如姜石，极咸苦，得水便消，若矾石、消石之类。冬月采之。〔大明曰〕此有二般：木律不中入药；惟用石律，石上采之，形如小石片子，黄土色者为上。〔颂曰〕今西番亦有商人货之。〔时珍曰〕木泪乃树脂流出者，其状如膏油。石泪乃脂入土石间者，其状成块，以其得卤斥之气，故入药为胜。

【气味】咸、苦，大寒，无毒。〔恭曰〕伏砒石。可为金银焊药。

【主治】大毒热，心腹烦满，水和服之，取吐。牛马急黄黑汗，水研三二两灌之，立瘥。唐本。主风虫牙齿痛，杀火毒、面毒。大明。风疳䘌齿，骨槽风劳。能软一切物。多服令人吐。李珣。瘰疬非此不能除。元素。咽喉热痛，水磨扫之，取涎。时珍。

【发明】〔颂曰〕古方稀用。今治口齿家多用，为最要之物。〔时珍曰〕石泪入地受卤气，故其性寒能除热，其味咸能入骨软坚。

返魂香（海药）

【集解】〔珣曰〕按《汉书》云：武帝时，西国进返魂香。《内传》云：西海聚窟州有返魂树，状如枫、柏，花、叶香闻百里。采其根于釜中水煮取汁，炼之如漆，乃香成也。其名有六：曰返魂、惊精、回生、振灵、马精、却死。凡有疫死者，烧豆许熏之再活，故曰返魂。〔时珍曰〕张华《博物志》云：武帝时，西域月氏国，度弱水贡此香三枚，大如燕卵，黑如桑椹。值长安大疫，西使请烧一枚辟之，宫中病者闻之即起，香闻百里，数日不歇。疫死未三日者，熏之皆活，乃返生神药也。此说虽涉诡怪，然理外之事，容或有之，未可便指为谬也。

【附录】兜木香〔藏器曰〕汉武故事云：西王母降，烧兜木香末，乃兜渠国所进，如大豆。涂宫门，香闻百里。关中大疫，死者相枕，闻此香，疫皆止，死者皆起。此乃灵香，非常物也。

第三十五卷　木部二目录

木之二（乔木类五十二种）

① 本卷罂子相条附录作"梛"。

皂荚本经　鬼皂荚附

肥皂荚纲目

无患子开宝

栾华本经

无食子唐本　（即没食子）

诃黎勒唐本

婆罗得开宝

欅别录

柳本经

柽柳开宝

水杨唐本

白杨唐本

扶栘拾遗

松杨拾遗

榆本经

棚榆拾遗

芜荑本经

苏方木唐本

乌木纲目

桦木开宝

㮋木拾遗

桐木拾遗　（即花桐）

棕榈嘉祐

橉木拾遗

柯树拾遗

乌桕木唐本

巴豆本经

大风子补遗

海红豆海药

相思子纲目

猪腰子纲目

石瓜纲目

上附方旧一百三十五，新三百三十二。

第三十五卷　木部二

木之二（乔木类五十一种）

蘗木（本经上品）

【释名】**黄蘗**别录、**根名檀桓**〔时珍曰〕蘗木名义未详。本经言蘗木及根，不言蘗皮，岂古时木与皮通用乎？俗作黄柏者，省写之谬也。

【集解】〔别录曰〕蘗木生汉中山谷及永昌。〔弘景曰〕今出邵陵者，轻薄色深为胜。出东山者，厚而色浅。其根于道家人木芝品。今人不知取服。又有一种小树，状如石榴，其皮黄而苦，俗呼为子蘗，亦主口疮。又一种小树，多刺，皮亦黄色，亦主口疮。〔恭曰〕子蘗亦名山石榴，子似女贞，皮白不黄，亦名小蘗，所在有之。今云皮黄，谬矣。按今俗用子蘗皆多刺小树，名刺蘗，非小蘗也。〔禹锡曰〕按《蜀本图经》云：黄蘗树高数丈。叶似吴茱萸，亦如紫椿，经冬不凋。皮外白，里深黄色。其根结块，如松下茯苓。今所在有，本出房、商、合等州山谷中，皮紧、厚二三分、鲜黄者上。二月、五月采皮，日干。〔机曰〕房、商者，治里、治下用之；邵陵者，治表、治上用之。各适其宜尔。〔颂曰〕处处有之，以蜀中出者肉厚色深为佳。

【修治】〔敩曰〕凡使蘗皮，削去粗皮，用生蜜水浸半日，漉出晒干，用蜜涂，文武火炙，令蜜尽为度。每五两，用蜜三两。〔元素曰〕二制治上焦，单制治中焦，不制治下焦也。〔时珍曰〕黄蘗性寒而沉，生用则降实火，熟用则不伤胃，酒制则治上，盐制则治下，蜜制则治中。

【气味】**苦，寒，无毒**。〔元素曰〕性寒味苦，气味俱厚，

蘗木黄蘗

小蘗树小

根名檀桓

沉而降，阴也。又云：苦厚微辛，阴中之阳。入足少阴经，为足太阳引经药。〔好古曰〕黄芩、栀子入肺，黄连入心，黄蘗入肾，燥湿所归，各从其类也。故活人书四味解毒汤，乃上下内外通治之药。〔之才曰〕恶干漆，伏硫黄。

【主治】五脏肠胃中结热，黄疸肠痔，止泄痢，女子漏下赤白，阴伤蚀疮。本经。疗惊气在皮间，肌肤热赤起，目热赤痛，口疮，久服通神。别录。热疮疱起，虫疮血痢，止消渴，杀蛀虫。藏器。男子阴痿，及傅茎上疮，治下血如鸡鸭肝片。甄权。安心除劳，治骨蒸，洗肝明目，多泪，口干心热，杀疳虫，治蛔心痛，鼻衄，肠风下血，后急热肿痛。大明。泻膀胱相火，补肾水不足，坚肾壮骨髓，疗下焦虚，诸痿瘫痪，利下窍，除热。元素。泻伏火，救肾水，治冲脉气逆，不渴而小便不通，诸疮痛不可忍。李杲。得知母，滋阴降火。得苍术，除湿清热，为治痿要药。得细辛，泻膀胱火，治口舌生疮。震亨。傅小儿头疮。时珍。

【发明】〔元素曰〕黄蘗之用有六：泻膀胱龙火，一也；利小便结，二也；除下焦湿肿，三也；痢疾先见血，四也；脐中痛，五也；补肾不足，壮骨髓，六也。凡肾水膀胱不足，诸痿厥腰无力，于黄芪汤中加用，使两足膝中气力涌出，痿软即便去也，乃瘫痪必用之药。蜜炒研末，治口疮如神。故雷公《炮炙论》云：口疮舌拆，立愈黄酥。谓以酥炙根黄，含之也。〔杲曰〕黄蘗、苍术，乃治痿要药。凡去下焦湿热作肿及痛，并膀胱有火邪，并小便不利及黄涩者。并用酒洗黄蘗、知母为君，茯苓、泽泻为佐。凡小便不通而口渴者，邪热在气分，肺中伏热不能生水，是绝小便之源也。法当用气味俱薄、淡渗之药，猪苓、泽泻之类，泻肺火而清肺金，滋水之化源。若邪热在下焦血分，不渴而小便不通者，乃《素问》所谓无阴则阳无以生。无阳则阴无以化。膀胱者州都之官，津液藏焉，气化则能出矣。法当用气味俱厚、阴中之阴药治之，黄蘗、知母是也。长安王善夫病小便不通，渐成中满，腹坚如石，脚腿裂破出水，双睛凸出，饮食不下，痛苦不可名状。治满、利小便、渗泄之药服遍矣。予诊之曰：此乃奉养太过，膏粱积热，损伤肾水，致膀胱久而干涸，小便不化，火又逆上，而为呕哕。《难经》所谓关则不得小便，格则吐逆者。洁古老人言：热在下焦，但治下焦，其病必愈。遂处以北方寒水所化大苦寒之药，黄蘗、知母各一两，酒洗焙碾，入桂一钱为引，熟水丸如芡子大。每服一二百丸，沸汤下。少时如刀刺前阴火烧之状，溺如瀑泉涌出，床下成流，顾盼之间，肿胀消散。《内经》云：热者寒之。肾恶燥，急食辛以润之。以黄蘗之苦寒泻热、补水润燥为君，知母之苦寒泻肾火为佐，肉桂辛热为使，寒因热引也。〔震亨曰〕黄蘗走至阴，有泻火补阴之功，非阴中之火，不可用也。火有二：君火者，人火也，心火也，可以湿伏，可以水灭，可以直折，黄连之属可以制之；相火者，天火也，龙雷之火也，阴火也，不可以水湿折之，当从其性而伏之，惟黄蘗之属可以降之。〔时珍曰〕古书言知母佐黄蘗，滋阴降火，有金水相生之义。黄蘗无知母，犹水母之无虾也。盖黄蘗能制膀胱。命门阴中之火，知母能清肺金，滋肾水之化源。故洁古、东垣、丹溪皆以为滋阴降火要药，上古所未言也。盖气为阳，血为阴。邪火煎熬，则阴血渐涸，故阴虚火动之病须之。然必少壮气盛能食者，用之相宜。若中气不足而邪火炽甚者，久服则有寒中之变，近时虚损，及纵欲求嗣之人，用补阴药，往往以此二味为君，日日服饵。降令太过，脾胃受伤，真阳暗损，精气不暖，致生他病。盖不知此物苦寒而滑渗，且苦味久服，有反从火化之害。故叶氏医学统旨，有"四物加知母、黄檗，久服伤胃，不能生阴"之戒。

檀桓（拾遗）

【集解】〔藏器曰〕檀桓乃百岁檗之根，如天门冬，长三四尺，别在一旁，以小根缀之。一名檀桓芝。出灵宝方。〔时珍曰〕本经但言黄檗根名檀桓。陈氏所说乃檗旁所生檀桓芝也，与陶弘景所说同。

【气味】苦，寒，无毒。

【主治】心腹百病，安魂魄，不饥渴。久服，轻身延年通神。本经。长生神仙。去万病。为散，饮服方寸匕，尽一枚有验。藏器。

小檗（唐本草）

【释名】子檗弘景、山石榴〔时珍曰〕此与金樱子、杜鹃花并名山石榴，非一物也。

【集解】〔弘景曰〕子檗树木，状如石榴，其皮黄而苦。又一种多刺，皮亦黄。并主口疮。〔恭曰〕小檗生山石间，所在皆有，襄阳岘山东者为良。一名山石榴，其树枝叶与石榴无别，但花异，子细黑圆如牛李子及女贞子尔。其树皮白，陶云皮黄，恐谬矣。今太常所贮，乃小树多刺而叶细者，名刺檗，非小檗也。〔藏器曰〕凡是檗木皆皮黄。今既不黄，非檗也。小檗如石榴，皮黄，子赤如枸杞子，两头尖。人锉枝以染黄。若云子黑而圆，恐是别物，非小檗也。〔时珍曰〕小檗山间时有之，小树也。其皮外白里黄，状如檗皮而薄小。

【气味】苦，大寒，无毒。

【主治】口疮疳䘌，杀诸虫，去心腹中热气。唐本。治血崩。时珍。妇人良方，治血崩，阿茄陀丸方中用之。

黄栌（宋嘉祐）

黄　栌

【集解】〔藏器曰〕黄栌生商洛山谷，四川界甚有之。叶圆木黄，可染黄色。

木

【气味】苦，寒，无毒。

【主治】除烦热，解酒疸目黄，水煮服之。藏器。洗赤眼及汤火、漆疮。时珍。

厚朴（本经中品）

【校正】并入有名未用逐折。

【释名】烈朴日华、赤朴别录、厚皮同、重皮广雅、树名榛别录、子名逐折别录。〔时珍曰〕其木质朴而皮厚，味辛烈而色紫赤，故有厚朴、烈、赤诸名。〔颂曰〕《广雅》谓之重皮，方书或作厚皮也。

【集解】〔别录曰〕厚朴生交趾、冤句。三月、九月、十月采皮，阴干。〔弘景曰〕今出建平、宜都。极厚、肉紫色为好，壳薄而白者不佳。俗方多用，道家不须也。〔颂曰〕今洛阳、陕西、江淮、湖南、蜀川山谷中往往有之，而以梓州、龙州者为上。木高三四丈，径一二尺。春生叶如□□○¹，四季不凋。红花而青实。皮极鳞皱而厚，紫色多润者佳，薄而白者不堪。〔宗奭曰〕今伊阳县及商州亦有，但薄而色淡，不如梓州者厚而紫色有油。〔时珍曰〕朴树肤白肉紫，叶如槲叶。五六月开细花，结实如冬青子，生青熟赤，有核。七八月采之，味甘美。

皮

【修治】〔敩曰〕凡使要紫色味辛者为好，刮去粗皮。入丸散，每一斤用酥四两炙熟用。若入汤饮，用自然姜汁八两炙尽为度。〔大明曰〕凡入药去粗皮，用姜汁炙，或浸炒用。〔宗奭曰〕味苦。不以姜制，则棘人喉舌。

【气味】苦，温，无毒。〔别录曰〕大温。〔吴普曰〕神农、岐伯、雷公：苦，无毒。李当之：小温。〔权曰〕苦、辛，大热。〔元素曰〕气温，味苦，辛。气味俱厚，体重浊而微降，阴中阳也。〔杲曰〕可升可降。〔之才曰〕干姜为之使。恶泽泻、消石、寒水石。忌豆，食之动气。

【主治】中风伤寒，头痛寒热惊悸，气血痹，死肌，去三虫。本经。温中益气，消痰下气，疗霍乱及腹痛胀满，胃中冷逆，胸中呕不止，泄痢淋露，除惊，去留热心烦满，厚肠胃。别录。健脾，治反胃，霍乱转筋，冷热气，泻膀胱及五脏一切气，妇人产前产后腹脏不安，杀肠中虫，明耳目，调关节。大明。治积年冷气，腹内留鸣虚吼，宿食不消，去结水，破宿血，化水谷，止吐酸水，大温胃气，治冷痛，主病人虚而尿白。甄权。主肺气胀满，膨而喘咳。好古。

【发明】〔宗奭曰〕厚朴，平胃散中用，最调中。至今此药盛行，既能温脾胃，又能走冷气，为世所须也。〔元素曰〕厚朴之用有三：平胃，一也；去腹胀，二也；孕妇忌

---

① □□：原缺二字。江西本亦缺，张本作"槲叶"。

厚朴

之，三也。虽除腹胀，若虚弱人，宜斟酌用之，误服脱人元气。惟寒胀大热药中兼用，乃结者散之之神药也。〔震亨曰〕厚朴属土，有火。其气温，能泻胃中之实也，平胃散用之。佐以苍术，正为泻胃中之湿，平胃土之太过，以至于中和而已，非谓温补脾胃也。习以成俗，皆谓之补，哀哉！其治腹胀者。因其味辛以提其滞气，滞行则宜去之。若气实人，误服参、芪药多补气，胀闷或作喘，宜此泻之。〔好古曰〕《本草》言厚朴治中风伤寒头痛，温中益气，消痰下气，厚肠胃，去腹满，果泄气乎？果益气乎？盖与枳实、大黄同用，则能泄实满，所谓消痰下气是也。若与橘皮、苍术同用，则能除湿满，所谓温中益气是也。与解利药同用，则治伤寒头痛；与泻痢药同用，则厚肠胃。大抵其性味苦温，用苦则泄，用温则补也。故成无己云：厚朴之苦，以泄腹满。〔杲曰〕苦能下气，故泄实满；温能益气，故散湿满。

逐折

【气味】甘，温，无毒。

【主治】疗鼠瘘，明目益气。别录。

【正误】〔别录有名未用曰〕逐折杀鼠，益气明目。一名百合，一名厚实，生木间，茎黄，七月实，黑如大豆。〔弘景曰〕杜仲子，亦名逐折。别录厚朴条下，已言子名逐折；而有名未用中复出逐折，主治相同，惟鼠瘘、杀鼠字误，未知孰是尔？所云厚实，乃厚朴实也，故皮谓之厚皮。陶氏不知，援引杜仲为注，皆误矣。今正之。

【附录】浮烂罗勒〔藏器曰〕生康国。皮似厚朴，味酸，平，无毒。主一切风气，开胃补心，除冷癖，调脏腑。

杜仲（本经上品）

【释名】思仲别录、思仙本经、木绵吴普、檰〔时珍曰〕昔有杜仲服此得道，因以名之。思仲、思仙，皆由此义。其皮中有银丝如绵，故曰木绵。其子名逐折。与厚朴子同名。

【集解】〔别录曰〕杜仲生上虞山谷及上党、汉中。二月、五月、六月、九月采皮。〔弘景曰〕上虞在豫州，虞、虢之虞，非会稽上虞县也。今用出建平、宜都者。状如厚朴，折之多白丝者为佳。〔保升曰〕生深山大谷，所在有之。树高数丈，叶似辛夷。〔颂曰〕今出商州、成州、峡州近处大山中。叶亦类柘，其皮折之白丝相连。江南谓之棉。初生嫩叶可食，谓之木绵芽。花、实苦涩，亦堪入药。木可作履，益脚。

杜仲

皮

【修治】〔敩曰〕凡使削去粗皮。每一斤，用酥一两，蜜三两，和涂火炙，以尽为度。细锉用。

【气味】辛，平，无毒。〔别录曰〕甘，温。〔权曰〕苦，暖。〔元素曰〕性温，味辛、甘。气味俱薄，沉而降，阴也。〔杲曰〕阳也，降也。〔好古曰〕肝经气分药也。〔之才曰〕恶玄参、蛇蜕皮。

【主治】腰膝痛，补中益精气，坚筋骨，强志，除阴下痒湿，小便余沥。久服，轻身耐老。本经。脚中酸疼，不欲践地。别录。治肾劳，腰脊挛。大明。肾冷，臀腰痛。人虚而身强直，风也。腰不利，加而用之。甄权。能使筋骨相着。李杲。润肝燥，补肝经风虚。好古。

【发明】〔时珍曰〕杜仲，古方只知滋肾，惟王好古言是肝经气分药，润肝燥，补肝虚，发昔人所未发也。盖肝主筋，肾主骨。肾充则骨强，肝充则筋健。屈伸利用，皆属于筋。杜仲色紫而润，味甘微辛，其气温平。甘温能补，微辛能润。故能入肝而补肾，子能令母实也。按庞元英谈薮：一少年新娶，后得脚软病，且疼甚。医作脚气治不效。路钤孙琳诊之。用杜仲一味，寸断片拆。每以一两，用半酒、半水一大盏煎服。三日能行，又三日全愈。琳曰：此乃肾虚，非脚气也。杜仲能治腰膝痛，以酒行之，则为效容易矣。

木绵芽

【气味】缺。

【主治】作蔬，去风毒脚气，久积风冷，肠痔下血。亦可煎汤。苏颂。

椿樗（唐本草）

【校正】并入嘉祐椿荚。

【释名】香者名椿集韵作櫄，夏书作杶，左传作櫄。臭者名樗（音丑居切）、亦作㯕。山樗名栲（音栲）、虎目树拾遗、大眼桐〔时珍曰〕椿樗易长而多寿考，故有椿、栲之称。《庄子》言"大椿以八千岁为春秋"是矣。椿香而樗臭，故椿字又作櫄，其气熏也。㯕字从樹虖，其气臭，人呵嘘之也。樗亦椿音之转尔。〔藏器曰〕俗呼椿为猪椿，北人呼樗为山椿，江东呼为虎目树，亦名虎眼。谓叶脱处有痕，如虎之眼目。又如樗蒲子，故得此名。

【集解】〔恭曰〕椿、樗二树形相似，但樗木疏、椿木实为别也。〔颂曰〕二木南北皆有之。形干大抵相类，但椿木实而叶香可啖，樗木疏而气臭，膳夫亦能熬去气，并采无时。樗木最为无用，庄子所谓"吾有大木，人谓之樗，其木雍肿不中绳墨，小枝曲拳不中规矩"者。《尔雅》云：栲，山樗。郭璞注云：栲似樗，色小白，生山中，因名。亦类漆树。俗语云：櫄、樗、栲、漆，相似如一。陆玑《诗疏》云：山樗与田樗无异，叶差狭尔。吴人以叶为茗。〔宗奭曰〕椿、樗皆臭，但一种有花结子，一种无花不实。世以无花而木身大，其干端直者为椿，椿木用叶。其有花、荚而木身小，干多迂矮者为樗，樗用根及荚、叶。又虫部有樗鸡，不言椿鸡，以显

椿 樗

有鸡者为樗，无鸡者为椿。古人命名其义甚明。〔禹锡曰〕樗之有花者无荚，有荚者无花。其荚夏月常生臭樗上，未见椿上有荚者。然世俗不辨椿、樗之异，故呼樗荚为椿荚尔。〔时珍曰〕椿、樗、栲、乃一木三种也。椿木皮细肌实而赤，嫩叶香甘可茹。樗木皮粗肌虚而白，其叶臭恶，歉年人或采食。栲木即樗之生山中者，木亦虚大，梓人亦或用之。然爪之如腐朽，故古人以为不材之木。不似椿木坚实，可入栋梁也。

叶

【气味】苦，温，有小毒。〔诜曰〕椿芽多食动风，熏十二经脉、五脏六腑，令人神昏血气微。若和猪肉、热面频食则中满，盖壅经络也。〔时珍曰〕椿叶无毒，樗叶有小毒。

【主治】煮水。洗疮疥风疽。樗木根、叶尤良。唐本。白秃不生发。取椿、桃、楸叶心捣汁，频涂之。时珍。嫩芽瀹食，消风祛毒。生生编。

白皮及根皮

【修治】〔敩曰〕凡使椿根，不近西头者为上。采出础拌生葱蒸半日，锉细，以袋盛挂屋南畔，阴于用。〔时珍曰〕椿、樗木皮、根皮，并刮去粗皮，阴干，临时切焙人用。

【气味】苦，温，无毒。〔权曰〕微热。〔震亨曰〕凉而燥。〔藏器曰〕樗根有小毒。〔时珍曰〕樗根制硫黄、砒石、黄金。

【主治】疳䘌。樗根尤良。唐本。去口鼻疳虫，杀蛔虫疳䘌，鬼注传尸，蛊毒下血，及赤白久痢。藏器。得地榆，止疳痢。萧炳。止女子血崩，产后血不止，赤带。肠风泻血不住，肠滑泻，缩小便。蜜炙用。大明。利溺涩。雷敩。治赤白浊，赤白带，湿气下痢，精滑梦遗，燥下湿，去肺胃陈积之痰。震亨。

【发明】〔诜曰〕女子血崩，及产后血不止，月信来多，并赤带下。宜取东引细椿根一大握洗净，以水一大升煮汁，分服便断。小儿疳痢，亦宜多服。仍取白皮一握，粳米五十粒，葱白一握，炙甘草三寸，豉两合，水一升，煮半升，以意服之。枝叶功用皆同。〔震亨曰〕椿根白皮，性凉而能涩血。凡湿热为病，泻痢浊带，精滑梦遗诸证，无不用之，有燥下湿及去肺胃陈痰之功。治泄泻，有除湿实肠之力。但痢疾滞气未尽者，不可遽用。宜入丸散，亦可煎服，不见有害。予每用炒研糊丸，看病作汤使，名固肠丸也。〔时珍曰〕椿皮色赤而香，樗皮色白而臭，多服微利人。盖椿皮入血分而性涩，樗皮入气分而性利，不可不辨。其主治之功虽同，而涩利之效则异，正如茯苓、芍药，赤、白颇殊也。凡血分受病不足者，宜用椿皮；气分受病有郁者，宜用樗皮，此心得之微也。乾坤生意治疮肿下药，用樗皮以无根水研汁，服二三碗，取利数行，是其验矣。故陈藏器言樗皮有小毒，盖有所试也。〔宗奭曰〕洛阳一女人，年四十六七，耽饮无度，多食鱼蟹，畜毒在脏，日夜二三十泻[1]，大便与脓血杂下，大肠连肛门痛不堪任。医以止血痢药不效，又以肠风药则益甚，盖肠风则有血无脓。如此半年余，气血渐弱，食减肌瘦，服热药则腹愈痛，血愈下；服冷药即注泄食减，服温平药则病不知。如此期年，垂命待尽。或人教服人参散，一服知，二服减，三服脓血皆定，遂常服之而愈。其方治大肠风虚，饮酒过度，挟热下痢脓血痛甚，

———————

① 泻：原作"谒"，据江西本改。

多日不瘥。用樗根白皮一两，人参一两，为末。每服二钱，空心温酒调服，米饮亦可。忌油腻、湿面、青菜、果子、甜物、鸡、猪、鱼、羊、蒜，薤等。

荚

【释名】凤眼草象形。

【主治】大便下血嘉祐。

漆（本经上品）

【释名】桼〔时珍曰〕许慎《说文》云：漆本作桼，木汁可以髤物，其字象水滴而下之形也。

【集解】〔别录曰〕干漆生汉中山谷。夏至后采，干之。〔弘景曰〕今梁州漆最甚，益州亦有。广州漆性急易燥。其诸处漆桶中自然干者，状如蜂房孔孔隔者为佳。〔保升曰〕漆树高二三丈余，皮白，叶似椿，花似槐，其子似牛李子，木心黄。六月、七月刻取滋汁。金州者最善。漆性并急，凡取时须荏油解破，故淳者难得，可重重别制拭之。上等清漆，色黑如瑿，若铁石者好。黄嫩若蜂窠者不佳。〔颂曰〕今蜀、汉、金、峡、襄、歙州皆有之。以竹筒钉入木中。取汁。崔豹《古今注》云：以刚斧斫其皮开，以竹管承之，滴汁则成漆也。〔宗奭曰〕湿漆药中未见用者，皆干漆尔。其湿者，在燥热及未冷时则难干；得阴湿，虽寒月亦易干，亦物之性也。若沾渍人，以油治之。凡验漆，惟稀者以物蘸起，细而不断，断而急收；更又涂于十竹上，荫之速干者，并佳。〔时珍曰〕漆树人多种之，春分前移栽易成，有利。其身如柿，其叶如椿。以金州者为佳，故世称金漆。人多以物乱之。试诀有云：微扇光如镜，悬丝急似钩。撼成琥珀色，打着有浮沤。今广浙中出一种漆树，似小榎而大。六月取汁漆物，黄泽如金，即《唐书》所谓黄漆者也。入药仍当用黑漆。广南漆作饴糖气，沾沾无力。

干漆

【修治】〔大明曰〕干漆入药，须捣碎炒熟。不尔，损人肠胃，若是湿漆，煎干更好。亦有烧存性者。

【气味】辛，温，无毒。〔权曰〕辛、咸。〔宗奭曰〕苦。〔元素曰〕辛，平，有毒，降也，阳中阴也。〔之才曰〕半夏为之使，畏鸡子，忌油脂。〔弘景曰〕生漆毒烈，人以鸡子和服之去虫，犹自啮肠胃也。畏漆人乃致死者。外气亦能使身肉疮肿，自有疗法。〔大明曰〕毒发，饮铁浆，并黄栌汁、甘豆汤，吃蟹，并可制之。〔时珍曰〕今人货漆多杂桐油，故多毒。《淮南子》云：蟹见漆而不干。《相感志》云：漆得蟹而成水。盖物性相制也。凡人畏漆者，嚼蜀椒涂口鼻则可免。生漆疮者，杉木汤、紫苏汤、漆姑草汤、蟹汤浴之，皆良。

漆

【主治】绝伤，补中，续筋骨，填髓脑，安五脏，五缓六急，风寒湿痹。生漆：去长虫。久服，轻身耐老。本经。干漆：疗咳嗽。消瘀血痞结腰痛，女子疝瘕，利小肠，去蛔虫。别录。杀三虫，主女人经脉不通。甄权。治传尸劳，除风。大明。削年深坚结之积滞，破日久凝结之瘀血。元素。

【发明】〔弘景曰〕仙方用蟹消漆为水，炼服长生。《抱朴子》云：淳漆不粘考，服之通神长生。或以大蟹投其中，或以云母水，或以玉水合之服，九虫悉下，恶血从鼻出。服至一年，六甲、行厨至也。〔震亨曰〕漆属金，有水与火，性急而飞补。用为去积滞之药，中节则积滞去后，补、性内行，人不知也。〔时珍曰〕漆性毒而杀虫，降而行血。所主诸证虽繁，其功只在二者而已。

漆叶

【气味】缺。

【主治】五尸劳疾，杀虫。暴干研末，日用酒服一钱匕。时珍。

【发明】〔颂曰〕《华佗传》载：彭城樊阿，少师事佗。佗授以漆叶青粘散方，云服之去三虫，利五脏，轻身益气，使人头不白。阿从其言，年五百余岁。漆叶所在有之，青粘生丰沛、彭城及朝歌。一名地节，一名黄芝。主理五脏，益精气。本出于迷人入山，见仙人服之，以告佗。佗以为佳，语阿。阿秘之。近者人见阿之寿而气力强盛，问之。因醉误说，人服多验。后无复人识青粘，或云即黄精之正叶者也。〔时珍曰〕按葛洪《抱朴子》云：漆叶。青粘，凡薮之草也。樊阿服之，得寿二百岁，而耳目聪明，犹能持针治病。此近代之实事，良史所记注者也。洪说犹近于理，前言阿年五百岁者，误也。或云青粘即葳蕤。

漆子

【主治】下血。时珍。

漆花

【主治】小儿解颅、腹胀、交胫不行方中用之。时珍。

梓（本经下品）

【释名】木王〔时珍曰〕梓或作杍，其义未详。按陆佃《埤雅》云：梓为百木长，故呼梓为木王。盖木莫良于梓，故书以梓材名篇，礼以梓人名匠，朝廷以梓宫名棺也。罗愿云：屋室有此木，则余材皆不震。其为木王可知。

【集解】〔别录曰〕梓白皮生河内山谷。〔弘景曰〕此即梓树之皮。梓有三种，当用朴素不腐者。〔颂曰〕今近道皆有之，宫寺人家园亭亦多植之。木似桐而叶小，花紫。《尔雅》云：椅，梓。郭璞注云：即楸也。《诗·鄘风》云：椅、桐、梓、漆，爰伐琴瑟。陆玑注云：楸之白理而生子者为梓，

梓

梓实桐皮为椅，大同而小异也。入药当用有子者。又一种鼠梓，一名楸，亦楸属也。枝叶木理皆如楸。今人谓之苦楸，江东人谓之虎梓。《诗·小雅》云"北山有楸"是也。鼠李一名鼠梓，或云即此。然花实都不相类，恐别一物而名同尔。〔藏器曰〕楸生山谷间，与梓树本同末异，或以为一物者误矣。〔大明曰〕样有数般，惟楸梓入药佳，余皆不堪。〔机曰〕按《尔雅翼》云：《说文》言：椅，梓也。梓，楸也。楷亦楸也。然则椅、梓、横、楸，一物四名。而陆玑《诗疏》以楸之白理生子者为梓，梓实桐皮者为椅。贾思勰《齐民要术》又以白色有角者为梓，即角楸也，又名子楸。黄色无子者为椅楸，又名荆黄楸。但以子之有无为别。其角细长如箸，其长近尺，冬后叶落而角犹在树。其实亦名豫章。〔时珍曰〕梓木处处有之。有三种：木理白者为梓，赤者为楸，梓之美文者为椅，楸之小看为榎。诸家疏注，殊次分明。桐亦名椅，与此不同。此椅即尸子所谓"荆有长松、文椅"者也。

梓白皮

【气味】苦，寒，无毒。

【主治】热毒，去三虫。本经。疗目中疾，主吐逆胃反。小儿热疮，身头热烦，蚀疮，煎汤浴之，并捣傅。别录。煎汤洗小儿壮热，一切疮疥，皮肤瘙痒。大明。治温病复感寒邪，变为胃啘，煮汁饮之。时珍。

叶

【主治】捣傅猪疮。饲猪，肥大三倍。别录。疗手脚火烂疮。〔弘景曰〕桐叶、梓叶肥猪之法未见，应在商丘子养猪经中。〔恭曰〕二树花叶饲猪，并能肥大且易养，见李当之《本草》及《博物志》，然不云傅猪疮也。

楸（拾遗）

【释名】榎〔时珍曰〕楸叶大而早脱，故谓之楸；榎叶小而早秀，故谓之榎。唐时立秋日，京师卖楸叶，妇女、儿童剪花戴之，取秋意也。《尔雅》云：叶小而散，榎。叶大而散，楸。楸音鹊，皮粗也。

【集解】见梓下。〔周定王曰〕楸有二种。一种刺楸，其树高大，皮色苍白，上有黄白斑点，枝梗间多大刺。叶似楸而薄，味甘，嫩时炸熟，水淘过拌食。〔时珍曰〕楸有行列，茎干直耸可爱。至秋垂条如线，谓之楸线，其木湿时脆，燥则坚，故谓之良材，宜作棋枰，即梓之赤者也。

楸

木白皮

【气味】苦，小寒，无毒。〔珣曰〕微温。

【主治】吐逆，杀三虫及皮肤虫。煎膏，粘傅恶疮疽瘘，痈肿疳痔。除脓血，生肌肤，长筋骨。藏器。消食涩肠下气，治上气咳嗽。亦入面药。李珣　口吻生疮，贴之，频易取效。时珍。

叶

【气味】同皮。

【主治】捣傅疮肿。煮汤，洗脓血。冬取干叶用之。诸痈肿溃及内有刺不出者，取叶十重贴之。藏器。出范汪方。

【发明】〔时珍曰〕楸乃外科要药，而近人少知。葛常之《韵语阳秋》云：有人患发背溃坏，肠胃可窥，百方不瘥。一医用立秋日太阳未升时，采楸树叶，熬之为膏，傅其外；内以云母膏作小丸服，尽四两，不累日而愈也。东晋范汪，名医也，亦称楸叶治疮肿之功。则楸有拔毒排脓之力可知。

一切毒肿不问硬软。取楸叶十重傅肿上，旧帛裹之，日三易之。当重重有毒气为水，流在叶上。冬月取干叶，盐水浸软，或取根皮捣烂，傅之皆效。止痛消肿，食脓血，胜于众药。范汪东阳方。**瘰疬瘘疮**楸煎神方：秋分前后早晚，令人持袋摘楸叶，纳袋中① 秤取十五斤，以水一石，净釜中煎取三斗，又换锅煎取七八升，又换锅煎取二升，乃纳不津器中。用时先取麻油半合，蜡一分，酥一栗子许，同消化。又取杏仁七粒，生姜少许，同研。米粉二钱，同入膏中搅匀。先涂疮上，经二日来乃拭却，即以篦子匀涂楸煎满疮上，仍以软帛裹之。且日一拭，更上新药。不过五六上，已破者即便生肌，未破者即内消。瘥后须将慎半年。采药及煎时，并禁孝子、妇人、僧道、鸡犬见之。箧中方。**灸疮不瘥**痒痛不瘥。楸叶头及根皮为末，傅之。圣惠方。**头痒生疮**楸叶捣汁，频涂。圣惠方。**儿发不生**楸叶中心，捣汁频涂。千金方。**小儿目翳**嫩楸叶三两烂捣，纸包泥裹，烧干去泥，入水少许，绞汁，铜器慢熬如稀饧，瓷合收之。每旦点之。普济方。**小儿秃疮**楸叶捣汁涂之。圣惠方。

桐（本经下品）

【释名】**白桐**弘景、**黄桐**图经、**泡桐**纲目、**椅桐**弘景、**荣桐**〔时珍曰〕《本经》桐叶，即白桐也。桐华成筒，故谓之桐。其材轻虚，色白而有绮文，故俗谓之白桐、泡桐，古谓之椅桐也。先花后叶，故《尔雅》谓之荣桐。或言其花而不实者，未之察也。陆玑以椅为梧桐，郭璞以荣为梧桐，并误矣。

【集解】〔别录曰〕桐叶生桐柏山谷。〔弘景曰〕桐树有四种：青桐，叶、皮青，似梧而无子；梧桐，皮白，叶似青桐而有子，子肥可食；白桐，一名椅桐，人家多植之，与冈桐无异，但有花、子，二月开花，黄紫色。《礼》云"三月桐始华"者也，堪作琴瑟；冈桐无子，是作琴瑟者。《本草》用桐华，应是白桐。〔颂曰〕桐处处有之。陆玑《草木疏》言白桐宜为琴瑟。云南�人，取花中自毳淹渍，绩以为布，似毛服，谓之华布。椅，即梧桐也。今江南人作油者，即冈桐也，有子大于梧子。江南有赪桐，秋开红花，无实。有紫桐，花如百合，实堪糖煮以啖。岭南有刺桐，花色深红。〔宗奭曰〕本经桐叶不指定

① 中：原作"斤"。据张本改。

桐

是何桐，致难执用。但四种各有治疗。白桐，叶三杈，开白花，不结子。无花者为冈桐，不中作琴，体重。荏桐，子可作桐油。梧桐，结子可食。〔时珍曰〕陶注桐有四种，以无子者为青桐、冈桐，有子者为梧桐、白桐。寇注言白桐、冈桐皆无子。苏注以冈桐为油桐。而贾思勰《齐民要术》言：实而皮青者为梧桐，华而不实者为白桐。白桐冬结似子者，乃是明年之华房，非子也。冈桐即油桐也，子大有油，其说与陶氏相反。以今咨访，互有是否。盖白桐即泡桐也。叶大径尺，最易生长。皮色粗白，其木轻虚，不生虫蛀，作器物、屋柱甚良。二月开花，如牵牛花而白色。结实大如巨枣，长寸余，壳内有子片，轻虚如榆荚、葵实之状，老则壳裂，随风飘扬。其花紫色者名冈桐。荏桐即油桐也。青桐即梧桐之无实者。按陈翥《桐谱》，分别白桐、冈桐甚明。云：白花桐，文理粗而体性慢，喜生朝阳之地。因子而出者，一年可起三四尺；由根而出者，可五七尺。其叶圆大而尖长有角，光滑而毳。先花后叶。花白色，花心微红。其实大二三寸，内为两房。房内有肉，肉上有薄片，即其子也。紫花桐，文理细而体性坚，亦生朝阳之地，不如白桐易长。其叶三角而圆，大如白桐，色青多毛而不光，且硬，微赤。亦先花后叶，花色紫。其实亦同白桐而微尖，状如诃子而粘，房中肉黄色。二桐皮色皆一，但花、叶小异，体性坚、慢不同尔。亦有冬月复花者。

桐叶

【气味】苦，寒，无毒。

【主治】恶蚀疮着阴。本经。消肿毒，生发。时珍。

木皮

【主治】五痔，杀三虫。本经。疗奔豚气病。别录。五淋。沐发，去头风，生发滋润。甄权。治恶疮，小儿丹毒，煎汁涂之。时珍。

花

【主治】傅猪疮。饲猪，肥大三倍。本经。

梧桐（纲目）

梧　桐

【释名】榇〔时珍曰〕梧桐，名义未详。《尔雅》谓之榇，因其可为棺，左传所谓"桐棺三寸"是矣。旧附桐下，今别出条。

【集解】〔弘景曰〕梧桐皮白，叶似青桐，而子肥可食。〔颂曰〕陶氏谓白桐一名椅桐。陆玑谓梓实皮为椅，即今梧桐。是二种俱有椅名也。《遁甲书》云：梧桐可知日月正闰。生十二叶，一边有六叶，从下数一①叶为一月，至上十二月。有闰十三叶，小余者，视之，则知

---

① 数一：原作"敷二"，据张本改。

闻何月也。故曰语桐不生则九州异。〔宗奭曰〕梧桐四月开嫩黄小花，一如刺花。枝头出丝，堕地成油，沾渍衣履。五六月结子，人收炒食，味如菱、芡。此是月令"清明桐始华"者。〔时珍曰〕梧桐处处有之。树似桐而皮青不敞，其木无节直生，理细而性紧。叶似桐而稍小，光滑有尖。其花细蕊，坠下如醭。其荚长三寸许，五片合成，老则裂开如箕，谓之橐鄂。其子缀于橐鄂上，多者五六，少或二三。子大如胡椒，其皮皱。罗愿《尔雅翼》云：梧桐多阴，青皮白骨，似青桐而多子。其木易生，鸟衔子堕辄生。但晚春生叶，早秋即凋。古称凤凰非梧桐不栖，岂亦食其实乎？《诗》云：梧桐生矣，于彼朝阳。《齐民要术》云：梧桐生山石间者，为乐器更鸣响也。

木白皮

【气味】缺

【主治】烧研，和乳汁涂须发，变黄赤。时珍。**治肠痔**。苏颂删繁方治痔，青龙五生膏中用之。

叶

【主治】发背，炙焦研末，蜜调傅，干即易。肘后。

子

【气味】甘，平，无毒。

【主治】捣汁涂，拔去白发，根下必生黑者。又治小儿口疮，和鸡子烧存性，研掺。时珍。

罂子桐（拾遗）

【释名】**虎子桐**拾遗、**荏桐**衍义、**油桐**〔时珍曰〕罂子，因实状似罂也。虎子，以其毒也。荏者，言其油似荏油也。

罂子桐 油桐

【集解】〔藏器曰〕罂子桐生山中。树似梧桐。〔颂曰〕南人作油者，乃冈桐也。有子大于梧子。〔宗奭曰〕荏桐，早春先开淡红花，状如鼓子花，成筒子。子可作桐油。〔时珍曰〕冈桐即白桐之紫花者。油桐枝、干、花、叶并类冈桐而小，树长亦迟，花亦微红。但其实大而圆，每实中有二子或四子，大如大风子。其肉白色，味甘而吐人。亦或谓之紫花桐。人多种莳收子，货之为油，入漆家及艌船用，为时所须。人多伪之，惟以蔑圈蘸起如鼓面者为真。

桐子油

【气味】甘、微辛，寒，有大毒。〔大明曰〕冷，微毒。〔时珍曰〕桐油吐人，得酒即解。

【主治】摩疥癣虫疮毒肿。毒鼠至死。藏器。**傅恶疮，及宣水肿，涂鼠咬处**。

能辟鼠。大明。涂胫疮、汤火伤疮。吐风痰喉痹，及一切诸疾，以水和油，扫入喉中探吐；或以子研末，吹入喉中取吐。又点灯烧铜箸头，烙风热烂眼，亦妙。时珍。

【附录】椰桐音而郢切。〔藏器曰〕生山谷间。状似青桐，叶有桠。人取皮以沤丝。木皮味甘，温，无毒。治蚕咬毒气入腹，为末服之。鸡犬食蚕欲死者，煎汁灌之，丝烂即愈。叶：主蛇、虫、蜘蛛咬毒，捣烂封之。

海桐（宋开宝）

海桐

【释名】刺桐〔珣曰〕生南海山谷中，树似桐而皮黄白色，有刺，故以名之。

【集解】〔颂曰〕海桐生南海及雷州，近海州郡亦有之。叶大如手，作三花尖。皮若梓白皮，而坚韧可作绳，入水不烂。不拘时月采之。又云：岭南有刺桐，叶如梧桐。其花附干而生，侧敷如掌，形若金凤，枝干有刺，花色深红。江南有桢桐，红花无实。〔时珍曰〕海桐皮有巨刺，如鼋甲之刺，或云即刺桐皮也。按嵇含南方草木状云：九真有刺桐，布叶繁密。三月开花，赤色照映，三五房凋，则三五复发。陈翥桐谱云：刺桐生山谷中，文理细紧，而性喜拆裂。体有巨刺，如榄树。其实如枫。赦桐身青，叶圆大而长。高三四尺，便有花成朵而繁，红色如火。为夏秋荣观。

木皮

【气味】苦，平，无毒。〔大明曰〕温。

【主治】霍乱中恶，赤白久痢，除疳䘌疥癣，牙齿虫痛，并煮服及含之。水浸洗目，除肤赤。开宝。主腰脚不遂，血脉顽痹，腿膝疼痛，赤白泻痢。李珣。去风杀虫。煎汤，洗赤目。时珍。

【发明】〔颂曰〕古方多用浸酒治风蹶。南唐筠州刺史王绍颜撰《续传信方》云：顷年予在姑孰，得腰膝痛不可忍。医以肾脏风毒攻刺诸药莫疗。因览刘禹锡《传信方》，备有此验。修服一剂，便减五分。其方用海桐皮二两，牛膝、芎䓖、羌活、地骨皮、五加皮各一两，甘草半钱，薏苡仁二两，生地黄十两，并净洗焙干锉，以绵包裹，入无灰酒二斗浸之，冬二七，夏一七。空心饮一盏，每日早，午、晚各一次，长令醺醺。此方不得添减、禁毒食。〔时珍曰〕海桐皮能行经络，达病所。又入血分，及去风杀虫。

刺桐花

【主治】止金疮血，殊效。苏颂。

【附录】鸡桐〔时珍曰〕生岭南山间。其叶如楝。用叶煮汤，洗渫足膝风湿痹气。

棟（本经下品）

棟

【释名】苦楝图经、实名金铃子〔时珍曰〕按罗愿《尔雅翼》云：楝叶可以练物，故谓之楝。其子如小铃，熟则黄色。名金铃，象形也。

【集解】〔别录曰〕楝实生荆山山谷。〔弘景曰〕处处有之。俗人五月五日取叶佩之，云辟恶也。〔恭曰〕此有雌雄两种：雄者无子，根赤有毒，服之使人吐，不能止，时有至死者；雌者有子，根白微毒。入药当用雌者。〔颂曰〕楝实以蜀川者为佳。木高丈余，叶密如槐而长。三四月开花，红紫色，芬香满庭。实如弹丸，生青熟黄，十二月采之。根采无时。〔时珍曰〕楝长甚速，三五年即可作椽。其子正如圆枣。以川中者为良。王祯《农书》言鹳鸹食其实。应劭《风俗通》言獬豸食其叶。宗懔岁时记言蛟龙畏楝，故端午以叶包棕，投江中祭屈原。

实

【修治】〔敩曰〕凡采得熬干，酒拌令透，蒸待皮软，刮去皮，取肉去核用。凡使肉不使核，使核不使肉。如使核，捶碎，用浆水煮一伏时，晒干。其花落子，谓之石茱萸，不入药用。〔嘉谟曰〕石茱萸亦入外科用。

【气味】苦，寒，有小毒。〔元素曰〕酸、苦，平。阴中之阳。〔时珍曰〕得酒煮，乃寒因热用也。茴香为之使。

【主治】温疾伤寒，大热烦狂，杀三虫，疥疡，利小便水道。本经。主中大热狂，失心躁闷，作汤浴，不入汤使。甄权。入心及小肠，止上下部腹痛。李杲。泻膀胱。好古。治诸疝虫痔。时珍。

【发明】〔元素曰〕热厥暴痛，非此不能除。〔时珍曰〕楝实导小肠、膀胱之热，因引心包相火下行，故心腹痛及疝气为要药。甄权乃言不入汤使，则《本经》何以有治热狂、利小便之文耶？近方治疝，有四治、五治、七治诸法，盖亦配合之巧耳。

根及木皮

【气味】苦，微寒，微毒。〔大明曰〕雄者根赤有毒，吐泻杀人，不可误服。雌者人服食，每一两可入糯米五十粒同煎，杀毒。若泻者，以冷粥止之。不泻者，以热葱粥发之。

【主治】蛔虫，利大肠。别录。苦酒和，涂疥癣甚良。弘景。治游风热毒，风疹恶疮疥癞，小儿壮热，并煎汤浸洗。大明。

花

【主治】热痱，焙末掺之。铺席下，杀蚤、虱。时珍。

叶

【主治】疝入囊痛，临发时煎酒饮。时珍。

槐（本经上品）

槐

【校正】并入嘉祐槐花、槐胶。

【释名】櫰音怀。〔时珍曰〕按《周礼》外朝之法，面三槐，三公位焉。吴澄注云：槐之言怀也。怀来人于此也。王安石释云：槐黄，中怀其美，故三公位之。春秋元命包云：槐之言归也。古者树槐，听讼其下，使情归实也。

【集解】〔别录曰〕槐实生河南平泽。可作神烛。〔颂曰〕今处处有之。其木有极高大者。按《尔雅》槐有数种：叶大而黑者名櫰槐，昼合夜开者名守宫槐，叶细而青绿者但谓之槐，其功用不言有别。四月、五月开黄花，六月、七月结实。七月七日采嫩实，捣汁作煎。十月采老实入药。皮、根采无时。医家用之最多。〔时珍曰〕槐之生也，季春五日而兔目，十日而鼠耳，更旬而始规，二旬而叶成。初生嫩芽可炸熟，水淘过食，亦可作饮代茶。或采槐子种畦中，采苗食之亦良。其木材坚重，有青黄白黑色。其花未开时，状如米粒，炒过煎水染黄甚鲜。其实作荚连珠，中有黑子，以子连多者为好。周礼：秋取槐、檀之火。《淮南子》：老槐生火。《天玄主物簿》云：老槐生丹。槐之神异如此。〔藏器曰〕子上房，七月收之，堪染皂。

槐实

【修治】〔斆曰〕凡采得，去单子并五子者，只取两子、三子者，以铜锤锤破，用乌牛乳浸一宿，蒸过用。

【气味】苦，寒，无毒。〔别录曰〕酸、咸。〔之才曰〕景天为之使。

【主治】五内邪气热，止涎唾，补绝伤，火疮，妇人乳瘕，子藏急痛。本经。久服，明目益气，头不白，延年。治五痔疮瘘，以七月七日取之，捣汁铜器盛之，日煎令可，丸如鼠屎，纳窍中，日三易乃愈。又堕胎。别录。治大热难产。甄权。杀虫去风。合房阴干煮饮，明目，除热泪，头脑心胸间热风烦闷，风眩欲倒，心头吐涎如醉，漾漾如舡车上者。藏器。治丈夫、女人阴疮湿痒。催生，吞七粒。大明。疏导风热。宗奭。治口齿风，凉大肠，润肝燥。李杲。

【发明】〔好古曰〕槐实纯阴，肝经气分药也。治证与桃仁同。〔弘景曰〕槐子以十月巳日采相连多者，新盆盛，合泥百日，皮烂为水，核如大豆。服之令脑满，发不白而长生。〔颂曰〕折嫩房角作汤代茗，主头风，明目补脑。水吞黑子，以变白发。扁鹊明目使发不落法：十月上巳日，取槐子去皮，纳新瓶中，封口二七日。初服一枚，再服二枚，日加一枚。至十日，又从一枚起，终而复始。令人可夜读书，延年益气力，大良。〔时珍曰〕按《太清草木方》云：槐者虚星之精。十月上巳日采子取之，去百病，长生通神。《梁书》言庚肩吾常服槐实，年七十余，发鬓皆黑，目看细字，亦其验也。古方以子入冬月牛胆中渍之，阴干百日，每食后吞一枚。云久服明目通神，白发还黑。有痔及下血者，尤宜服之。

槐花

【修治】〔宗奭曰〕未开时采收，陈久者良，入药炒用。染家以水煮一沸出之，其稠滓为饼，染色更鲜也。

【气味】苦，平，无毒。〔元素曰〕味厚气薄，纯[①]阴也。

【主治】五痔，心痛眼赤，杀腹脏虫，及皮肤风热，肠风泻血，赤白痢，并炒研服。大明。凉大肠。元素。炒香频嚼。治失音及喉痹，又疗吐血衄，崩中漏下。时珍。

【发明】〔时珍曰〕槐花味苦、色黄、气凉，阳明、厥阴血分药也。故所主之病，多属二经。

叶

【气味】苦，平，无毒。

【主治】煎汤，治小儿惊痫壮热，疥癣及丁肿。皮、茎同用。大明。邪气产难绝伤，及瘾疹牙齿诸风，采嫩叶食。孟诜

枝

【气味】同叶。

【主治】洗疮及阴囊下湿痒。八月断大枝，候生嫩蘖，煮汁酿酒，疗大风痿痹甚效。别录。炮热，熨蝎毒。恭。青枝烧沥，涂癣。煅黑，揩牙去虫。煎汤，洗痔核。颂。烧灰，沐头长发。藏器。治赤目、崩漏。时珍。

【发明】〔颂曰〕刘禹锡传信方，著硖州王及郎中槐汤灸痔法甚详。以槐枝浓煎汤先洗痔，便以艾灸其上七壮，以知为度。王及素有痔疾，充西川安抚使判官，乘骡入骆谷，其痔大作，状如胡瓜，热气如火，至驿僵仆。邮吏用此法灸至三五壮，忽觉热气一道入肠中，因大转泻，先血后秽，其痛甚楚。泻后遂失胡瓜所在，登骡而驰矣。

木皮根白皮

【气味】苦，平，无毒。

【主治】烂疮，喉痹寒热。别录。煮汁，淋阴囊坠肿气痛。煮浆水，漱口齿风疳䘌血。甄权。治中风皮肤不仁，浴男子阴疝卵肿，浸洗五痔，一切恶疮，妇人产门痒痛，及汤火疮。煎膏，止痛长肉，消痈肿。大明。煮汁服，治下血。苏颂。

槐胶

【气味】苦，寒，无毒。

【主治】一切风，化涎，肝脏风，筋脉抽掣，及急风口噤，或四肢不收顽痹，或毒风周身如虫行，或破伤风，口眼偏斜，腰脊强硬。任作汤、散、丸、煎，杂诸药用之。亦可水煮和药为丸。嘉祐。煨热，绵裹塞耳，治风热聋闭。时珍。

槐耳见菜部木耳。

---

① 纯：原作"纸"，张元素《珍珠囊》槐花条作"纯"，据改。

檀（拾遗）

【释名】〔时珍曰〕朱子云：檀，善木也。其字从亶以此。亶者善也。

【集解】〔藏器曰〕按苏恭言：檀似秦皮。其叶堪为饮。树体细，堪作斧柯。至夏有不生者，忽然叶开，当有大水。农人候之以占水旱，号为水檀。又有一种叶如檀，高五六尺，生高原，四月开花正紫，亦名檀树，其根如葛。〔颂曰〕江淮、河朔山中皆有之。亦檀香类，但不香尔。〔时珍曰〕檀有黄、白二种，叶皆如槐，皮青而泽，肌细而腻，体重而坚，状与梓榆、荚蒾相似。故俚语云：斫檀不谛得荚蒾，荚蒾尚可得驳马。驳马，梓榆也。又名六驳，皮色青白，多癣驳也。檀木宜杵、榪、锤器之用。

檀　黄檀三月生叶

皮及根皮

【气味】辛，平，有小毒。

【主治】皮和榆皮为粉食，可断谷救荒。根皮：涂疮疥，杀虫。藏器。

荚蒾（唐本草）

【释名】击迷诗疏、翌先同上。

【集解】〔恭曰〕荚蒾叶似木槿及榆，作小树，其子如流溲，两两相对，而色赤味甘。陆玑《诗疏》云：檀，榆之类也。所在山谷有之。〔藏器曰〕生北土山林中。皮堪为索。

荚　迷　白檀五月生叶

枝叶

【气味】甘、苦，平，无毒。

【主治】三虫，下气消谷。煮汁和米作粥，饲小儿甚美。唐本。作粥，灌六畜疮中生蛆，立出。藏器。

秦皮（本经中品）

【校正】并入拾遗桪木。

【释名】梣皮（音岑）、桪木（音寻）、石檀别录、樊弘景、盆桂白华、苦树苏恭、苦枥〔时珍曰〕秦皮，本作梣皮。其木小而岑高，故以为名。人讹为桪，又讹为秦。或云本出秦地，故得秦名也。高诱注《淮南子》云：梣，苦枥木也。〔恭曰〕树叶似檀，故名石檀。俗因味苦，呼为白桪树。

秦皮 梣

【集解】〔別录曰〕秦皮生庐江川谷及冤句水边。二月、八月采皮，阴干。〔弘景曰〕俗云是樊槻皮，而水渍以和墨书，色不脱，微青。〔恭曰〕此树似檀，叶细。皮有白点而不粗错，取皮渍水便碧色，书纸看之皆青色者，是真。〔颂曰〕今陕西州郡及河阳亦有之，其木大都似檀，枝干皆青绿色。叶如匙头，虚大而不光。并无花实，根似槐根。俗呼为白桪木。

皮

【气味】苦，微寒，无毒。〔别录曰〕大寒。〔普曰〕《神农》、雷公、黄帝、歧伯：酸，无毒。李当之：小寒。〔权曰〕平。恶苦瓠、防葵。〔之才曰〕恶吴茱萸。大戟为之使。

【主治】风寒湿痹洗洗寒气，除热，目中青翳白膜。久服，头不白，轻身。本经。疗男子少精，妇人带下，小儿痫，身热。可作洗目汤。久服，皮肤光泽，肥大有子。别录。明目，去目中久热，两目赤肿疼痛，风泪不止。作汤，浴小儿身热。煎水澄清，洗赤目极效。甄权。主热痢下重，下焦虚。好古。同叶煮汤洗蛇咬，并研末傅之。藏器。

【发明】〔弘景曰〕秦皮俗方惟以疗目，道家亦有用处。〔大明曰〕秦皮之功，洗肝益精，明目退热。〔元素曰〕秦皮沉也，阴也。其用有四：治风寒湿邪成痹，青白幻翳遮睛，女子崩中带下，小儿风热惊痫。〔好古曰〕痢则下焦虚，故张仲景白头翁汤，以黄蘗、黄连、秦皮同用，皆苦以坚之也。秦皮浸水青蓝色，与紫草同用，治目病以增光晕，尤佳。〔时珍曰〕梣皮，色青气寒，味苦性涩，乃是厥阴肝、少阳胆经药也。故治目病、惊痫，取其平木也。治下痢、崩带，取其收涩也。又能治男子少精，益精有子，皆取其涩而补也。故《老子》云：天道贵涩。此药乃服食及惊痫崩痢所宜，而人止知其治目一节，几于废弃，良为可悯。《淮南子》云：梣皮色青，治目之要药也。又《万毕术》云：皮止水，谓其能收泪也。高诱解作致水，言能使水沸者，谬也。

合欢（本经中品）

【释名】合昏唐本、夜合日华、青裳图经、萌葛纲目、乌赖树〔颂曰〕崔豹《古今注》云：欲蠲人之忿，则赠以青裳。青裳，合欢也。植之庭除，使人不忿。故嵇康《养生论》云：合欢蠲忿，萱草忘忧。〔藏器曰〕其叶至暮即合，故云合昏。〔时珍曰〕按王璆百一选方云：夜合俗名萌葛，越人谓之乌赖树。又金《光明经》谓之尸利洒树。

合欢

【集解】〔本经曰〕合欢生豫州山谷。树如狗骨树。〔别录曰〕生益州山谷。〔弘景曰〕俗间少识，当以其非疗病之功也。〔恭曰〕此树叶似皂荚及槐，极细。五月花发，红白色，上有丝茸。秋实作荚，子极薄细。所在山谷有之，今东西京第宅山池间亦有种者，名曰合昏。〔

颂曰〕今汴洛间皆有之，人家多植于庭院间。木似梧桐，枝甚柔弱。叶似皂角，极细而繁密，互相交结。每一风来，辄自相解了，不相牵缀。采皮及叶用，不拘时月。〔宗奭曰〕合欢花，其色如今之醮晕绿，上半白，下半肉红，散垂如丝，为花之异。其绿叶至夜则合也。嫩时炸熟水淘，亦可食。

木皮去粗皮炒用。

【气味】甘，平，无毒。

【主治】安五脏，和心志，令人欢乐无忧。久服，轻身明目，得所欲。本经。煎膏，消痈肿，续筋骨。大明。杀虫。捣末，和铅下墨，生油调，涂蜘蛛咬疮。用叶，洗衣垢。藏器。折伤疼痛，花研末，酒服二钱匕。宗奭。和血消肿止痛。时珍。

【发明】〔震亨曰〕合欢属土，补阴之功甚，捷。长肌肉，续筋骨，概可见矣。与白蜡同入膏用神效，而外科家未曾录用何也？

皂荚（本经下品）

【释名】**皂角**纲目、**鸡栖子**纲目、**乌犀**纲目、**悬刀**〔时珍曰〕荚之树皂，故名。《广志》谓之鸡栖子，曾氏方谓之乌犀，《外丹本草》谓之悬刀。

【集解】〔别录曰〕皂荚生雍州山谷及鲁邹县，如猪牙者良。九月、十月采荚，阴干。〔弘景曰〕处处有之，长尺二者良。俗人见其有虫孔而未尝见虫形，皆言不可近，令人恶病，殊不尔也。其虫状如草叶上青虫，微黑便出，所以难见。〔恭曰〕此物有三种：猪牙皂荚最下，其形曲戾薄恶，全无滋润，洗垢不去；其尺二者，粗大长虚而无润；若长六七寸，圆厚节促直者，皮薄多肉，味浓大好。〔颂曰〕所在有之，以怀、孟为胜。木极有高大者。《本经》用如猪牙者，陶用尺二者，苏用六寸圆厚者。今医家作疏风气丸，煎多用长皂荚，治齿及取积药多用牙皂荚，所用虽殊，性味不甚相远。其初生嫩芽，以为蔬茹，更益人。〔时珍曰〕皂树高大。叶如槐叶，瘦长而尖。枝间多刺。夏开细黄花。结实有三种：一种小如猪牙，一种长而肥厚，多脂而粘；一种长而瘦薄，枯燥不粘。以多脂者为佳。其树多刺难上，采时以篾箍其树，一夜自落，亦一异也。有不结实者，树凿一孔，入生铁三五斤，泥封之，即结荚。人以铁砧捶皂荚，即自损。铁碾碾之，久则成孔。铁锅爨之，多爆片落。岂每荚与铁有感召之情耶？

皂荚

【修治】〔敩曰〕凡使，要赤肥并不蛀者，以新汲水浸一宿，用铜刀削去粗皮，以酥反复炙透，捶去子、弦用。每荚一两，用酥五钱。〔好古曰〕凡用有蜜炙、酥炙、绞汁、烧灰之异，各依方法。

【气味】辛、咸，温，有小毒。〔好古曰〕入厥阴经气分。〔时珍曰〕入手太阴、阳明经气分。〔之才曰〕柏实为之使。恶麦门冬。畏空青、人参、苦参。〔机曰〕伏丹砂、粉霜、硫黄、硇砂。

猪牙皂荚

【主治】风痹死肌邪气，风头泪出，利九窍，杀精物。本经。疗腹胀满，消谷，除咳嗽囊结，妇人胞不落，明目益精。可为沐药，不入汤。别录。通关节，头风，消痰杀虫，治骨蒸，开胃，中风口噤。大明。破坚，腹中痛，能堕胎。又将浸酒中，取尽其精，煎成膏涂帛，贴一切肿痛。甄权。溽暑久雨时，合苍术烧烟，辟瘟疫邪湿气。宗奭。烧烟，熏久痢脱肛。汪机。搜肝风，泻肝气。好古。通肺及大肠气，治咽喉痹塞，痰气喘咳，风疬疥癣。时珍。

【发明】〔好古曰〕皂荚厥阴之药。活人书治阴毒正气散内用皂荚，引入厥阴也。〔时珍曰〕皂荚属金，入手太阴、阳明之经。金胜木，燥胜风，故兼入足厥阴，治风木之病。其味辛而性燥，气浮而散。吹之导之，则通上下诸窍；服之则治风湿痰喘肿满，杀虫；涂之则散肿消毒，搜风治疮。按庞安时《伤寒总病论》云：元祐五年，自春至秋，蕲、黄二郡人患急喉痹，十死八九，速者半日、一日而死。黄州推官潘昌言得黑龙膏方，救活数十人也。其方治九种喉痹：急喉痹、缠喉风、结喉、烂喉、遁虫、虫蝶、重舌、木舌、飞丝入口。用大皂荚四十挺切，水三斗，浸一夜，煎至一斗半。入人参末半两，甘草末一两，煎至五升，去滓。入无灰酒一升，釜煤二匕，煎如饧，入瓶封，理地中一夜。每温酒化下一匙，或扫入喉内，取恶涎尽为度。后含甘草片。又孙用和《家传秘宝方》云：凡人卒中风，昏昏如醉，形体不收，或倒或不倒，或口角流涎出，斯须不治，便成大病。此证风涎朝于上。胸痹气不通，宜用急救稀涎散吐之。用大皂荚肥实不蛀者四挺，去黑皮，白矾光明者一两，为末。每用半钱，重者三字，温水调灌。不大呕吐，只是微微稀冷涎或出一升、二升。当待惺惺，乃用药调治。不可便大吐之，恐引剂伤人。累效不能尽述。〔宗奭曰〕此法用皂荚末一两，生矾末半两，腻粉半两，水调一二钱，过咽即吐涎。用矾者，分膈下涎也。

　　子

【修治】〔斅曰〕拣取圆满坚硬不蛀者，以瓶煮熟，剥去硬皮一重，取向里白肉两片，去黄，以铜刀切，晒用。其黄消人肾气。

【气味】辛，温，无毒

【主治】炒，舂去赤皮，以水浸软，煮熟。糖渍食之，疏导五脏风热壅。宗奭。核中白肉，入治肺药。核中黄心，嚼食，治膈痰吞酸。苏颂。仁，和血润肠。李杲。治风热大肠虚秘，瘰疬肿毒疮癣。时珍。

【发明】〔机曰〕皂角核烧存性，治大便燥结。其性得湿则滑，滑则燥结自通也。〔时珍曰〕皂荚味辛属金，能通大肠阳明燥金，乃辛以润之之义，非得湿则滑也。

　　刺一名天丁。

【气味】辛，温，无毒。

【主治】米醋熬嫩刺作煎，涂疮癣有奇效。苏颂。治痈肿妒乳，风疬恶疮，胎衣不下，杀虫。时珍。

【发明】〔杨士瀛曰〕皂荚刺能引诸药性上行，治上焦病。〔震亨曰〕能引至痈疽溃处，甚验。〔时珍曰〕皂荚刺治风杀虫，功与荚同，但其锐利直达病所为异耳。《神仙传》云，左亲骑军崔言，一旦得大风恶疾，双目昏盲，眉发自落，鼻梁崩倒，势不可救。遇异人传方：用皂角刺三斤烧灰，蒸一时久，日干为末。食后浓煎大黄汤调一匕，饮之。一旬眉发再生，肌润目明。后入山修道，不知所终。又刘守真《保命集》云：疠风乃营气热，风寒客于脉而不去。宜先用桦皮散服五七日，后灸承浆穴七壮。三灸后，每旦早服桦皮散，午以升麻葛根汤下钱氏泻青丸。晚服二圣散：用大黄末半两煎汤，调皂角刺灰三钱。乃缓疏泄血中之风热也。仍戒房室三年。桦皮散见桦皮下。又追风再造散，即二圣散，云服之便出黑虫为验。数日再服，直候虫尽为绝根也。新虫嘴赤，老虫嘴黑。

木皮　根皮

【气味】辛，温，无毒。

【主治】风热痰气，杀虫。时珍。

叶

【主治】入洗风疮渫用。时珍。

【附录】**鬼皂荚**〔藏器曰〕生江南泽畔。状如皂荚，高一二尺。作汤浴，去风疮疥癣。挼叶，去衣垢，沐发令长。

肥皂荚（纲目）

【集解】〔时珍曰〕肥皂荚生高山中。其树高大，叶如檀及皂荚叶。五六月开白花，结荚长三两寸，状如云实之荚，而肥厚多肉。内有黑子数颗，大如指头，不正圆，其色如漆而甚坚。中有白仁如栗，煨熟可食。亦可种之。十月采荚煮熟，捣烂和白面及诸香作丸，澡身面，去垢而腻润，胜于皂荚也。《相感志》言：肥皂荚水，死金鱼，辟马蚁，麸见之则不就。亦物性然耳。

荚

【气味】辛，温，微毒。

【主治】去风湿下痢便血，疮癣肿毒。时珍。

核

【气味】甘，腥，温，无毒。

【主治】除风气。时珍。

无患子（宋开宝）

【释名】**桓**拾遗、**木患子**纲目、**噤娄**拾遗、**肥珠子**纲目、**油珠子**纲目、**菩提子**纲目、**鬼见愁**〔藏器曰〕桓、患字声讹也。崔豹《古今注》云：昔有神巫曰瑶眊能符劾百鬼，得

无患子 油珠子

鬼则以此木为棒，棒杀之。世人相传以此木为器用，以厌鬼魅，故号曰无患。人又讹为木患也。〔时珍曰〕俗名为鬼见愁。道家禳解方中用之，缘此义也。释家取为数珠，故谓之菩提子，与薏苡同名。篆文言其木名卢鬼木。山人呼为肥珠子、油珠子，因其实如肥油而子圆如珠也。

【集解】〔藏器曰〕无患子，高山大树也。子黑如漆珠。《博物志》云：桓叶似櫸柳叶。核坚正黑如璺，可作香缨及浣垢。〔宗奭曰〕今释子取为念珠，以紫红色、小者佳。入药亦少。西洛亦有之。〔时珍曰〕生高山中。树甚高大，枝叶皆如椿，特其叶对生。五六月开白花。结实大如弹丸，状如银杏及苦楝子，生青熟黄，老则文皱。黄时肥如油炸之形，味辛气膻且硬。其蒂下有二小子，相粘承之。实中一核，坚黑似、肥皂荚之核，而正圆如珠。壳中有仁如榛子仁，亦辛膻，可炒食。十月采实，煮熟去核，捣和麦面或豆面作澡药，去垢同于肥皂，用洗真珠甚妙。《山海经》云：秩周之山，其木多桓。郭璞注云：叶似柳，皮黄不错。子似楝，着酒中饮之，辟恶气，浣之去垢，核坚正黑。即此也。今武当山中所出鬼见愁，亦是树荚之子，其形正如刀豆子而色褐，彼人亦以穿数珠。别又是一物，非无患也。

子皮即核外肉也。

【气味】微苦，平，有小毒。

【主治】瀚垢，去面黯。喉痹，研纳喉中，立开。又主飞尸。藏器。

子中仁

【气味】辛，平，无毒。

【主治】烧之，辟邪恶气。藏器。煨食，辟恶，去口臭。时珍。

栾华（本经下品）

栾 华 木栾子

【集解】〔别录曰〕栾华生汉中川谷。五月采。〔恭曰〕此树叶似木槿而薄细。花黄似槐而稍长大。子壳似酸浆，其中有实如熟豌豆，圆黑坚硬，堪为数珠者，是也。五月、六月花可收，南人以染黄甚鲜明、又以疗目赤烂。〔颂曰〕今南方及汴中园圃间或有之。〔宗奭曰〕长安山中亦有之。其子谓之木栾子，携至京都为数珠，未见入药。

华

【气味】苦，寒，无毒。〔之才曰〕决明为之使。

【主治】目痛泪出伤眦，消目肿。本经。合黄连作煎，疗目赤烂。苏恭。

无食子（唐本草）

【释名】没石子开宝、墨石子炮炙论、麻茶泽〔珣曰〕波斯人每食以代果，故番胡呼为没食子。梵书无与没同音。今人呼为墨石、没石，转传讹矣。

无食子
没石子

【集解】〔恭曰〕无食子生西戎沙碛间。树似柽。〔禹锡曰〕按段成式《酉阳杂俎》云：无食子出波斯国，呼为摩泽树。高六七丈，围八九尺。叶似[①]桃而长。三月开花白色，心微红。子圆如弹丸，初青，熟乃黄白。虫蚀成孔者入药用。其树一年生无食子。一年生拔屡子，大如指，长三寸，上有壳，中仁如栗黄可啖。〔时珍曰〕按《方舆志》云：大食国有树，一年生如栗子而长，名曰蒲卢子，可食。次年则生麻茶泽，即没石子也。间岁互生，一根异产如此。《一统志》云：没石子出大食诸番。树如樟，实如中国茅栗。

子

【修治】〔敩曰〕凡使勿犯铜铁，并被火惊。用颗小、无枕米者妙[②]。用浆水于砂盆中研令尽，焙干再研，如乌犀色入药。

【气味】苦，温，无毒。

【主治】赤白痢，肠滑，生肌肉。唐本。肠虚冷痢，益血生精，和气安神，乌髭发，治阴毒痿，烧灰用。李珣。温中，治阴疮阴汗，小儿疳䘌，冷滑不禁。马志。

【发明】〔宗奭曰〕没石子，合他药染须。造墨家亦用之。〔珣曰〕张仲景用治阴汗，烧灰，先以汤浴了，布裹灰扑之，甚良。

诃黎勒（唐本草）

【释名】诃子〔时珍曰〕诃黎勒，梵言天主持来也。

【集解】〔恭曰〕诃黎勒生交州、爱州。〔颂曰〕今岭南皆有而广州最盛。树似木穗，花白，子形似栀子、橄榄，青黄色，皮肉相着。七月、八月实熟时采，六路者佳。《岭南异物志》云：广州法性寺有四五十株，子极小而味不涩，皆是六路。每岁州贡，只以此寺者。寺有古井，木根蘸水，水味不咸。每子熟时，有佳客至，则院僧煎汤以延之。其法用新摘诃子五枚，甘草一寸，破之，汲井水同煎，色若新茶。今其寺谓之乾明古寺，尚在，旧木犹有六七株。南海风俗尚贵此汤，然煎之不必尽如昔时之法也。诃子未熟时，风飘堕者，谓之随风子，暴于收之，益小者佳，彼人尤珍贵之。〔萧炳曰〕波斯舶上来者，六路

---

① 似：原作"以"，据张本改。

② 妙：原作"炒"，据张本改。

黑色肉厚者良。六路即六棱也。〔敩曰〕凡使勿用毗黎勒，个个毗头也。若诃黎勒文只有六路。或多或少，并是杂路勒，皆圆而露，文或八路至十三路，号日榔精勒，涩不堪用。

河 黎 勒

【修治】〔敩曰〕凡用诃黎勒，酒浸后蒸一伏时，刀削去路，取肉锉焙用。用核则去肉。

【气味】苦，温，无毒。〔权曰〕苦、甘。炳曰苦、酸。珣曰酸，涩，温。〔好古曰〕苦、酸，平。苦重酸轻，味厚，阴也，降也。

【主治】冷气，心腹胀满，下食。唐本。破胸膈结气，通利津液，止水道，黑髭发。甄权。下宿物，止肠僻久泄，赤白痢。萧炳。消痰下气，化食开胃，除烦治水，调中，止呕吐霍乱，心腹虚痛，奔豚肾气，肺气喘急，五膈气，肠风泻血，崩中带下，怀孕漏胎，及胎动欲生，胀闷气喘。并患痢人肛门急痛，产妇阴痛，和蜡烧烟熏之，及煎汤熏洗。大明。治痰嗽咽喉不利，含三数枚殊胜。苏颂。实大肠，敛肺降火。震亨。

【发明】〔宗奭曰〕诃黎勒，气虚人亦宜缓缓煨熟少服。此物虽涩肠而又泄气，其味苦涩故尔。〔杲曰〕肺苦气上逆，急食苦以泄之，以酸补之。诃子苦重泻气，酸轻不能补肺，故嗽药中不用。〔震亨曰〕诃子下气，以其味苦而性急。肺苦急，急食苦以泻之，谓降而下走也，气实者宜之。若气虚者，似难轻服。又治肺气，因火伤极，遂郁遏胀满。其味酸苦，有收敛降火之功也。〔时珍曰〕诃子同乌梅、五倍子用则收敛，同橘皮、厚朴用则下气，同人参用则能补肺治咳嗽。东垣言嗽药不用者，非矣，但咳嗽未久者，不可骤用尔。嵇含《草木状》言作饮久服，令髭发白者变黑，亦取其涩也。〔珣曰〕诃黎皮主嗽，肉主眼涩痛。波斯人将诃黎勒、大腹等在舶上，用防不虞。或遇大鱼放涎滑水中数里，船不能通，乃煮此洗其涎滑，寻化为水，则其治气消痰功力可知矣。〔慎微曰〕金《光明经》言流水长者除病品云：热病下药，服诃黎勒。又《广异记》云：高仙芝在大食国得诃黎勒，长三寸，置抹肚中，便觉腹中痛，因大利十余行，疑诃黎勒为祟。后问大食长者。云：此物人带一切病消，利者乃出恶物尔。仙芝宝之，后被诛，失所在。〔颂曰〕诃黎主痢，唐《本草》不载。张仲景治气痢有方。唐·刘禹锡《传信方》云：予曾苦赤白下，诸药服遍久不瘥，转为白脓。令狐将军传此方：用诃黎勒三枚，两炮一生，并取皮末之，以沸浆水一合服之。若只水痢，加一钱匕甘草末；若微有脓血，加三匕；血多，亦加三匕。

核

【主治】磨白蜜注目，去风赤痛，神良。苏颂。止咳及痢。时珍。

叶

【主治】下气消痰，止渴及泄痢，煎饮服，功同诃黎。时珍。唐·包佶有病中谢李吏部惠诃黎勒叶诗。

婆罗得（宋开宝）

【释名】婆罗勒〔时珍曰〕婆罗得，梵言重生果也。

【集解】〔珣曰〕婆罗得生西海波斯国。树似中华柳树，子如蓖麻子，方家多用之。〔时珍曰〕按王焘《外台秘要》：婆罗勒似蓖麻子，但以指甲爪之，即有汁出。即此物也。

子

【气味】辛，温，无毒。

【主治】冷气块，温中，补腰肾，破痃癖，可染髭发令黑。藏器。

榉（别录下品）

【释名】榉柳衍义、鬼柳〔时珍曰〕其树高举，其木如柳，故名。山人讹为鬼柳。郭璞注《尔雅》作柜柳，云似柳，皮可煮饮也。

榉柳

【集解】〔弘景曰〕榉树山中处处有之。皮似檀、槐，叶如栎、槲。人多识之。〔恭曰〕所在皆有，多生溪涧水侧。叶似樗而狭长。树大者连抱，高数刃，皮极粗厚。殊不似檀。〔宗奭曰〕榉木今人呼为榉柳。其叶谓柳非柳，谓槐非槐。最大者，木高五六丈，合二三人抱。湖南北甚多，然亦不材也，不堪为器，嫩皮取以缘栲栳及箕唇。〔时珍曰〕榉材红紫，作箱、案之类甚佳。郑樵《通志》云：榉乃榆须而枚①烈，其实亦如榆钱之状。乡人采其叶为甜茶。

木皮

【修治】〔敩曰〕凡使勿用三四年者无力，用二十年以来者心空，其树只有半边，向西生者良。剥下去粗皮，细锉蒸之，从巳至未，出焙干用。

【气味】苦，大寒，无毒。

【主治】时行头痛，热结在肠胃。别录。夏日煎饮，去热。弘景。俗用煮汁服，疗水气，断痢。苏恭。安胎，止妊妇腹痛。山榉皮：性平，治热毒风熁肿毒。大明。

叶

【气味】苦，冷，无毒。

【主治】挼贴火烂疮，有效。苏恭。治肿烂恶疮，盐捣罯之。大明。

柳（本经下品）

【释名】小杨说文、杨柳〔弘景曰〕柳即今水杨柳也。〔恭曰〕柳与水杨全不相似。

---

① 枚：郑樵《通志》卷七十六榉条作"枚"。

水杨叶圆阔而尖,枝条短硬。柳叶狭长而青绿,枝条长软。陶以柳为水杨,非也。〔藏器曰〕江东人通名杨柳,北人都不言杨。杨树枝叶短,柳树枝叶长。〔时珍曰〕杨枝硬而扬起,故谓之杨;柳枝弱而垂流,故谓之柳,盖一类二种也。苏恭所说为是。按《说文》云:杨,蒲柳也。从木,易声。柳,小杨也。从木,亚声。易音阳,亚音酉。又尔雅云:杨,蒲柳也。旄,泽柳也。柽,河柳也。观此,则杨可称柳,柳亦可称杨,故今南人犹并称杨柳。俞宗本种树书言:顺插为柳,倒插为杨。其说牵强,且失扬起之义。〔宗奭曰〕释家谓柳为尼俱律陀木。

【集解】〔别录曰〕柳华生琅邪川泽。〔颂曰〕今处处有之,俗所谓杨柳者也。其类非一:蒲柳即水杨也,枝劲韧可为箭笴,多生河北。杞柳生水旁,叶粗而白,木理微赤,可为车毂。今人取其细条,火逼令柔,屈作箱箧,孟子所谓杞柳为桮棬者,鲁地及河朔尤多。柽柳见本条。〔时珍曰〕杨柳,纵横倒顺插之皆生。春初生柔荑,即开黄蕊花。至春晚叶长成后,花中结细黑子,蕊落而絮出,如白绒,因风而飞。子着衣物能生虫,人池沼即化为浮萍。古者春取榆、柳之火。陶朱公言种柳千树,可足柴炭。其嫩芽可作饮汤。

柳华

【释名】柳絮本经。

【正误】见下。

【气味】苦,寒,无毒。

【主治】风水黄疸,面热黑。本经。痂疥恶疮金疮。柳实:主溃痈,逐脓血。子汁:疗渴。别录。华:主止血,治湿痹,四肢挛急,膝痛。甄权。

【发明】〔弘景曰〕柳华熟时,随风状如飞雪,当用其未舒时者。子亦随花飞止,应水渍汁尔。〔藏器曰〕本经以柳絮为花,其误甚矣。花即初发时黄蕊,其子乃飞絮也。〔承曰〕柳絮可以捍毡,代羊毛为茵褥,柔软性凉,宜与小儿卧尤佳。〔宗奭曰〕柳花黄蕊干时絮方出,收之贴灸疮良。絮之下连小黑子,因风而起,得水湿便生,如苦荬、地丁之花落结子成絮。古人以絮为花,谓花如雪者,皆误矣。藏器之说为是。又有实及子汁之文,诸家不解,今人亦不见用。〔时珍曰〕《本经》主治风水黄疸者,柳花也。《别录》主治恶疮金疮、溃痈逐脓血,药性论止血、厅痹者,柳絮及实也。花乃嫩蕊,司捣汁服。子与絮连,难以分别,惟可贴疮止血裹痹之用。所谓子汁疗渴者,则连絮浸渍,研汁服之尔。又崔寔四民月令言三月三日及上除日,采絮愈疾,则入药多用絮也。

叶

【气味】同华。

【主治】恶疥痂疮马疥,煎煮洗之,立愈。又疗心腹内血,止痛。别录。煎水,洗漆疮。弘景。天行热病,传尸骨蒸劳,下水气。煎膏,续筋骨,长肉止痛。主服金石人发大热闷,汤火疮毒入腹热闷,及疔疮。日华。疗白浊,解丹毒。时珍。

枝及根白皮

【气味】同华。

【主治】痰热淋疾。可为浴汤，洗风肿瘙痒。煮酒，漱齿痛。苏恭。小儿一日、五日寒热，煎枝浴之。藏器。煎服，治黄疸白浊。酒煮，熨诸痛肿，去风止痛消肿。时珍。

【发明】〔颂曰〕柳枝皮及根亦入药。葛洪《肘后方》，治痈疽、肿毒、妒乳等多用之。韦宙独行方，主疔疮及反花疮，并煎柳枝叶作膏涂之。今人作浴汤、膏药、牙齿药，亦用其枝为最要之药。〔时珍曰〕柳枝去风消肿止痛。其嫩枝削为牙杖，涤齿最妙。

柳胶

【主治】恶疮。及结砂子。时珍。

柳寄生见后寓木类。

柳耳见菜部木耳。

柳蠹见虫部。

柽柳（音侦 宋开宝）

【释名】**赤柽**日华、**赤杨**古今注、**河柳**尔雅、**雨师**诗疏、**垂丝柳**纲目、**人柳**纲目、**三眠柳**衍义、**观音柳**〔时珍曰〕按罗愿《尔雅翼》云：天之将雨，柽先知之，起气以应，又负霜雪不调，乃木之圣者也。故字从圣，又名雨师。或曰：得雨则垂垂如丝，当作雨丝。又《三辅故事》云：汉武帝苑中有柳，状如人，号曰人柳，一日三起三眠。则柽柳之圣，又不独知雨、负雪而已。今俗称长寿仙人柳。亦曰观音柳，谓观音用此洒水也。〔宗奭曰〕今人谓之三春柳，以其一年三秀故名。

柽柳

【集解】〔志曰〕赤柽木生河西沙地。皮赤色，细叶。〔禹锡曰〕《尔雅》：柽，河柳也。郭璞注云：今河旁赤茎小杨也。陆玑《诗疏》云：生水旁，皮赤如绛，枝叶如松。〔时珍曰〕柽柳小干弱枝，插之易生。赤皮，细叶如丝，婀娜可爱。一年三次作花，花穗长三四寸，水红色如蓼花色。南齐时，益州献蜀柳，条长，状若丝缕者，即此柳也。段成式《酉阳杂俎》言：凉州有赤白柽，大者为炭，其灰汁可以煮铜。故《沈炯赋》云：柽似柏而香。王祯《农书》云：山柳赤而脆，河柳白而明。则柽又有白色者也。〔宗奭曰〕汴京甚多。河西戎人取滑枝为鞭。

木

【气味】甘，咸，温，无毒。

【主治】剥驴马血入肉毒，取木片火炙熨之，并煮汁浸之。开宝。枝叶；

消痞，解酒毒，利小便。时珍。

　　柽乳即脂汁。

　　【**主治**】合质汗药，治金疮。开宝。

水杨（唐本草）

　　【**释名**】**青杨**纲目、**蒲柳**尔雅、**蒲杨**古今注、**蒲栘**音移、**栘柳**古今注、**雚苻**音丸蒲。〔时珍曰〕杨枝硬而扬起，故谓之杨。多宜水涘蒲雚之地，故有水杨、蒲柳、雚苻之名。

　　【**集解**】〔恭曰〕水杨叶圆阔而尖。枝条短硬，与柳全别。柳叶狭长，枝条长软。〔颂曰〕《尔雅》：杨，蒲柳也。其枝劲韧，可为箭笴。《左传》所谓董泽之蒲，又谓之雚苻。今河北沙地多生之。杨柳之类亦多。崔豹古今注云：白杨叶圆，青杨叶长，柳叶长而细，杉杨叶圆而弱。水杨即蒲柳，亦曰蒲杨，叶似青杨，茎可作矢。赤杨霜降则叶赤，材理亦赤。然今人鲜能分别。〔机曰〕苏恭说水杨叶圆阔，崔豹说蒲杨似青杨，青杨叶长似不相类。〔时珍曰〕按陆玑《诗疏》云：蒲柳有二种：一种皮正青，一种皮正白。可为矢，北土尤多，花与柳同。

枝叶

　　【**气味**】苦，平，无毒。

　　【**主治**】久痢赤白，捣汁一升服，日二，大效。唐本。主痈肿痘毒。时珍。

　　【**发明**】〔时珍曰〕水杨根治痈肿，故近人用枝叶治痘疮。魏直《博爱心鉴》云：痘疮数日陷顶，浆滞不行，或风寒所阻者。宜用水杨枝叶（无叶用枝）五斤，流水一大釜，煎汤温浴之。如冷添汤，良久照见累起有晕丝者，浆行也。如不满，再浴之。力弱者，只洗头、面、手、足。如屡浴不起者，气血败矣，不可再浴。始出及痒塌者，皆不可浴。痘不行浆，乃气涩血滞，腠理固密，或风寒外阻而然，浴令暖气透达，和畅郁蒸，气血通彻，每随暖气而发，行浆贯满，功非浅也。若内服助气血药，借此升之，其效更速，风寒亦不得而阻之矣。直见一妪在村中用此有验，叩得其方，行之百发百中，慎勿易之，诚有燮理之妙也。盖黄钟一动而蛰虫启户，东风一吹而坚冰解腹，同一春也。群书皆无此法，故详著之。

木白皮及根

　　【**气味**】同华。

　　【**主治**】金疮痛楚，乳痈诸肿，痘疮。时珍。

　　【**发明**】〔时珍曰〕按李仲南永类钤方云：有人治乳痈，持药一根，生擂贴疮，其热如火，再贴遂平。求其方，乃水杨柳根也。葛洪《肘后方》，治乳痈用柳根。则杨与柳性气不远，可通用也。

白杨（唐本草）

【释名】独摇〔宗奭曰〕木身似杨微白，故曰白杨，非如粉之白也。〔时珍曰〕郑樵通志言，白杨一名高飞，与杉杨同名。今俗通呼栜杨为白杨，且白杨亦因风独摇，故得同名也。

【集解】〔恭曰〕白杨取叶圆大，蒂小，无风自动者。〔藏器曰〕白杨北土极多，人种墟墓间。树大皮白。其无风自动者，乃栜杨，非白杨也。〔颂曰〕今处处有之，北土尤多。株甚高大，叶圆如梨叶，皮白色，木似杨，采无时。崔豹《古今注》云"白杨叶圆，青杨叶长"是也。〔宗奭曰〕陕西甚多，永、耀间居人修盖，多此木也。其根不时碎札，入土即生根，故易繁殖，土地所宜尔。风才至，叶如大雨声。谓无风自动，则无此事。但风微时，甚叶孤绝处，则往往独摇，以其蒂长，叶重大，势使然也。〔时珍曰〕白杨木高大。叶圆似梨而肥大有尖，面青而光，背甚白色，有锯齿。木肌细白，性坚直，用为梁栱，终不挠曲。与杉杨乃一类二种也，治病之功，大抵仿佛。嫩叶亦可救荒，老叶可作酒麹料。

白杨

木皮

【修治】〔敩曰〕凡使，铜刀刮去粗皮蒸之，从巳至未。以布袋盛，挂屋东角，待干用。

【气味】苦，寒，无毒。〔大明曰〕酸，冷。

【主治】毒风脚气肿，四肢缓弱不随，毒气游易在皮肤中，痰癖等，酒渍服之。唐本。去风痹宿血，折伤，血沥在骨肉间，痛不可忍，及皮肤风瘙肿，杂五木为汤，浸损处。藏器。治扑损瘀血，并煎酒服。煎膏，可续筋骨。大明。煎汤日饮。止孕痢。煎醋含漱，止牙痛。煎浆水入盐含漱，治口疮。煎水酿酒，消瘿气。时珍。

枝

【主治】消腹痛，治吻疮。时珍。

叶

【主治】龋齿，煎水含漱。又治骨疽久发，骨从中出，频捣傅之。时珍。

栜杨（音夫移　拾遗）

【释名】栜杨古今注、唐棣尔雅、高飞崔豹、独摇〔时珍曰〕乃白杨同类，故得杨名。按《尔雅》：唐棣，杉也。崔豹曰：栜杨，江东呼为夫移。圆叶弱蒂，微风则大摇，故名高飞；又曰独摇。陆玑以唐棣为郁李者，误矣。郁李乃常棣，非唐棣也。

枎栘 唐棣

【集解】〔藏器曰〕枎栘木生江南山谷。树大十数围，无风叶动，花反而后合，诗云"棠棣之华，偏其反而"是也。〔时珍曰〕杉杨与白杨是同类二种，今南人通呼为白杨，故俚人有"白杨叶，有风掣，无风掣"之语。其入药之功大抵相近。

木皮

【气味】苦，平，有小毒。

【主治】去风血脚气疼痹，踠损瘀血，痛不可忍，取白皮火炙，酒浸服之。和五木皮煮汤，捋脚气，杀瘃虫风瘙。烧作灰，置酒中，令味正，经时不败。藏器。

【发明】〔时珍曰〕白杨、杉杨皮，并杂五木皮煮汤，浸捋损痹诸痛肿。所谓五木者，桑、槐、桃、楮、柳也。并去风和血[①]。

松杨（拾遗）

松杨

【校正】并入唐本草椋子木。

【释名】椋子木 音凉〔时珍曰〕其材如松，其身如杨，故名松杨。尔雅云：椋即来也。其阴可荫凉，故曰椋木。〔藏器曰〕江西人呼为凉木。松杨县以此得名。

【集解】〔藏器曰〕松杨生江南林落间。大树，叶如梨。〔志曰〕椋子木，叶似柿，两叶相当。子细圆如牛李，生青熟黑。其木坚重，煮汁色赤。郭璞云：椋材中车辋。八月、九月采木，日干用。

本

【气味】甘、咸，平，无毒。

【主治】折伤，破恶血，养好血，安胎止痛生肉。唐本。

木皮

【气味】苦，平，无毒。

【主治】水痢不问冷热，浓煎令黑，服一升。藏器。

榆（俞、由二音本经上品）

【释名】零榆 本经、白者名枌〔时珍曰〕按王安石《字说》云：榆沇俞柔，故谓之榆。其枌则有分之之道，故谓之枌。其荚飘零，故曰零榆。

---

① 血：原作"而"，据江西本及张本改。

【集解】〔别录曰〕榆皮生颍川山谷。二月采皮，取白暴干。八月采实。并勿令中湿，湿则伤人。〔弘景曰〕此即今之榆树，取皮刮去上赤皮，亦可临时用之，性至滑利。初生荚仁，以作糜羹，令人多睡，嵇康所谓"榆令人瞑"也。〔恭曰〕榆三月实熟，寻即落矣。今云八月采实，恐误也。〔藏器曰〕江东无大榆。有刺榆，秋实。故经云：八月采者，误也。刺榆，皮不滑利。〔颂曰〕榆处处有之。三月生荚，古人采仁以为糜羹，今无复食者，惟用陈老实作酱耳。按《尔雅疏》云：榆类有数十种，叶皆相似，但皮及木理有异耳。刺榆有针刺如柘，其叶如榆，沦为蔬羹，滑于白榆，即《尔雅》所谓"枢，茎"，诗经所谓"山有枢"是也。白榆先生叶，却着荚，皮白色，二月剥皮，刮去粗皵，中极滑白，即尔雅所谓"榆，一白枌"是也。荒岁农人取皮为粉，食之当粮，不损人。四月采实。〔宗奭曰〕榆皮，初春先生荚者是也。嫩时收贮为羹茹。嘉祐中，丰沛人缺食多用之。〔时珍曰〕邢昺《尔雅疏》云：榆有数十种，今人不能尽别，惟知荚榆、白榆、刺榆、榔榆数者而已。荚榆、白榆皆大榆也。有赤、白二种。白者名枌，其木甚高大。未生叶时，枝条间先生榆荚，形状似钱而小，色白成串，俗呼榆钱。后方生叶，似山茱萸叶而长，尖艄润泽。嫩叶炸，浸淘过可食。故《内则》云：堇、荁、枌、榆、兔、薧，滫瀡以滑之。三月采榆钱可作羹，亦可收至冬酿酒。瀹过晒干可为酱，即榆仁酱也。崔寔月令谓谐酴（音牟偷）者，是也。山榆之荚名芜荑，与此相近，但味稍苦耳。诸榆性皆扇地，故其下五谷不植。古人春取榆火。今人采其白皮为榆面，水调和香剂，粘滑胜于胶漆。〔承曰〕榆皮湿捣如糊，用粘瓦石极有力。汴洛人以石为碓嘴，用此胶之。

榆芜荑
朗〔七〕榆无荚

白皮

【气味】甘，平，滑利，无毒。

【主治】大小便不通，利水道，除邪气。久服，断谷轻身不饥。其实尤良。本经。疗肠胃邪热气，消肿，治小儿头疮痂疿。别录。通经脉。捣涎，傅癣疮。大明。滑胎，利五淋，治齁喘，疗不眠。甄权。生皮捣，和三年醋滓，封暴患赤肿，女人妒乳肿，日六七易，效。孟诜。利窍，渗湿热，行津液，消痈肿。时珍。

【发明】〔诜曰〕高昌人多捣白皮为末，和菜菹食甚美，令人能食。仙家长服，服丹石人亦服之，取利关节故也。〔时珍曰〕榆皮、榆叶，性皆滑利下降，手足太阳、手阳明经药也。故大小便不通，五淋肿满，喘嗽不眠，经脉胎产诸证宜之。《本草十剂》云：滑可去著，冬葵子、榆白皮之属。盖亦取其利窍渗湿热，消留著有形之物尔。气盛而壅者宜之。若胃寒而虚者，久服渗利，恐泄真气。本经所谓"久服轻身不饥"，苏颂所谓"榆粉多食不损人"者，恐非确论也。

叶

【气味】同上。

【主治】嫩叶作羹及炸食，消水肿，利小便，下石淋，压丹石。藏器。〔时珍曰〕暴干为末，淡盐水拌，或炙或晒干，拌菜食之，亦辛滑下水气。煎汁，洗酒齇鼻。同酸枣仁等分蜜丸，日服，治胆热虚劳不眠。时珍。

花

【主治】小儿痫，小便不利，伤热。别录。

荚仁

【气味】微辛，平，无毒。

【主治】作糜羹食，令人多睡。弘景。主妇人带下，和牛肉作羹食。藏器。子酱：似芜荑，能助肺，杀诸虫，下气，令人能食，消心腹间恶气，卒心痛，涂诸疮癣，以陈者良。孟诜。

榆耳见木耳。

榔榆（拾遗）

【集解】〔藏器曰〕榔榆生山中。状如榆，其皮有滑汁，秋生荚，如北榆。〔时珍曰〕大榆二月生荚，榔榆八月生荚，可分别。

皮

【气味】甘，寒，无毒。

【主治】下热淋，利水道，令人睡。藏器。治小儿解颅。时珍。

芜荑（别录 中品）

【释名】蔳荑尔雅、无姑本经、莁薞音殿唐。木名楩（音偏）。〔时珍曰〕按《说文》云：楩，山枌榆也。有刺，实为芜荑。《尔雅》云：无姑，其实荑。又云：芜荑，茶薞。则此物乃蔳树之荑，故名也。〔恭曰〕莁薞乃茶薞二字之误。

【集解】〔别录曰〕芜荑生晋山川谷。三月采实，阴干。〔弘景曰〕今惟出高丽，状如榆荚，气臭如犾，彼人皆以作酱食之。性杀虫，置物中亦辟蛀，但患其臭。〔恭曰〕今延州、同州者甚好。〔志曰〕河东、河西处处有之。〔颂曰〕近道亦有之，以太原者良。大抵榆类而差小，其实亦早成，比[①]榆乃大，气臭。郭璞《尔雅》注云：元姑，姑榆也。生山中，叶圆而厚，剥取皮合渍之，其味辛香，所谓芜荑也。采实阴干用。今人又多取作屑，以笔五味，惟陈者良。人收藏之多以盐渍，则失气味，但宜食品不堪入药。〔珣曰〕按《广州记》云：生大秦国，是波斯芜荑也。〔藏器曰〕芜荑气膻者良，乃山榆仁也。〔时珍曰〕芜荑有大小两种：小者即榆荚也，揉取仁，酝为酱，味尤辛。人多以外物相和，

---

① 比：原作"此"，据江西本及张本改。

不可不择去之，入药皆用大芜荑，别有种。

【气味】辛，平，无毒。〔权曰〕苦，平。〔珣曰〕辛，温。〔诜曰〕作酱甚香美，功尤胜于榆仁。可少食之，过多发热，为辛故也。秋月食之，尤宜人。

【主治】五内邪气，散皮肤骨节中淫淫温行毒，去三虫，化食。本经。逐寸白，散肠中嗢嗢喘息。别录。主积冷气，心腹症痛，除肌肤节中风淫淫如虫行。蜀本。五脏皮肤肢节邪气。长食，治五痔，杀中恶虫毒，诸病不生。孟诜。治肠风痔瘘，恶疮疥癣。大明。杀虫止痛，治妇人子宫风虚，孩子疳泻冷痢。得诃子、豆蔻良。李珣。和猪胆捣，涂热疮。和蜜，治湿癣。和沙牛酪或马酪，治一切疮。张鼎。

苏方木（唐本草）

【释名】苏木〔时珍曰〕海岛有苏方国，其地产此木，故名。今人省呼为苏木尔。

【集解】〔恭曰〕苏方木自南海、昆仑来，而交州、爱州亦有之。树似庵罗，叶若榆叶而元涩，抽条长丈许，花黄，子青熟黑。其木，人用染绛色。〔珣曰〕按徐表《南州记》云：生海畔。叶似绛，木若女贞。〔时珍曰〕按嵇含《南方草木状》云：苏方树类槐，黄花黑子，出九真。煎汁忌铁器，则色黯。其木蠹之粪名曰紫纳，亦可用。暹罗国人贱用如薪。

【修治】〔教曰〕凡使去上粗皮并节。若得中心文横如紫角者，号曰木中尊，其力倍常百等。须细锉重捣，拌细梅树枝蒸之，从巳至申，阴干用。

【气味】甘、咸，平，无毒。〔杲曰〕甘，咸，凉。可升可降，阳中阴也，〔好古曰〕味甘而微酸、辛，其性平。

【主治】破血。产后血胀闷欲死者，水煮五两，取浓汁服。唐本。妇人血气心腹痛，月候不调及蓐劳，排脓止痛，消痛肿扑损瘀血，女人失音血噤，赤白痢，并后分急痛。大明。虚劳血癖气壅滞，产后恶露不安，心腹搅痛。及经络不通，男女中风，口噤不语。并宜细研乳头香末方寸匕。以酒煎苏方木，调服。立吐恶物瘥。海药。霍乱呕逆，及人常呕吐，用水煎服。藏器。破疮疡死血，产后败血。李杲。

【发明】〔元素曰〕苏木性凉，味微辛。发散表里风气，宜与防风同用。又能破死血，产后血肿胀满欲死者宜之。〔时珍曰〕苏方木乃三阴经血分药。少用则和血，多用则破血。

乌木（纲目）

【释名】乌樠木樠（音漫）、乌文木〔时珍曰〕木名文木，南人呼文如樠，故也。

【集解】〔时珍曰〕乌木出海南、云南、南番。叶似棕榈。其木漆黑，体重坚致，可为箸及器物。有间道者，嫩木也，南人多以系木染色伪之。《南方草物状》云：文木树高七八尺，其色正黑，如水牛角，作马鞭，日南有之。《古今注》云：乌文木出波斯，舶上将来，乌文阑然。温、括、婺等州亦出之。皆此物也。

乌樠木

【气味】甘、咸，平，无毒。

【主治】解毒，又主霍乱吐利，取屑研末，温酒服。时珍。

桦木（宋开宝）

桦 木

【释名】楻〔藏器曰〕晋、中书令王珉，伤寒身验方中作楻字。〔时珍曰〕画工以皮烧烟熏纸，作古画字，故名楻。俗省作桦字也。

【集解】〔藏器曰〕桦木似山桃，皮堪为烛。〔宗奭曰〕皮上有紫黑花匀者，裹鞍、弓、镫。〔时珍曰〕桦木生辽东及临跳、河州、西北诸地。其木色黄，有小斑点红色，能收肥腻。其皮厚而轻虚软柔，皮匠家用衬靴里，及为刀靶之类，谓之暖皮。胡人尤重之。以皮卷蜡，可作烛点。

出华山

木皮

【气味】苦，平，无毒。

【主治】诸黄疸，浓煮汁饮之良。开宝。煮汁冷饮，主伤寒时行热毒疮，特良。即今豌豆疮也。藏器。烧灰合他药，治肺风毒。宗奭。治乳痈。时珍。

脂

【主治】烧之，辟鬼邪。藏器。

樕木（拾遗）

【释名】

【集解】〔藏器曰〕生林泽山谷。木文侧戾，故曰樕木。

【气味】甘，温，无毒。

【主治】风血羸瘦，补腰脚，益阳道，宜浸酒饮。藏器。

桐木（拾遗）

【集解】〔藏器曰〕出安南及南海。用作床几，似紫檀而色赤，性坚好。〔时珍曰〕木性坚，紫红色。亦有花纹者，谓之花桐木，可作器皿、扇骨诸物。俗作花梨，误矣。

【气味】辛，温，无毒。

【主治】产后恶露冲心，症结气，赤白漏下，并锉煎服。李珣。破血块，冷嗽，煮汁热服。为枕令人头痛，性热故也。藏器。

棕榈（宋嘉祐）

【释名】栟榈〔时珍曰〕皮中毛缕如马之鬃鬣，故名。椶树俗作棕。栟音间，鬣也。栟音并。

【集解】〔颂曰〕棕榈出岭南、西川。今江南亦有之。木高一二丈，无枝条。叶大而圆，有如车轮，萃于树杪。其下有皮重叠裹之，每皮一匝，为一节。二旬一采，皮转复生上。六七月生黄白花。八九月结实，作房如鱼子，黑色。九月、十月采其皮用。《山海经》云：石翠之山，其木多棕是也。〔藏器曰〕其皮作绳，入水千岁不烂。昔有人开冢得之，索已生根。岭南有桃榔、槟榔、椰子、冬叶、虎散、多罗等木，叶皆与栟榈相类。〔时珍曰〕棕榈，川、广甚多，今江南亦种之，最难长。初生叶如白及叶，高二三尺则木端数叶大如扇，上耸，四散歧裂，其茎三棱，四时不凋。其干正直无枝，近叶处有皮裹之，每长一层即为一节。干身赤黑，皆筋络，宜为钟杵，亦可旋为器物。其皮有丝毛，错纵如织，剥取缕解，可织衣、帽、褥、椅之属，大为时利，每岁必两三剥之，否则树死，或不长也。三月于木端茎中出数黄苞，苞中有细子成列，乃花之孕也，状如鱼腹孕子，谓之棕鱼，亦曰棕笋。渐长出苞，则成花穗，黄白色。结实累累，大如豆，生黄熟黑，甚坚实。或云：南方此木有两种：一种有皮丝，可作绳；一种小而无丝，惟叶可作帚。郑樵《通志》以为王彗者，非也。王彗乃落帚之名，即地肤子。别有蒲葵，叶与此相似而柔薄，可为扇、笠，许慎《说文》以为棕榈亦误矣。

笋及子花

【气味】苦，涩，平，无毒。〔藏器曰〕有小毒，戟人喉，未可轻服。〔珣曰〕温，有大毒，不堪食。〔时珍曰〕棕鱼皆言有毒不可食，而广、蜀人蜜煮、醋浸，以供佛、寄远，苏东坡亦有食棕笋诗，乃制去其毒尔。

【主治】涩肠，止泻痢肠风，崩中带下，及养血。藏器。

皮

【气味】同子。

【主治】止鼻衄吐血，破癥，治肠风赤白痢，崩中带下，烧存性用。大明。主金疮疥癣，生肌止血。李珣。

【发明】〔宗奭曰〕棕皮烧黑，治妇人血露及吐血，须佐以他药。〔时珍曰〕棕灰性涩，若失血去多，瘀滞已尽者，用之切当，所谓涩可去脱也。与乱发同用更良。年久败棕入药尤妙。

椫木（椫，良刃切　拾遗）

【释名】檀木（音潭）。

【集解】〔藏器曰〕椫木生江南深山大树。树有数种，取叶厚大白花者入药，自余灰入染家用。〔时珍曰〕此木最硬，梓人谓之椫筋木是也。木入染绛用，叶亦可酿酒。

木灰

【气味】甘，温，小毒。

【主治】卒心肠症瘕，坚满疝癖。淋汁八升，酿米一斗。待酒熟，每温饮半合，渐增至一二盏，即愈。藏器。出肘后。

柯树（拾遗）

【释名】木奴

【集解】〔珣曰〕按《广志》云：生广南山谷。波斯家用木为船舫者也。白皮

【气味】辛，平，有小毒。

【主治】大腹水病。采皮煮汁去滓，煎令可，丸如梧子大。平旦空心饮下三丸，须臾又一丸：气、水并从小便出也。藏器。

乌桕木（唐本草）

【释名】鸦臼〔时珍曰〕乌桕，乌①喜食其子，因以名之。陆龟蒙诗云：行歌每依鸦臼影，挑频时见鼠姑心。是矣。鼠姑，牡丹也。或云：其木老则根下黑烂成臼，故得此名。郑樵《通志》言"乌桕即柜柳"者，非矣。

【集解】〔恭曰〕生山南平泽。树高数仞，叶似梨、杏。五月开细花，黄白色。子黑色。

〔藏器曰〕叶可染皂。子可压油，燃灯极明。〔宗奭曰〕叶如小杏叶，但微薄而绿色差淡。子八九月熟。初青后黑，分为三瓣。〔时珍曰〕南方平泽甚多。今江西人种植，采子蒸煮，取脂浇烛货之。子上皮脂，胜于仁也。

根白皮

【气味】苦，微温，有毒。〔大明曰〕性凉，慢火炙干黄乃用。

【主治】暴水，症结积聚。唐本。**疗头风，通大小便。**大明。**解蛇毒。**震亨。

【发明】〔时珍曰〕乌桕根性沉而降，阴中之阴，利水通肠，功胜大戟。一野人病肿满气壮，令掘此根捣烂，水煎服一碗，连行数行而病平。气虚人不可用之。此方出太平圣惠方，言其功神圣，但不可多服尔。诚然。

叶

【气味】同根。

【主治】食牛马六畜肉，生疔肿欲死者。捣自然汁一二碗，顿服得大利，**去毒即愈。**未利再服。冬用根。时珍。

桕油

【气味】甘，凉，无毒。

【主治】涂头，变白为黑。服一合，令人下利，去阴下水气。炒子作汤亦可。藏器。**涂一切肿毒疮疥。**讨珍。

巴豆（本经下品）

巴豆

【释名】巴菽本经、**刚子**炮炙、**老阳子**〔时珍曰〕此物出巴蜀，而形如菽豆，故以名之。宋本草一名巴椒，乃菽字传讹也。雷敩炮炙论又分紧小色黄者为巴，有三棱色黑者为豆，小而两头尖者为刚子。云巴与豆可用，刚子不可用（杀人）。其说殊乖。盖紧小者是雌，有棱及两头尖者是雄。雄者峻利，雌者稍缓也。用之得宜，皆有功力；用之失宜，参、术亦能为害，况巴豆乎？

【集解】〔别录曰〕巴豆生巴郡川谷。八月采，阴干用之，去心、皮。〔颂曰〕今嘉州、眉州、戎州皆有之。木高一二丈。叶如樱桃而厚大，初生青色，后渐黄赤，至十二月叶渐稠[1]，二月复渐生，四月旧叶落尽，新叶齐生，即花发成穗，微黄色。五六月结实作房，生育，至八月熟而黄，类白豆蔻，渐渐自落，乃收之。一房有二瓣，一瓣一子，或三子。子仍有壳，用之去壳。戎州出者，壳上有纵文，隐起如线，一道至两三道。彼土人呼为金线巴豆，最为上等，他处亦稀有。〔时珍曰〕巴豆房似大风子

---

[1]　稠：《政和本草》卷十四巴豆条作"凋"。

壳而脆薄，子及仁皆似海松子。所云似白豆蔻者，殊不类。

【修治】〔弘景曰〕巴豆最能泻人，新者佳，用之去心、皮，熬令黄黑，捣如膏，乃和丸散。〔敩曰〕凡用巴与豆敲碎，以麻油并酒等煮干研膏用。每一两，用油、酒各七合。〔大明曰〕凡入丸散，炒用不如去心、膜，换水煮五度（各一沸）也。〔时珍曰〕巴豆有用仁者，用壳者，用油者，有生用者，麸炒者，醋煮者，烧存性者，有研烂以纸包压去油者（谓之巴豆霜）。

【气味】辛，温，有毒。〔别录曰〕生温熟寒，有大毒。〔普曰〕神农、岐伯、桐君：辛，有毒。黄帝：甘，有毒。李当之：热。〔元素曰〕性热味苦，气薄味厚，体重而沉降，阴也。〔杲曰〕性热味辛，有大毒，浮也，阳中阳也。〔时珍曰〕巴豆气热味辛，生猛熟缓，能吐能下，能止能行，是可升可降药也。《别录》言其熟则性寒，张氏言其降，李氏言其浮，皆泥于一俯矣。盖此物不去膜则伤胃，不去心则作呕，以沉香水浸则能升能降，与大黄同用泻人反缓，为其性相畏也。王充《论衡》云：万物含太阳火气而生者，皆有毒。故巴豆辛热有毒。〔之才曰〕芫花为之使。畏大黄。黄连、芦笋、菰笋、藜芦、酱、豉、冷水，得火良，恶蘘草，与牵牛相反。中其毒者，用冷水、黄连汁、大豆汁解之。

【主治】伤寒温疟寒热，破症结聚坚积，留饮痰癖，大腹，荡练五脏六腑，开通闭塞，利水谷道，去恶肉，除鬼毒蛊疰邪物。杀虫鱼。本经。疗女子月闭烂胎，金疮脓血，不利丈夫阴，杀斑蝥蛇虺毒。可炼饵之，益血脉，令人色好，变化与鬼神通。别录。治十种水肿，痿痹，落胎。药性。通宣一切病，泄壅滞，除风补劳，健脾开胃，消痰破血，排脓消肿毒，杀腹脏虫，治恶疮息肉，及疥癞疔肿。日华。导气消积，去脏腑停寒，治生冷硬物所伤。元素。治泻痢惊痫，心腹痛疝气，风喎耳聋，喉痹牙痛，通利关窍。时珍。

【发明】〔元素曰〕巴豆乃斩关夺门之将，不可轻用。〔震亨曰〕巴豆去胃中寒积。无寒积者勿用。〔元素曰〕世以巴豆热药治酒病膈气，以其辛热能开肠胃郁结也。但郁结虽开，而亡血液，损其真阴。〔从正曰〕伤寒风湿，小儿疮痘，妇人产后，用之下膈；不死亦危。奈何庸人畏大黄而不畏巴豆，以其性热而剂小耳。岂知以蜡匮之，犹能下后使人津液枯竭，胸热口燥，耗却天真，留毒不去，他病转生。故下药宜以为禁。〔藏器曰〕巴豆主症癖痃气，痞满积聚，冷气血块，宿食不消，痰饮吐水。取青黑大者，每日空腹服一枚，去壳勿令白膜破，乃作两片（并四边不得有损缺）吞之，以饮压令下。少顷腹内热如火，利出恶物。虽利而不虚，若久服亦不利人。白膜破者不用。〔好古曰〕若急治为水谷道路之剂，去皮、心、膜、油。生用。若缓治为消坚磨积之剂，炒去烟令紫黑用，可以通肠，可以止泻，世所不知也。张仲景治百病客忤备急丸用之。〔时珍曰〕巴豆峻用则有戡乱劫病之功，微用亦有抚缓调中之妙。譬之萧、曹、绛、灌，乃勇猛武夫，而用之为相，亦能辅治太平。王海藏言其可以通肠，可以止泻，此发千古之秘也。一老妇年六十余，病溏泄巳五年，肉食、油物、生冷犯之即作痛。服调脾、升提、止涩诸药，入腹则泄反甚。延余诊之，脉沉而滑，此乃脾胃久伤，冷积凝滞所致。王太仆所谓大寒凝内，久利溏泄，愈而复发，绵历岁年者。法当以热下之，则寒去利止。遂用蜡匮巴豆丸药五十丸与服，二日大便不通亦不利，其泄遂愈。自是每用治泄痢积滞诸病，皆不泻而病愈者近百人。妙在配合得宜，药病相对耳。苟用所不当用，则犯轻用损阴之戒矣。

【正误】〔弘景曰〕道家亦有炼饵法，服之云可神仙。人吞一枚便死，而鼠食之三年重三十斤，物性乃有相耐如此。〔时珍曰〕汉时方土言巴豆炼饵，令人色好神仙，名医别录采入本草。张华博物志言鼠食巴豆重三十斤。一谬一诬，陶氏信为实语，误矣。又言人吞一枚即死，亦近过情，今并正之。

油

【主治】中风痰厥气厥，中恶喉痹，一切急病，咽喉不通，牙关紧闭。以研烂巴豆绵纸包，压取油作捻点灯，吹灭熏鼻中，或用热烟刺入喉内，即时出涎或恶血便苏。又舌上无故出血，以熏舌之上下，自止。时珍。

壳

【主治】消积滞，治泻痢。时珍。

树根

【主治】痈疽发背，脑疽鬓疽大患。掘取洗捣，敷患处，留头，妙不可言。收根阴干，临时水捣亦可。〔时珍曰〕出杨诚经验方。

大风子（补遗）

大风子

【释名】〔时珍曰〕能治大风疾，故名。

【集解】〔时珍曰〕大风子，今海南诸番国皆有之。按周达观《真腊记》云：大风乃大树之子，状如椰子而圆。其中有核数十枚，大如雷丸子。中有仁白色，久则黄而油，不堪入药。

仁

【修治】〔时珍曰〕取大风子油法：用子三斤（去壳及黄油者）研极烂，瓷器盛之，封口入滚汤中，盖锅密封，勿令透气，文武火煎至黑色如膏，名大风油，可以和药。

【气味】辛，热，有毒。

【主治】风癣疥癞，杨梅诸疮，攻毒杀虫。时珍。

【发明】〔震亨曰〕粗工治大风病，佐以大风油。殊不知此物性热，有燥痰之功而伤血，至有病将愈而先失明者。〔时珍曰〕大风油治疮，有杀虫却毒之功，盖不可多服。用之外涂，其功不可没也。

海红豆

海红豆（海药）

【集解】〔珣曰〕按徐表《南州记》云：生南海人家园圃中。大树而生，叶圆有荚。近时蜀中种之亦成。〔时珍曰〕树高二三丈，叶似梨叶而圆。按宋祁益部方物图云：红豆叶如冬青而圆泽，春开花白色，结荚枝间。其子累累如缀珠，若大红豆而扁，皮红肉白，以似得名，蜀人用为果灯。

豆

【气味】微寒，有小毒。

【主治】人黑皮黯𪒠花癣，头面游风。宜入面药及澡豆。李珣。

相思子（纲目）

【释名】红豆〔时珍曰〕按《古今诗话》云：相思子圆而红。故老言：昔有人殁于边，其妻思之，哭于树下而卒，因以名之。此与韩凭冢上相思树不同，彼乃连理梓木也。或云即海红豆之类，未审的否？

【集解】〔时珍曰〕相思子生岭南。树高丈余，白色。其叶似槐，其花似皂荚，其荚似扁豆。其子大如小豆，半截红色，半截黑色，彼人以嵌首饰。段公路《北户录》言有蔓生者，用子收龙脑香相宜，令香不耗也。

【气味】苦，平，有小毒，吐人。

【主治】通九窍，去心腹邪气，止热闷头痛，风痰瘴疟，杀腹脏及皮肤内一切虫，除蛊毒。取二七枚研服，即当吐出。时珍。

猪腰子（纲目）

【集解】〔时珍曰〕猪腰子生柳州。蔓生结荚，内子大若猪之内肾，状酷似之，长三四寸，色紫而肉坚。彼人以充土宜，馈送中土。

【气味】甘、微辛、无毒。

【主治】一切疮毒及毒箭伤。研细，酒服一二钱，并涂之。时珍。

石瓜（纲目）

【集解】〔时珍曰〕石瓜出四川峨眉山中及芒部地方。其树修干，树端挺叶，肥滑如冬青，状似桑。其花浅黄色。结实如缀，长而不圆，壳裂则子见，其形似瓜，其坚如石，煮液黄色。

【气味】苦，平，微毒。

【主治】心痛。煎汁，洗风痹。时珍。

第三十六卷　木部三目录

木之三（灌木类五十一种）

上附方旧八十七，新二百零七。

第三十六卷　木部三

木之三（木类五十一种）

桑（本经中品）

【释名】子名椹〔时珍曰〕徐锴《说文字解》云：叒（音若），东方自然神木之名，其字象形。桑乃蚕所食，叶之神木，故加木于最下而别之。《典术》云：桑乃箕星之精。

【集解】〔颂曰〕方书称桑之功最神，在人资用尤多。《尔雅》云：桑辨有葚者栀。又云：女桑，桋桑。檿桑，山桑。郭璞云：辨，半也。葚与椹同。一半有椹，一半无椹，名栀。俗间呼桑之小而条长者，为女桑。其山桑似桑，材中弓弩；檿桑丝中琴瑟，皆材之美者也，他木鲜及之。〔时珍曰〕桑有数种：有白桑，叶大如掌而厚；鸡桑，叶花而薄；子桑，先椹而后叶；山桑，叶尖而长。以子种者，不若压条而分者。桑生黄衣，谓之金桑，其木必将槁矣。《种树书》云：桑以构接则桑大。桑根下埋龟甲，则茂盛不蛀。

桑根白皮

【修治】〔别录曰〕采无时。出土上者杀人。〔弘景曰〕东行桑根乃易得，而江边多出土，不可轻信。〔时珍曰〕古本草言桑根见地上者名马领，有毒杀人。旁行出土者名伏蛇，亦有毒而治心痛。故吴淑事类赋云：伏蛇痛，马领杀人。〔敩曰〕凡使，采十年以上向东畔嫩根，铜刀刮去青黄薄皮一重，取里白皮切，焙干用。其皮中涎勿去之，药力俱在其上也。忌铁及铅。或云：木之白皮亦可用。煮汁染褐色。久不落。

桑

鸡桑

【气味】甘，寒，无毒。〔权曰〕平。〔大明曰〕温。〔元素曰〕苦、酸。〔杲曰〕甘、辛，寒。可升可降，阳中阴也。〔好古曰〕甘厚而辛薄，入手太阴经。〔之才曰〕续断、桂心、麻子为之使。

【主治】伤中，五劳六极，羸瘦，崩中绝脉，补虚益气。本经。去肺中水气，唾血热渴，水肿腹满胪胀，利水道，去寸白，可以缝全疮。别录。治肺气喘满，虚劳客热头痛，内补不足。甄权。煮汁饮，利五脏。入散用，下一切风气水气。孟诜。调中下气，消痰止渴，开胃下食，杀腹脏虫，止霍乱吐泻。研汁，治小儿天吊掠痫客忤，及傅鹅口疮，大验。大明。泻肺，利大小肠，降气散血。时珍。

【发明】〔杲曰〕桑白皮，甘以固元气之不足而补虚，辛以泻肺气之有余而止嗽。又云：桑白皮泻肺，然性不纯良，不宜多用。〔时珍曰〕桑白皮长于利小水，乃实则泻其子也，故肺中有水气及肺火有余者宜之。十剂云：燥可去湿，桑白皮、赤小豆之属是矣。宋医钱乙治肺气热盛，咳嗽而后喘，面肿身热，泻白散：用桑白皮（炒）一两，地骨皮（焙）一两，甘草（炒）半两。每服一二钱，入粳米百粒，水煎，食后温服。桑白皮、地骨皮皆能泻火从小便去，甘草泻火而缓中，粳米清肺而养血，此乃泻肺诸方之准绳也。元医罗天益言其泻肺中伏火而补正气，泻邪所以补正也。若肺虚而小便利者，不宜用之。〔颂曰〕桑白皮作线缝金疮肠出，更以热鸡血涂之。唐安金藏剖腹，用此法而愈。

皮中白汁

【主治】小儿口疮白漫，拭净涂之便愈。又涂金刃所伤燥痛，须臾血止，仍以白皮裹之，甚良。苏颂。涂蛇。蜈蚣、蜘蛛伤，有验。取枝烧沥，治大风疮疥，生眉、发。时珍。

桑椹一名文武实。

【主治】单食，止消渴。苏恭。利五脏关节，通血气。久服不饥，安魂镇神，令人聪明，变白不老。多收暴干为末，蜜丸日服。藏器。捣汁饮，解中酒毒。酿酒服，利水气消肿。时珍。

【发明】〔宗奭曰〕本经言桑甚详，然独遗乌椹，桑之精英尽在于此。采摘微研，以布滤汁，石器熬成稀膏，量多少入蜜熬稠，贮瓷器中。每抄一二钱，食后、夜卧，以沸汤点服。治服金石发热口喝（生精神）及小肠热，其性微凉故也。仙方日干为末，蜜和为丸，酒服亦良。〔时珍曰〕椹有乌、白二种。杨氏产乳云：孩子不得与桑椹，令儿心寒，而陆玑《诗疏》云：鸠食桑椹多则醉伤其性，何耶？《四时月令》云：四月宜饮桑椹酒，能理百种风热。其法用椹汁三斗，重汤煮至一斗半，入白蜜二合，酥油一两，生姜一合，煮令得所，瓶收。每服一合，和酒饮之。亦可以汁熬烧酒，藏之经年，味力愈佳。史言魏武帝军乏食，得干椹以济饥。金末大荒，民皆食椹，获活者不可胜计。则椹之干湿皆可救荒，平时不可不收采也。

叶

【气味】苦、甘，寒，有小毒。〔大明曰〕家桑叶暖，无毒。

【主治】除寒热，出汗。本经。汁：解蜈蚣毒。别录。煎浓汁服，能除脚气水肿，利大小肠。苏恭。炙熟煎饮。代茶止渴。孟诜。煎饮，利五脏，通关节，下气。嫩叶煎酒服，治一切风。蒸熟（捣），罯风痛出汗，并扑损瘀血。挪烂，涂蛇、虫伤。大明。研汁，治金疮及小儿吻疮。煎汁服，止霍乱腹吐痛下，亦可以干叶煮之。鸡桑叶：煮汁熬膏服，去老风及宿血。藏器。治劳热咳嗽，明目长发。时珍。

【发明】〔颂曰〕桑叶可常服。神仙服食方：以四月桑茂盛时采叶。又十月霜后三分，二分已落时，一分在者，名神仙叶，即采取，与前叶同阴干捣末，丸、散任服，或煎水代茶饮之。又霜后叶煮汤，淋渫手足，去风痹殊胜。又微炙和桑衣煎服，治痢及金疮诸损伤，止血。〔震亨曰〕经霜桑叶研末，米饮服，止盗汗。〔时珍曰〕桑叶乃手、足阳明之药，汁煎代茗，能止消渴。

【气味】苦，平

【主治】遍体风痒干燥，水气脚气风气，四肢拘挛，上气眼运，肺气咳嗽，消食利小便。久服轻身，聪明耳目，令人光泽。疗口干及痈疽后渴，用嫩条细切一升，熬香煎饮，亦无禁忌。久服，终身不患偏风。苏颂。出近效方，名桑枝煎。一法：用花桑枝寸锉，炒香，瓦器煮减一半，再入银器，重汤熬减一半。或入少蜜亦可。

【发明】〔颂曰〕桑枝不冷不热，可以常服。《抱朴子》言：《仙经》云：一切仙药，不得桑煎不服。〔时珍曰〕煎药用桑者，取其能利关节，除风寒湿痹诸痛也。观灵枢经治寒痹内热，用桂酒法，以桑炭炙布巾，熨痹处；治口僻用马膏法，以桑钩钩其口，及坐桑灰上，皆取此意也。又痈疽发背不起发。或瘀肉不腐溃，及阴疮、瘰疬、流注、臁疮、顽疮、恶疮久不愈者，用桑木炙法，未溃则拔毒止痛，已溃则补接阳气，亦取桑通关节，去风寒，火性畅达，出郁毒之意。其法以干桑木劈成细片，扎作小把，燃火吹息，炙患处。每吹炙片时，以瘀肉腐动为度，内服补托药，诚良方也。又按赵苪《养疴漫笔》云：越州一学录少年苦嗽，百药不效。或令用南向柔桑条一束，每条寸折纳锅中，以水五碗，煎至一碗，盛瓦器中，渴即饮之，服一月而愈。此亦桑枝煎变法尔。

桑柴灰

【气味】辛，寒，有小毒。〔诜曰〕淋汁入炼五金家用，可结汞、伏硫硇。

【主治】蒸淋取汁为煎，与冬灰等分，同灭痣疵黑子，蚀恶肉。煮小豆食，大下水胀。傅金疮，止血生肌。苏恭。桑霜，治噎食积块。时珍。

桑耳、桑黄见菜部木耳。

桑花见草部苔类。

桑寄生见后寓木类。

桑柴火见火部。

桑螵蛸见虫部。

桑蠹见虫部。

柘（宋嘉祐）

柘

奴柘小有刺

【释名】〔时珍曰〕按陆佃《埤雅》云：柘宜山石，柞宜山阜。柘之从石，其取此义欤？

【集解】〔宗奭曰〕柘木里有纹，亦可旋为器。其叶可饲蚕，曰柘蚕，然叶硬，不及桑叶。入药以无刺者良。〔时珍曰〕处处山中有之。喜丛生。干疏而直。叶丰而厚，团而有尖。其叶饲蚕，取丝作琴瑟，清响胜常。《尔雅》所谓棘茧，即此蚕也。《考工记》云：弓人取材以柘为上。其实状如桑子，而圆粒如椒，名佳子（佳音锥）。其木染黄赤色，谓之柘黄，天子所服。《相感志》云：柘木以酒醋调矿灰涂之，一宿则作间道乌木文。物性相伏也。

木白皮　东行根白皮

【气味】甘，温，无毒。

【主治】妇人崩中血结，疟疾。大明。煮汁酿酒服，主风虚耳聋，补劳损虚羸，腰肾冷，梦与人交接泄精者。藏器。

【发明】〔时珍曰〕柘能通肾气，故《圣惠方》治耳鸣耳聋一二十年者，有柘根酒。用柘根二十斤，菖蒲五斗，各以水一石，煮取汁五斗。故铁二十斤煅赤，以水五斗浸取清。合水一石五斗，用米二石，面二斗，如常酿酒成。用真磁石三斤为末，浸酒中三宿，日夜饮之，取小醉而眠。闻人声乃止。

柘黄见菜部木耳。

奴柘（拾遗）

【集解】〔藏器曰〕生江南山野。似柘，节有刺，冬不凋。〔时珍曰〕此树似柘而小，有刺。叶亦如柞叶而小，可饲蚕。

刺

【气味】苦，小温，无毒。

【主治】老妇血瘕，男子疝癖闷痞。取刺和三棱草、马鞭草作煎，如稠糖。病在心，食后；在脐，空心服。当下恶物。藏器。

楮（别录上品）

【释名】榖（音媾）亦作构、榖桑〔颂曰〕陆玑《诗疏》云：构，幽州谓之榖桑，

或曰楮桑。荆扬、交广谓之穀。〔时珍曰〕诸本作柠，其皮可绩为
絟故也。楚人呼乳为穀，其木中白汁如乳，故以名之。陆佃《埤雅》
作穀米之穀，训为善者，误矣。或以楮、构为二物者，亦误矣。详下文。

【集解】〔别录曰〕楮实生少室山，所在有之。八月、九月
采实日干，四十日成。〔弘景曰〕此即今构树也。南人呼穀纸亦为楮纸。
武陵人作穀皮衣，甚坚好。〔恭曰〕此有二种：一种皮有斑花文，
谓之斑穀，今人用皮为冠者；一种皮白无花，枝叶大相类。但取其
叶似葡萄叶作瓣而有子者为佳。其实初夏生，大如弹丸，青绿色，
至六七月渐深红色，乃成熟。八九月采，水浸去皮、穣，取中子。段成式《酉阳杂俎》云：
谷田久废必生构。叶有瓣曰楮，无曰构。陆氏《诗疏》云：江南人绩其皮以为布。又捣以为纸，
长数丈，光泽甚好。又食甚嫩芽，以当菜茹。今楮纸用之最博，楮布不见有之。医方但贵楮实，
余亦稀用。〔大明曰〕皮斑者是楮，皮白者是穀。〔时珍曰〕按许慎《说文》言楮穀乃一
种也，不必分别，惟辨雌雄耳。雄者皮斑而叶无桠叉，三月开花成长穗，如柳花状，不结实，
歉年人采花食之。雌者皮白而叶有桠叉，亦开碎花，结实如杨梅，半熟时水操① 去子，蜜煎
作果食。二种树并易生，叶多涩毛。南人剥皮捣煮造纸，亦缉练为布，不坚易朽。裴渊《广
州记》言：蛮夷取穀皮熟捶为揭里阖布，以拟毡，甚暖也。其木腐后生菌耳，味甚佳好。

楮实亦名穀实别录**楮桃**纲目。

【修治】〔敩曰〕采得后，水浸三日，搅旋投水，浮者去之。晒干，以酒浸一伏时
了，蒸之，从巳至亥，焙干用。经验方：煎法：六月六日，取穀子五升，以水一斗，煮取
五升，去滓，微火煎如饧用。

【气味】甘，寒，无毒。

【主治】阴痿水肿，益气充肌明目。久服，不饥不老，轻身。别录。壮筋骨，
助阳气，补虚劳，健腰膝，益颜色。大明。

【发明】〔弘景曰〕仙方采捣取汁和丹用，亦干服，使人通神见鬼。〔颂曰〕仙方
单服，其实正赤时，收子阴干，筛末，水服二钱匕，益久乃佳。《抱朴子》云：柠木实赤
者服之，老者成少，令人彻视见鬼神。道士梁须年七十，服之更少壮，到百四十岁，能行
及走马。〔时珍曰〕《别录》载楮实功用大补益，而修真秘旨书言久服令人成骨软之痿。
《济生秘览》治骨哽，用楮实煎汤服之，岂非软骨之征乎？按《南唐书》云：烈祖食饴喉
中噎，国医莫能愈。吴廷绍独请进楮实汤，一服疾失去。群医他日取用皆不验，扣廷绍。
答云：噎因甘起，故以此治之。愚谓此乃治骨鲠软坚之义尔，群医用治他噎，故不验也。

叶

【气味】甘，凉，无毒。

【主治】小儿身热，食不生肌。可作浴汤。又主恶疮生肉。别录。治刺
风身痒。大明。治鼻衄数升不断者，捣汁三升，再三服之，良久即止。嫩茹之，

---

① 操：张本作"澡"。

去四肢风痹，赤白下痢。苏颂。炒研搜面作馄饨食之，主水痢。甄权。利小便，去风湿肿胀，白浊疝气癣疮。时珍。

枝茎

【主治】瘾疹痒，煮汤洗浴。别录。捣浓汁饮半升，治小便不通。时珍。

树白皮

【气味】甘，平，无毒。

【主治】逐水，利小便。别录。治水肿气满。甄权。喉痹。吴普。煮汁酿酒饮，治水肿入腹，短气咳嗽。为散服，治下血血崩。时珍。

皮间白汁

【释名】构胶纲目、五金胶漆〔大明曰〕能合朱砂为团，故名五金胶漆。〔时珍曰〕构汁最粘。今人用粘金薄。古法粘经书，以楮树汁和白及、飞面调糊，接纸永不脱解，过于胶漆。

【气味】甘，平，无毒。

【主治】疗癣。别录。傅蛇、虫、蜂、蝎、犬咬。大明。

楮皮纸

楮耳见菜部木耳。

枳（本经中品）

【校正】并入开宝枳壳。

【释名】子名积实本经枳壳宋开宝〔宗奭曰〕枳实、枳壳一物也。小则其性酷而速，大则其性详而缓。故张仲景治伤寒仓卒之病，承气汤中用枳实；皆取其疏通、决泄、破结实之义。他方但导败风壅之气，可常服者，故用枳壳，其义如此。〔恭曰〕既称枳实，须合核瓤，今殊不然。〔时珍曰〕枳乃木名，从只①，谐声也。实乃其子，故曰枳实。后人因小者性速，又呼老者为枳壳，生则皮厚而实，熟则壳薄而虚，正如青橘皮、陈橘皮之义。宋人复出枳壳一条，非矣。寇氏以为破结实而名，亦未必然。

【集解】〔别录曰〕枳实生河内川泽。九月、十月采，阴干。〔志曰〕枳壳生商州川谷。九月、十月采，阴干。〔藏器曰〕本经枳实用九月、十月，不如七月、八月，既厚且辛。旧云江南为橘，江北为枳。周礼亦云：橘逾淮而北，为枳。今江南枳、橘俱有，江北有枳无橘。此自别种，非关变易也。〔颂曰〕今洛西、江湖州郡皆有之，以商州者为佳。木如橘而小，高五七尺。叶如橙，多刺。春生白花，至秋成实。七月、八月采者为实，九月、十月采者为壳。今医家以皮厚而小者为枳实，完大者为枳壳，皆以翻肚如盆口状、陈久者为胜。近道所出者，俗呼臭橘，不堪用。

【修治】〔弘景曰〕枳实采，破令干，除核，微炙令干用、以陈者为良。俗方多用，

---

① 只：原作"枳"，据张本改。

枳

道家不须。〔敩曰〕枳实、枳壳性效不同。若使枳壳，取辛苦腥并有隙油者，要尘久年深者为佳。并去穰核，以小麦麸炒至麸焦，去麸用。

枳实

【气味】苦，寒，无毒。〔别录曰〕酸，微寒。〔普曰〕《神农》：苦。雷公：酸，无毒。李当之：大寒。〔权曰〕辛、苦。〔元素曰〕性寒味苦，气厚味薄，浮而升（微降），阴中阳也。〔杲曰〕沉也，阴也。

【主治】大风在皮肤中，如麻豆苦痒，除寒热结，止痢，长肌肉，利五脏，益气轻身。本经。除胸胁痰癖，逐停水，破结实，消胀满，心下急痞痛逆气，胁风痛，安胃气，止溏泄，明目。别录。解伤寒结胸，主上气喘咳，肾内伤冷，阴痿而有气，加而用之。甄权。消食，散败血，破积坚，去胃中湿热。元素。

【发明】〔震亨曰〕枳实泻痰，能冲墙倒壁，滑窍破气之药也。〔元素曰〕心下痞及宿食不消，并宜枳实、黄连。〔杲曰〕以蜜炙用，则破水积以泄气，除内热。洁古用去[1]脾经积血。脾无积血，则心下不痞也。〔好古曰〕益气则佐之以人参、白术、干姜，破气则佐之以大黄、牵牛、芒硝，此《本经》所以言益气而复言消痞也。非白术不能去湿，非枳实不能除痞。故洁古制枳术丸方，以调胃脾；张仲景治心下坚大如盘，水饮所作，枳实白术汤，用枳实七枚，术三两，水一斗，煎三升，分三服，腹中软，即消也。余见枳壳下。

枳壳

【气味】苦、酸，微寒，无毒。〔权曰〕苦、辛。〔元素曰〕气味升降，与枳实同。〔杲曰〕沉也，阴也。

【主治】风痹淋[2]痹，通利关节，劳气咳嗽，背膊闷倦，散留结胸膈痰滞，逐水，消胀满大胁[3]风，安胃，止风痛。开宝。遍身风疹，肌中如麻豆恶痒，肠风痔疾痔，心腹结气，两胁胀虚，关膈壅塞。甄权。健脾开胃，调五脏，下气，止呕逆，消痰，治反胃霍乱泻痢，消食，破症结痃癖五膈气，及肺气水肿，大小肠，除风明目。炙热，熨痔肿。大明。泄肺气，除胸痞。元素。治里急后重。时珍。

【发明】〔元素曰〕枳壳破气，胜湿化痰，泄肺走大肠，多用损胸中至高之气，止可二三服而已。禀受素壮而气刺痛者，看在何部经分，以别经药导之。〔杲曰〕气血弱者不可服，以其损气也。〔好古曰〕枳壳主高，枳实主下；高者主气，下者主血。故壳主胸膈皮毛之病，实主心腹脾胃之病，大同小异。朱肱活人书言，治痞宜先用桔梗枳壳汤，非用此治心下痞也。果知误下，气将陷而成痞，故先用此，使不至于痞也。若已成痞而用此，则失之晚矣，不惟不能消痞，反损胸中之气，先之一字有谓也。〔时珍曰〕枳实、枳壳气味功用俱同，上世亦无分别。魏、晋以来，始分实、壳之用。洁古张氏、东垣李氏又分治

---

① 去：原作"云"，据张本改。与《汤液本草》卷下枳实条符合。

② 痹淋：《政和本草》卷十三枳壳条作"痒麻"。

③ 胁：同上，作"肠"。

高治下之说。大抵其功皆能利气。气下则痰喘止，气行则痞胀消，气通则痛刺止，气利则后重除。故以枳实利胸膈，枳壳利肠胃。然张仲景治胸痹痞满，以枳实为要药；诸方治下血痔痢、大肠秘塞、里急后重，又以枳壳为通用。则枳实不独治下，而壳不独治高也。盖自飞门至魄门，皆肺主之，三焦相通，一气而已。则二物分之可也，不分亦无伤。杜壬方载湖阳公主苦难产，有方士进瘦胎饮方。用枳壳四两，甘草二两，为末。每服一钱，白汤点服。自五月后一日一服，至临月，不惟易产，仍无胎中恶病也。张洁古活法机要改以枳术丸日服，令胎瘦易生，谓之束胎丸。而寇宗奭衍义言，胎壮则子有力易生，令服枳壳药反致无力，兼子亦气弱难养，所谓缩胎易产者，大不然也。以理思之，寇氏之说似觉为优。或胎前气盛壅滞者宜用之，所谓八九月胎必用枳壳、苏梗以顺气，胎前元滞，则产后无虚也。若气禀弱者，即大非所宜矣。〔震亨曰〕难产多见于郁闷安逸之人，富贵奉养之家。古方瘦胎饮，为湖阳公主作也。予妹苦于难产，其形肥而好坐，予思此与公主正相反也。彼奉养之人，其气必实，故耗其气使平则易产。今形肥则气虚，久坐则气不运，当补其母之气。以紫苏饮加补气药，十数贴服之，遂快产。

枳茹树皮也。或云：枳壳上刮下皮也。

【主治】中风身直，不得屈伸反复，及口僻眼斜。刮皮一升，酒三升，渍一宿，每温服五合，酒尽再作。苏颂。树茎及皮：主水胀暴风，骨节疼急。弘景。

根皮

【主治】浸酒，漱齿痛。甄权。煮汁服，治大便下血。末服，治野鸡病有血。藏器。

嫩叶

【主治】煎汤代茶，去风。时珍。出茶谱。

枸橘（纲目）

【释名】臭橘。

【集解】〔时珍曰〕枸橘处处有之。树、叶并与橘同，但干多刺。三月开白花，青蕊不香。结实大如弹丸，形如枳实而壳薄，不香。人家多收种为藩篱，亦或收小实，伪充枳实及青橘皮售之，不可不辨。

枸橘

叶

【气味】辛，温，无毒。

【主治】下痢脓血后重，同萆薢等分炒存性研，每茶调二钱服。又治喉瘘，消肿导毒。时珍。

刺

【主治】风虫牙痛，每以一合煎汁含之。时珍。

橘核

【主治】肠风下血不止。同樗根白皮等分炒研，每服一钱，皂荚子煎汤调服。时珍。

树皮

【主治】中风强直，不得屈伸。细切一升，酒二升，浸一宿。每日温服半升。酒尽再作。时珍。

卮子（本经中品）

【释名】木丹本经、越桃别录、鲜支纲目、花名薝卜〔时珍曰〕卮，酒器也。卮子象之，故名。俗作栀。司马相如赋云：鲜支黄烁。注云：鲜支即支子也。佛书称其花为薝卜，谢灵运谓之林兰，曾端伯呼为禅友。或曰：薝卜金色，非卮子也。

【集解】〔别录曰〕栀子生南阳川谷。九月采实，暴干。〔弘景曰〕处处有之。亦两三种小异，以七棱者为良。经霜乃取，入染家用，于药甚稀。〔颂曰〕今南方及西蜀州郡皆有之。木高七八尺。叶似李而厚硬，又似樗蒲子；二三月生白花，花皆六出，甚芬香，俗说即西域匿名薝卜也。夏秋结实如诃子状，生青熟黄，中仁深红。南人竞种以售利。《史记·货殖传》云：卮、茜千石，与千户侯等。言获利博也。入药用山卮子，方书所谓越桃也，皮薄而圆小，刻房七棱至九棱者为佳。其大而长者，雷敩《炮炙论》谓之伏尸卮子，入药无力。〔时珍曰〕栀子叶如兔耳，厚而深绿，春荣秋瘁。入夏开花，大如酒杯，白瓣黄蕊。随即结实，薄皮细子有须，霜后收之。蜀中有红栀子，花烂红色，其实染物则赭红色。

【修治】〔敩曰〕凡使须要如雀脑，并须长有九路赤色者为上。先去皮、须取仁，以甘草水浸一宿，漉出焙干，捣筛为末用。〔震亨曰〕治上焦、中焦连壳用，下焦去壳，洗去黄浆，炒用。治血病，炒黑用。〔好古曰〕去心胸中热，用仁；去肌表热，用皮。

【气味】苦，寒，无毒。〔别录曰〕大寒。〔元素曰〕气薄味厚，轻清上行，气浮而味降，阳中阴也。〔杲曰〕沉也，阴也。入手太阴肺经血分。《丹书》：卮子柔金。

【主治】五内邪气，胃中热气，面赤酒疱齄鼻，白癞赤癞疮疡。本经。疗目赤热痛，胸心大小肠大热，心中烦闷。别录。去热毒风，除时疾热，解五种黄病，利五淋，通小便，解消渴，明目。主中恶，杀䗪虫毒。甄权。解玉支毒。弘景。羊踯躅也。主暗哑，紫癜风。孟诜。治心烦懊憹不得眠，脐下血滞而小便不利。元素。泻三焦火，清胃脘血，治热厥心痛。解热郁，行结气。震亨。治吐血衄血，血痢下血血淋，损伤瘀血，及伤寒劳复，热厥头痛，疝气，汤火伤。时珍。

卮子

【发明】〔元素曰〕卮子轻飘而象肺，色赤而象火，故能泻肺中之火。其用有四：心经客热一也，除烦躁二也，去上焦虚热三也，治风四也。〔震亨曰〕卮子泻三焦之火，及痞块中火邪，最清胃脘之血。其性屈曲下行，能降火从小便中泄去。凡心痛稍久，不宜温散，反助火邪。故古方多用卮子以导热药，则邪易伏而病易退。〔好古曰〕本草不言卮子能吐，仲景用为吐药。卮子本非吐药，为邪气在上，拒而不纳，食令上吐，则邪因以出，所谓。"其高者因而越之"也。或用为利小便药，实非利小便，乃清肺也。肺清则化行，而膀胱津液之府，得此气化而出也。《本草》言治大小肠热，乃辛与庚合，又与丙合，又能泄戊，先入中州故也。仲景治烦躁用卮子豉汤，烦者气也。躁者血也。气主肺，躁主血。故用卮子以治肺烦，香豉以治肾躁。〔杲曰〕仲景以卮子色赤味苦，入心而治烦；香豉色黑味咸，入肾而治躁。〔宗奭曰〕仲景治伤寒发汗吐下后，虚烦不得眠；若剧者，必反覆颠倒，心中懊憹，卮子豉汤治之。因其虚，故不用大黄，有寒毒故也。卮子虽寒而无毒，治胃中热气，既亡血亡津液，腑脏无润养，内生虚热，非此物不可去也。又治心经留热，小便赤涩，用去皮卮子（火煨）、大黄、连翘、炙甘草等分末之，水煎三钱服，无不利也。〔颂曰〕张仲景及古今名医治发黄，皆用卮子、茵陈、甘草、香豉四物作汤饮。又治大病后劳复，皆用卮子、鼠矢等汤，利小便而愈。其方极多，不可悉载。

花

【主治】悦颜色，《千金翼》面膏用之。时珍。

【附录】木戟〔别录有名未用曰〕生山中。叶如卮子。味辛，温，无毒。主疟癖气在脏腑。

酸枣（本经上品）

【释名】樲尔雅山枣

【集解】〔别录曰〕酸枣生河东川泽。八月采实，阴干，四十日成。〔弘景曰〕今出东山间，云即山枣树。子似武昌枣而味极酸，东人啖之以醒睡，与经文疗不得眠正相反。〔恭曰〕此即樲枣也。树大如大枣，实无常形，但大枣味酸者是。今医以棘实为酸枣，大误矣。〔藏器曰〕酸枣既是大枣中之酸，此即是真枣，何复名酸？既名酸，又云小。今枣中，酸者未必即小，小者未必即酸。惟《嵩阳子》云：余家于滑台。今酸枣县，即滑之属邑也。其树高数丈，径围一二尺，木理极细，坚而且重，可为车轴及匙、箸等。其树皮亦细而硬，文似蛇鳞。其枣圆小而味酸，其核微圆而仁稍长，色赤如丹。此医之所重，居人不易得。今市人卖者，皆棘子也。又云：山枣树如棘，其子如生枣，其核如骨，其肉酸滑好食，山人以当果。〔颂曰〕今近汴洛及西北州郡皆有之，野生多在坡坂及城垒间。似枣木而皮细，其木心赤色，茎叶俱青，花似枣花。八月结实，紫红色，似枣而圆小味酸。当月采实，取核中仁，孟子曰养其樲枣是也。嵩阳子言酸枣县所出为真，今之货者皆是棘实，用者尤宜详辨。〔志曰〕酸枣即棘实，更非他物。若云是大枣味酸者，全非也。酸枣小而圆，其核中仁微扁；其大枣仁大而长，不相类也。

酸　枣

针名白棘

〔宗奭曰〕天下皆有之，但以土产宜与不宜尔。嵩阳子言酸枣木高大，今货者皆棘子，此说未尽。盖不知小则为棘，大则为酸枣。平地则易长，居崖堑则难生，故棘多生崖堑上，久不樵则成干。人方呼为酸枣，更不育棘，其实一本也。此物才及三尺。便开花结子。但科小者气味薄木大者气味厚。今陕西临潼山野所出亦好，乃土地所宜也。后有自棘条。乃酸枣未长太时枝上刺也。及至长成，其实大。其刺亦少。故枣取大木，刺取小科，不必强分别焉。

　　酸枣

　　【气味】酸，平，无毒。〔宗奭曰〕微热。〔时珍曰〕仁；味甘。气平。〔敩曰〕用仁，以叶拌蒸半日，去皮、尖。〔之才曰〕恶防己。

　　【主治】**心腹寒热，邪结气聚。四肢酸痛湿痹。久服，安五脏，轻身延年。**本经。**烦心不得眠，脐上下痛，血转久泄，虚汗烦渴，补中，益肝气，坚筋骨，助阴气。能令人肥健。**别录。**筋骨风，炒仁研汤服。**甄权。

　　【发明】〔恭曰〕本经用实疗不得眠，不用青仁。今方皆用仁。补中益肝，坚筋骨，助阴气，皆酸枣仁之功也。〔寒奭曰〕酸枣经不吉用仁，而今天下皆用之。〔志曰〕按《五代史》：后唐刊石药验云：酸枣仁，睡多生使，不得睡炒熟。陶云食之醒睡，而经云疗不得眠。盖其子肉味酸，食之使不思睡；核中仁服之，疗不得眠。正如麻黄发汗，根节止汗也。〔时珍曰〕酸枣实味酸性收，故主肝病，寒热结气，酸痹久泄，脐下满痛之证。其仁甘而润，故熟用疗胆虚不得眠、烦渴虚汗之证，生用疗胆热好眠，皆足厥阴、少阳药也。今人专以为心家药，殊味此理。

白棘（本经中品）

　　【校正】并入别录棘刺花。

　　【释名】**棘刺**别录、**棘针**别录、**赤龙瓜**纲目、**花名刺原**别录、**菥蓂**别录、**马胸**（音朐）。〔时珍曰〕独生而高者为枣，列生而低者为棘。故重束为枣，平束为棘，二物观名即可辨矣。束即刺字。菥蓂与大荠同名，非一物也。

　　【集解】〔别录曰〕白棘生雍州川谷：棘刺花生道旁，冬至后一百二十日采之，四月采实。〔当之曰〕白棘是酸枣树针。今人用天门冬苗代之，非真也。〔恭曰〕棘有赤、白二种。白棘茎自如粉，子、叶与赤棘同，棘中时复有之，亦为难得。其刺当用白者为佳。然刺有钩、直二种：直者宜入补益，钩者宜序疮肿。花即其花。更无别物。天门冬一名颠棘，南人以代棘针，非矣。〔保升曰〕棘有赤、白二种。切韵云：棘，小枣也。田野间皆有之，丛高三二尺，花、叶、茎、实俱似枣也。〔宗奭曰〕本文自棘一名棘针、棘刺，如此分明。诸家强生疑惑，今不取之。白棘乃是肥盛紫色，枝自有皱薄白膜先剥起者，故白棘取白之义，不过如此尔。

白棘

【气味】辛，寒，无毒。

【主治】心腹痛，痈肿溃脓，止痛，决刺结。本经。疗丈夫虚损，阳痿精自出，补肾气，益精髓。枣针疗腰痛。喉痹不通。别录。

枝

【主治】烧油涂发，解垢腻。宗奭。

棘刺花 别录

【气味】苦，平，无毒。

【主治】金疮内漏。别录。

实

【主治】心腹痿痹，除热。利小便。别录。

叶

【主治】胫臁疮，捣傅之。亦可晒研，麻油调傅。时珍。

蕤核（蕤，儒谁切 本经上品）

【释名】白桵（音蕤）。〔时珍曰〕《尔雅》棫白桵即此也。其花实蕤蕤下垂，故谓之桵，后人作蕤。柞[①] 木亦名棫而物异。

【集解】〔别录曰〕蕤核生函谷川谷及巴西。〔弘景曰〕今出彭城。大如乌豆，形圆而扁，有文理，状似胡桃核。今人皆合壳用。此应破取仁秤之。〔保升曰〕今出雍州。树生，叶细似枸杞而狭长。花白。子附茎生，紫赤色，大如五味子。茎多细刺。五月、六月熟，采实日干。〔颂曰〕今河东并州亦有之。木高五七尺，茎间有刺。〔时珍曰〕郭璞云：白桵，小木也。丛生有刺，实如耳珰，紫赤可食，即此也。

蕤核

仁

【修治】〔敩曰〕凡使蕤核仁，以汤浸去皮、尖，擘作两片。每四两，用芒硝一两，木通草七两，同水煮一伏时，取仁研膏入药。

【气味】甘，温，无毒。〔别录曰〕微寒。〔普曰〕神农、雷公：甘，无毒。生平也，八月采之。

【主治】心腹邪热结气，明目，目赤痛伤泪出，目肿眦烂。久服，轻身益气不饥。本经。强志，明耳目。吴普。破心下结痰痞气，齆鼻。别录。治鼻衄。甄权。生治足睡，熟治不眠。藏器。

【发明】〔弘景曰〕医方惟以疗眼，《仙经》以合守中丸也。〔颂曰〕按刘禹锡《传

---

① 柞：原作"祚"，据张本改，正与《毛诗陆疏》卷上"棫即柞也"符合。

信方》所著治眼法最奇。云：眼风痒，或生翳或赤眦，一切皆主之。宣州黄连（末）、蕤核仁（去皮，研膏）等分和匀，取无蚘干枣二枚，割下头，去核，以二物填满，却以割下头合定。用少薄绵裹之，大茶碗盛于银器中，文武火煎取一鸡子大。以绵滤罐收，点眼万万不失。前后试验数十人皆应，今医家亦多用得效也。

山茱萸（本经中品）

山茱萸

【释名】蜀酸枣本经、肉枣纲目、**魃实**别录、**鸡足**吴普、**鼠矢**吴普。〔宗奭曰〕山茱萸与吴茱萸甚不相类，治疗大不同，未审何缘命此名也？〔时珍曰〕《本经》一名蜀酸枣，今人呼为肉枣，皆象形也。

【集解】〔别录曰〕山茱萸生汉中山谷及琅琊、宛句、东海承县。九月、十月采实，阴干。〔颂曰〕叶如梅，有刺。二月开花如杏。四月实如酸枣，赤色。五月采实。〔弘景曰〕出遁遭诸山中大树。子初熟未干，赤色，如胡颓子，亦可啖；即干。皮甚薄，当合核用也。〔颂曰〕今海州兖州亦有之。木高丈余，叶似榆，花白色。雷敩《炮炙论》青一种雀儿苏，真相似只是核八棱，不入药用。〔时珍曰〕雀儿苏，即胡颓子也。

实

【修治】〔敩曰〕凡使以酒润，去核取皮。一斤只取四两已来，缓火熬干方用。能壮元气，秘精。其核能滑精，不可服。

【气味】酸。平。无毒。〔别录曰〕微温。〔普曰〕神农、黄帝、雷公、扁鹊：酸，无毒。岐伯：辛。〔权曰〕咸、辛、大热。〔好古曰〕阳中之阴。入足厥阴、少阴经气分之。〔才曰〕蓼实为之使。恶桔梗、防风、防己。

【主治】心下邪气寒热，温中，逐寒湿痹。去三虫。久服轻身。本经。肠胃风邪，寒热疝瘕，头风风气去来鼻塞目黄。耳聋面疱。下气出汗，强阴益精，安五脏，通九窍，止小便利。久服。明目强力长年。别录。治脑骨痛，疗耳鸣，补肾气。兴阳道，坚阴茎，添精髓，止老人尿不节。治面上疮，能发汗，止月水不定。甄权。暖腰膝。助水脏，除一切风，逐一切气，破症结，治酒齇。大明。温肝。元素。

【发明】〔好古曰〕滑则气脱，涩剂所以收之。山茱萸止小便利，秘精气，取其味酸涩以收滑也。仲景八味丸用之为君，其性味可知矣。

胡颓子（拾遗）

【释名】蒲颓子纲目、**卢都子**纲目、**雀儿酥**炮炙、**半含春**纲目、**黄婆奶**〔时珍曰〕陶弘景注山茱萸及樱桃，皆言似胡颓子（凌冬不凋，亦应益人），陈藏器又于山茱萸下详著之，别无识者。今考访之，即雷敩《炮炙论》所谓雀儿酥也，雀儿喜食之。越人呼为蒲颓子。南人呼为卢都子。吴人呼为半含春，言早熟也。襄汉人呼为黄婆奶，象乳头也。刘绩《罪雪录》言安南有小果，红色，名卢都子，则卢都乃蛮语也。

【集解】〔藏器曰〕胡颓子生平林间，树高丈余，冬不凋，叶卧白，冬花，春熟最早，小儿食之当果。又有一种大相似，冬凋春实夏熟，人呼为木半夏，无别功效。〔时珍曰〕胡颓即卢都子也。其树高六七尺，其枝柔软如蔓。其叶微似棠梨，长狭而尖，面青背白，俱有细点如星，老则星起如麸，经冬不凋。春前生花朵如丁香，蒂极细，倒垂，正月乃敷白花。结实小长。俨如山茱萸，上亦有细星斑点，生青熟红，立夏前采食，酸涩。核亦如山茱萸，但有八棱，软而不坚。核内白绵如丝，中有小仁。其木半夏，树、叶、花、实及星斑气味，并与卢都同；但枝强硬，叶微团而有尖，其实圆如樱桃而不长为异耳。立夏后始熟。故吴楚人呼为四月予，亦曰野樱桃。其核亦八棱，大抵是一类二种也。

胡颓子　卢都子

子

【气味】酸，平，无毒。〔弘景曰〕寒热病不可用。

【主治】止水痢。藏器。

根

【气味】同子。

【主治】煎汤，洗恶疮疥并犬马病疮。藏器。吐血不止，煎水饮之；喉痹痛塞，煎酒灌之，皆效。时珍。

木半夏　四月子

叶

【气味】同子。

【主治】肺虚短气喘咳剧者，取叶焙研，米饮服二钱。时珍。

【发明】〔时珍曰〕蒲颓叶治喘咳方，出中藏缝，云甚者亦效如神。云有人患喘三十年，服之顿愈。甚者服药后，胸上生小瘾疹作痒，则痒也。虚甚，加入参等分，名清肺散。大抵皆取其酸涩，收敛肺气耗散之功耳。

金樱子（蜀本草）

【释名】刺梨子开宝山石榴纲目山鸡头子〔时珍曰〕金樱当作金罂，谓其子形如黄罂也。石榴、鸡头皆象形。又杜鹃花、小檗并名山石榴，非一物也。〔敩曰〕林檎、向里子亦曰金樱子，与此同名而异物。

【集解】〔韩保升曰〕金樱子在处有之。花白。予形似榅桲而小，色黄有刺。方术多用之。〔颂曰〕今南中州郡多有，而以江西、剑南、岭外者为胜。丛生郊野中，大类蔷薇，有刺。四月开白花。夏秋结实，亦有刺，黄赤色，形似小石榴，十一月、十二月采。江南、蜀中人熬作煎，酒服，云补治有殊效。宜州所供，云《本草》谓之营实。今校之，与营实殊别也。〔时珍曰〕山林间甚多。花最白腻。其实大如指头，状如石榴而长。其核细碎而有白毛，如营实之核而味甚涩。

子

【气味】酸，涩，平，无毒。

【主治】脾泄下痢，止小便利，涩精气。久服。令人耐寒轻身。蜀本。

【发阴】〔颂曰〕洪州、昌州皆煮其子作煎，寄馈人。服食家用煎和鸡头实粉为丸服，名水陆丹。益气补真最佳。〔慎微曰〕沈存中《笔谈》云：金樱子止遗泄，取其温且涩也。世人待红熟时取汁熬膏，味甘，全断涩味。都全失本性，太误也。惟当取半黄者，干捣末用之。〔宗奭曰〕九月、十月霜熟时采用。不尔，反令人利。〔震享曰〕经络隧道，以通畅为平和。而味者取涩性为快，熬金樱为煎食之。自不作靖，咎将谁执？〔时珍曰〕无故而服之，以取快欲则不可。若精气不固者服之，何咎之有？

花

【气味】同子。

【主治】止冷热痢，杀寸白、蛔虫。和铁粉研匀，拔白发涂之，即生黑者。亦可染须。大明。

叶

【主治】痈肿，嫩叶研烂。入少盐涂之，留头泄气。又金疮出血，五月五日采。同桑叶、苎叶等分，阴干研末傅之，血止口合，名军中一捻金。时珍。

东行根

【气味】同子。

【主治】寸白虫，锉二两。入糯米三十粒，水二升，煎五合，空心服，须臾泻下。神验。其皮炒用，止泻血及崩中带下。大明。止滑痢，煎醋服，化骨硬①。时珍。

郁李（本经下品）

【释名】薁李诗疏、郁李 车下李别录、爵李本经、雀梅诗疏、棠棣〔时珍曰〕郁，《山海经》作栯，馥郁也，花、实俱香，故以名之。陆玑《诗疏》作奠字，非也。《尔雅》棠棣即此。或以为唐棣，误矣。唐棣乃栘杨，白杨之类也。

【集解】〔别录曰〕郁李生高山川谷及丘陵上。五月，六月采根。〔弘景曰〕山野处

---

① 硬：刘衡如校对本据文义改为"鲠"。

郁李

处有之。子熟赤色，亦可啖。〔保升曰〕树高五六尺，叶、花及树并似大李；惟子小若樱桃甘酸而香，有少涩味也。〔禹锡曰〕按郭璞云，棠棣生山中，子如樱桃，可食。诗小雅云：常棣之华，鄂不韡韡。陆玑注云：白棣树也，如李而小，正白，今官园种之，一名奠李。又有赤奠树，亦似白棣，叶如刺榆叶而微圆，子正赤如郁李而小，五月始熟，关西天水、陇西多有之。〔宗奭曰〕郁李子如御李子，红熟堪啖，微涩，亦可蜜煎，陕西甚多。〔时珍曰〕，其花粉红色，实如小李。〔颂曰〕今汴洛人家园圃植一种，枝茎作长条，花极繁密而多叶者，亦谓之郁李，不堪入药。

核仁

【修治】〔敩曰〕先以汤浸，去皮、尖，用生蜜浸一宿，漉出阴干，研如膏用之。

【气味】酸，平，无毒。〔权曰〕苦。辛。〔元素曰〕辛、苦，阴中之阳，脾经气分药也。

【主治】**大腹水肿，面目四肢浮肿，利小便水道。**本经。**肠中结气，关格不通。**甄权。**通泄五脏膀胱急痛，宣腰胯冷脓，消宿食下气。**大明。**破癖气。下四肢水。酒服四十九粒，能泻结气。**孟诜。**破血润燥。**元素。**专治大肠气滞，燥涩不通。**李杲。**研和龙脑，点赤眼。**宗奭。

【发明】〔时珍曰〕郁李仁甘苦而润，其性降，故能下气利水。按《宋史·钱乙传》云：一乳妇因悸而病，既愈。目张不得瞑。乙曰：煮郁李酒饮之使醉，即愈。所以然者，目系内连肝胆，恐则气结，胆横不下。郁李能去结，随酒入胆，结去胆下，则目能瞑矣。此盖得肯綮之妙者也。〔颂曰〕必效方：疗癖。取车下李仁，汤润去皮及并仁者。与干面相拌。捣如饼。若干，入水少许，作面饼，大小一如病人掌。为二饼，微炙使黄，勿令至熟。空腹食一饼，当快利。如不利，更食一饼，或饮热米汤，以利为度。利不止，以醋饭止之。利后当虚。若病未尽，一二日量力更进一服，以病尽为限。不得食酪及牛、马肉等。累试神验，但须量病轻重。以意加减，小儿亦可用。

根

【气味】酸，凉，无毒。

【主治】**齿龈肿，龋齿，坚齿。**本经。**去白虫。**别录。**治风虫牙痛，浓煎含漱。治小儿身热，作汤浴之。**大明。**宣结气，破积聚。**甄权。

鼠李（本经下品）

【释名】**楮李**钱氏、**鼠梓**别录、**山李子**图经、**牛李**别录、**皂李**苏恭、**赵李**苏恭、**牛皂子**纲目、**乌槎子**纲目、**乌巢子**图经、**梅**音卑。〔时珍曰〕鼠李方音亦作楮李，未详名义。可以染绿，故俗称皂李及乌巢。巢、槎、赵，皆皂子之音讹也。一种苦楸，亦名鼠梓，与此不同。见梓下。

鼠李

牛李

皂李

【集解】〔别录曰〕鼠李生田野，采无时。〔颂曰〕即乌巢子也。今蜀川多有之。枝叶如李。其实若五味子，色墨黑（其汁紫色）。熟时采。日干用。皮采无时。〔宗奭曰〕即牛李也。木高七八尺。叶如李，但狭而不泽。子于条上四边生。黑（其汁紫色）。熟时采，日干用。皮采无时。〔宗奭曰〕即牛李也。木高七八尺。叶如李，但狭而不泽。子于条上四边生，生时青，熟则紫黑色。至秋叶落，子尚在枝。是处皆有，今关陕及湖南、江南北甚多。〔时珍曰〕生道路边。其实附棱如穗。人采其嫩者。取汁刷染绿色。

子

【气味】苦，凉，微毒。

【主治】寒热瘰疬疮。本经。水肿腹胀满。大明。下血及碎肉。除疝瘕积冷，九蒸酒渍，服三合，日再服。又捣傅牛马六畜疮中生虫。苏恭。痘疮黑陷及疥癣有虫。时珍。

【发明】〔时珍曰〕牛李治痘疮黑陷及出不快，或触秽气黑陷。古昔无知之者。惟钱乙小儿直诀必胜膏用之。云牛李子即鼠李子，九月后采黑熟者，入砂盆擂烂，生绢�挞汁，用银、石器熬成膏，瓷瓶收贮。常令透风。每服一皂子大，煎桃胶汤化下。如人行二十里，再进一服，其疮自然红活。入麝香少许尤妙。如无生者，以干者为末，水熬成膏。又九籥卫生方亦云：瘦疮黑陷者，用牛李子一两（炒研）。桃胶半两。每服一钱，水七分，煎四分，温服。

皮

【气味】苦。微寒，无毒。〔恭曰〕皮、子俱有小毒。忌铁。

【主治】身皮热毒。别录。风痹。大明。诸疮寒热。苏恭。口疮龋齿。及瘑虫蚀人脊骨者，煮浓汁灌之，神良。孟诜。

【发明】〔颂曰〕刘禹锡《传信方》：治大人口中疳疮、发背，万不失一。用山李子根（一名牛李子）、蔷薇根（野外者）各（细切）五升；水五大斗，煎半日，汁浓，即于银、铜器中盛之，重汤煎至一二升，待稠，瓷瓶收贮。每少少含咽。必瘥。忌酱、醋、油腻、热面及肉。如发背，以帛徐贴之，神效，襄州军事柳岸妻窦氏，患口疳十五年，齿尽落断不可近，用此而愈。

女贞（本经上品）

【释名】贞木山海经冬青纲目蜡树〔时珍曰〕此木凌冬青翠，有贞守之操，故以贞女状之。琴操载鲁有处女见女贞木而作歌者，即此也。苏彦颂序云：女贞之木，一名冬青。负霜葱翠，振柯凌风。故清士钦其质，而贞女慕其名。是矣。别有冬青与此同名。今方书所用冬青，皆此女贞也。近时以放蜡虫，故俗呼为蜡树。

女贞

【集解】〔别录曰〕女贞实生武陵川谷。立冬采。〔弘景曰〕诸处时有。叶茂盛，凌冬不调，皮青肉白，与秦皮为表里。其树以冬生可爱，仙方亦服食之。俗方不复用，人无识者。〔恭曰〕女贞叶似冬青树及枸骨。其实九月熟，黑似牛李子。陶言与秦皮为表里，误矣。秦皮叶细冬枯，女贞叶大冬茂，殊非类也。〔颂曰〕女贞处处有之。山海经云"泰山多贞木"是也。其叶似枸骨及冬青木，凌冬不调。五月开细花：青白色。九月实成，似牛李子。或看即今冬青树也。而冬青木理肌白，文如象齿，实亦治病。岭南一种女贞，花极繁茂而深红色，与此殊异，不闻人药。〔时珍曰〕女贞、冬青、枸骨，三树也。女贞即今俗呼蜡树者，冬青即今俗呼冻青树者，枸骨即今俗呼猫儿刺者。东人因女贞茂盛，亦呼为冬青。与冬青同名异物，盖一类二种尔。二种皆因子自生，最易长。其叶厚而柔长，绿色，面青背淡。女贞叶长者四五寸，子黑色；冻青叶微团，子红色，为异。其花皆繁，子并累累满树，冬月鸲鹆喜食之，木肌皆白腻。今人不知女贞，但呼为蜡树。立夏前后取蜡虫之种子，裹置枝上。半月其虫化出，延缘枝上，造成白蜡，民间大获其利。详见虫部白蜡下。枸骨详本条。

实

【气味】苦，平，无毒。〔时珍曰〕：温。

【主治】补中，安五脏，养精神，除百病。久服，肥健轻身不老。本经。强阴，健腰膝，变白发，明目。时珍。

【发明】〔时珍曰〕女贞实乃上品无毒妙药，而古方罕知用者，何哉？《典术》云：女贞木乃少阴之精，故冬不落叶。观此，则其益肾之功，尤可推矣。《世传女贞丹方》云：女贞实（即冬青树子）去梗叶，酒浸一日夜，布袋擦去皮，晒干为末。待早莲草出多，取数石捣汁熬浓，和丸梧子大。每夜酒送百丸。不旬日间，膂力加倍，老者即不夜起。又能变白发为黑色，强腰膝，起阴气。

叶

【气味】微苦。平，无毒。

【主治】除风散血。消肿定痛。治头目昏痛。诸恶疮肿，腑疮溃烂久者。以水煮乘热贴之。频频换易，米醋煮亦可。口舌生疮。舌肿胀出，捣汁含浸吐涎。时珍。

冬青（纲目）

【校正】原附女贞下，今分出。

【释名】冻青〔藏器曰〕冬月青翠，故名冬青。江东人呼为冻青。

【集解】〔藏器曰〕冬青木肌白，有文作象齿笏。其叶堪染绯。李邕云：冬青出五台山，似椿，子赤如郁李，微酸性热。与此小异，当是两种冬青。〔时珍曰〕冻青亦女贞别种也。山中时有之。但以叶微团而子赤者为冻青，叶长而子黑者为女贞。按《救荒本草》云：冻

青　冬

青树高丈许，树似枸骨子树而极茂盛。又叶似栌子树叶而小，亦似椿叶微窄而头颇圆，不尖。五月开细白花，结子如豆大，红色。其嫩芽炸熟，水浸去苦[①]味，淘洗，五味调之可食。

子及木皮

【气味】甘，苦，凉，无毒。

【主治】浸酒，去风虚。补益肌肤。皮之功同。藏器。

叶

【主治】烧灰，人面膏，治皯疱，灭瘢痕。殊效。苏颂。

枸骨（纲目）

骨　枸

猫刺

【校正】原附女贞下，今分出。

【释名】**猫儿刺**〔藏器曰〕此木肌白，如狗之骨。〔时珍曰〕叶有五刺，如猫之形，故名。又卫矛亦名枸骨，与此同名。

【集解】〔藏器曰〕枸骨树如桂仲。《诗》"南山有枸"是也。陆玑《诗疏》云：山木也。其状如栌，木理自滑，可为函板。有木虻在叶中，卷之如子，羽化为虻。〔颂曰〕多生江浙间。南人取以旋鑫器甚佳。〔时珍曰〕狗骨树如女贞，肌理甚自。叶长二三寸，青翠而厚硬，有五刺角，四时不凋。五月开细白花。结实如女贞及菝葜子，九月熟时，绯红色，皮薄味甘，核有四瓣。人采其木皮煎膏，以粘鸟雀，谓之粘黐。

木皮

【气味】微苦，凉，无毒。

【主治】浸酒，补腰脚令健。藏器。

枝叶

【气味】同皮。

【主治】烧灰淋汁或煎膏，涂白癜风。藏器。

卫矛（本经中品）

【释名】**鬼箭**别录、**神箭**〔时珍曰〕刘熙《释名》言齐人谓箭羽为卫。此物干有直羽，如箭羽、矛刃自卫之状，故名。张揖《广雅》谓之神箭，寇宗奭衍义富人家多燔之遣祟，则三名又或取此义也。

卫矛

鬼箭

【集解】〔别录曰〕卫矛生霍山山谷。八月采。阴干。〔普曰〕叶如桃，箭如羽，正月、二月、七月采，阴干。或生田野。〔弘景曰〕山野处处有之。削取皮、羽入药，为用甚稀。〔颂曰〕今江淮卅郡亦或有之。三月以后生茎，茎长四五尺许。其干有三羽，状如箭翎羽。叶似山茶，青色。八月、十一月、十二月采条茎，阴干。其木亦名狗骨。〔宗奭曰〕所在山谷皆有，平陆未尝见也。叶绝少。其茎黄褐色，若櫱皮。三面如锋刃。人家多燔之遣祟，方药少用。〔时珍曰〕鬼箭生山石间，小株成丛。春长嫩条。条上四面有羽如箭羽。视篦着三羽尔。青叶状似野茶，对生，味酸涩。三、四月开碎花，黄绿色。结实大如冬青子。山人不识。惟樵采之。〔敩曰〕凡使勿用石茆，根头真相似，只是上叶不同，味名别耳。

【修治】〔敩曰〕采得只使箭头用。拭去赤毛，以酥拌缓炒。每一两，用酥二钱半。

【气味】苦，寒，无毒。〔普曰〕神农、黄帝；苦，无毒。〔大明曰〕甘，涩。〔权曰〕有小毒。

【主治】**女子崩中下血，腹满汗出，除邪，杀鬼毒蛊疰**。本经。**中恶腹痛，去白虫，消皮肤风毒肿，令阴中解**。别录。**疗妇人血气，大效**。苏恭。**破陈血，能落胎，主百邪鬼魅**。甄权。**通月经，破症结，止血崩带下，杀腹脏虫及产后血咬腹痛**。大明。

【发明】〔颂曰〕古方崔氏疗恶疰在心，痛不可忍，有鬼箭羽汤；姚僧垣集验方，疗卒暴心痛，中恶气毒痛，大黄汤亦用之，并大方也。见《外台秘要》《千金》诸书中。〔时珍曰〕一妇人产后血运血结，血聚于胸中，或偏于少腹，或连于胁肋者。四物汤四两，倍当归，加鬼箭、红花、玄胡索各一两，为末，煎服。

山矾（纲目）

【释名】**芸香**（音云）、**椗花**（音定）、**柘花**（柘音郑）、**瑒花**（音畅）、**春桂**俗、**七里香**〔时珍曰〕芸，盛多也。老子曰"万物芸芸"是也。此物山野丛生甚多，而花繁香馥，故名。按周必大云：柘音阵，出南史。荆俗讹柘为郑，呼为郑矾，而江南又讹郑为瑒也。黄庭坚云：江南野中碇花极多。野人采叶烧灰，以染紫为黝，不借矾而成。予因以易其名为山矾。

【集解】〔时珍曰〕山矾生江、淮、湖、蜀野中。树之[①]大者，株高丈许。其叶似栀子，叶生不对节，光泽坚强，略有齿，凌冬不调。三月开花繁白，如雪六出，黄蕊甚芬香。结子大如椒，青黑色，熟则黄色，可食。其叶味涩，人取以染黄及收豆腐，或杂入茗中。按沈括《笔谈》云：古人藏书辟蠹用芸香，谓之芸草，即今之七里香也。叶类豌[②]豆，作小丛生，嗅嗅之极芬香。秋间叶上微自如粉污，辟蠹殊验。又按仓颉解诂云：芸似邪蒿，可食，辟

---

① 之：原作"者"，据张本改。

② 豌：原作"豌"，据张本改，与沈括《梦溪笔谈》卷三所作"豌"字一致。

纸蠹。许慎《说文》云：芸，似苜蓿。成公《绥芸香赋》云：茎类秋竹，枝象青松。郭义恭《广志》有芸香胶。杜阳编云：芸香，草也，出于阗国。其香洁白如玉，入土不朽。元载造芸晖堂，以此为屑涂壁也。据此数说，则芸香非一种。沈氏指为七里香者，不知何据？所云叶类豌豆，啜嗅芬香，秋间有粉者，亦与今之七里香不相[1]类，状颇似乌药叶，恐沈氏亦自臆度尔。曾端伯以七里香为玉蕊花，未知的否？

叶

【气味】酸，涩、微甘。无毒。

【主治】久痢，止渴，杀蚤、蛊。用三十片，同老姜三片，浸水蒸热，洗烂弦风眼。时珍。

棂木（拾遗）

【集解】〔藏器曰〕棂木生江东林箐间。树如石榴，叶细，高丈余。四月开花，白如雪。〔时珍曰〕此木今无识者，其状颇近山矾，恐古今称谓不同尔，姑附其后。

【气味】苦，平，无毒。

【主治】破产后血，煮汁服之。其叶煎汁洗疮癣，捣研封蛇伤。藏器。

南烛（宋开宝）

【释名】南天烛图经、南烛草木隐诀、男续同上、染菽同上、猴菽草同上、草木之王同上、惟那木同上、牛筋拾遗、乌饭草日华、墨饭草纲目、杨桐纲目、赤者名文烛〔时珍曰〕南烛诸名，多不可解。〔藏器曰〕取汁渍米作乌饭，食之健如牛筋，故曰牛筋。

【集解】〔藏器曰〕南烛生高山，经冬不凋。〔颂曰〕今惟江东州郡有之。株高三五尺。口十类苦楝而小，凌冬不凋。冬生红子作穗。人家多植庭除间，俗谓之南天烛。不拘时采枝叶用。陶隐居登真隐诀载太极真人青精干石𩜋饭法云：其种是木而似草，故号南烛草木。一名男续，一名猴药，一名猴草，一名惟那木，一名草木之王，凡有八名，各从其邦域所称，而正号是南烛也。生嵩高少室、抱犊、鸡头山，江左吴越至多。土人名曰猴菽，或曰染寂，粗与真名相仿佛也。此木至难长，初生三四年，状若菘菜之属，亦颇似卮子，二三十年乃成大株，故曰木而似草也，其子如菉荳，九月熟，酸美可食。叶不相对，似茗而圆厚，味小酢，冬夏常青。枝茎微紫，大者亦高四五丈，而甚肥脆，易摧折也。作饭之法，见谷部青精干石𩜋饭下。〔

---

① 相：原作"用"，据江西本及张本改。

南　烛

乌饭叶

时珍曰〕南烛,吴楚山中甚多。叶似山矾,光滑而味酸涩。□月开□□花^①草。结实如朴树子成簇,生青,九月熟则紫色,内有细子,其味甘酸,小儿食之。按《古今诗话》云:即杨桐也。叶似冬青而小,临水生者尤茂。寒食采其叶,渍水染饭,色青而光,能资阳气。又沈括《笔谈》云,南烛草木,本草及传记所说,人少识者。北人多误以乌臼为之,全非矣。今人所谓南天烛是矣。茎如蒴藋有节,高三四尺,庐山有盈丈者;南方至多。叶微似楝而小,秋则实赤如丹。

　　枝叶

【气味】苦,平,无毒。〔时珍曰〕酸、涩。

【主治】止泄除睡,强筋益气力。久服,轻身长年,令人不饥,变白却老。藏器。

【发明】〔颂曰〕孙思邈《千金月令方》:南烛煎:益髭发及容颜,兼补暖。三月三日采叶并蕊子,入大净瓶中,干盛,以童子小便浸满瓶,固济其口,置闲处,经一周年取开。每用一匙温酒调服,一日二次,极有效验。《上元宝经》曰:服草木之王,气与神通;子食青烛之精,命不复殒。

　　子

【气味】酸、甘、平,无毒。

【主治】弓虽筋骨,益气力,固精驻颜。时珍。

青精饭见谷部。

五加（本经上品）

【释名】五佳纲目、五花炮炙论、文章草纲目、白刺纲目、追风使图经、木骨图经、金盐仙经、豺漆本经、豺节别录〔时珍曰〕此药以五叶交加者良,故名五加,又名五花。杨慎《丹铅录》作五佳,云一枝五叶者佳故也。蜀人呼为白刺。谯周《巴蜀异物志》名文章草。有赞云:文章作酒,能成其味。以金买草,不言其贵。是矣。本草豺漆、豺节之名,不知取何义也?〔颂曰〕蕲州人呼为木骨,吴中俗名追风使。

【集解】〔别录曰〕五加皮五叶者良,生汉中及冤句。五月、七月采茎,十月采根,阴干。〔弘景曰〕近道处处有之,东间弥多。四叶者亦好。〔颂曰〕今江淮、湖南州郡皆有之。春生苗,茎、叶俱青,作丛。赤茎又似藤葛^②,高三五尺,上有黑刺。叶生五叉作簇者良。四叶、三叶者最多,为次。每一叶下生一刺。三四月开白花,结青子,至六月渐黑色。根若荆根,皮黄黑,肉白色,骨硬。一说今有数种:汴京、北地者,大片类秦皮、黄蘗辈,

----

① □月开□□花:此处原缺三字,张本作“七月开小白花”。
② 葛:《政和本草》卷十二五加皮条及张本均作“蔓”。

平直如板而色白，绝无气味，疗风痛颇效，余无所用。吴中乃剥野椿根皮为五加，柔韧而无味，殊为乖失。今江淮所生者，根类地骨皮，轻脆芬香。其苗茎有刺类蔷薇，长者至丈余。叶五出，香气如橄榄。春时结实，如豆粒而扁，青色，得霜乃紫黑。俗名为追风使，以渍酒疗风，乃不知其为真五加皮也。今江淮、吴中往往以为藩蓠，正似蔷蓠①、金银②辈，而北间多不知用此种。〔敩曰〕五加皮树本是白楸树。其上有叶如蒲叶，三花者是雄，五花者是雌。阳人使阴，阴人使阳，剥皮阴干。〔机曰〕生南地者类草，故小；生北地者类木，故大。〔时珍曰〕春月于旧枝上抽条□③，山人采为蔬茹。正如枸杞生北方沙地者皆木类，南方坚地者如草类也。唐时惟取峡州者充贡。雷氏言叶如蒲者，非也。

　　根皮同茎。

　　【气味】辛，温，无毒。〔之才曰〕远志为之使。恶玄参、蛇皮。

　　【主治】心腹疝气腹痛，益气疗躄，小儿三岁不能行，疽疮阴蚀。本经。男子阴痿，囊下湿，小便余沥，女人阴痒及腰脊痛，两脚疼痹风弱，五缓虚羸，补中益精，坚筋骨，强志意。久服，轻身耐老。别录。破逐恶风血，四肢不遂，贼风伤人，软脚臂腰，主多年瘀血在皮肌，治痹湿内不足。甄权。明目下气，治中风骨节挛急，补五劳七伤。大明。酿酒饮，治风痹四肢挛急。苏颂。作末浸酒饮，治目僻眼䀮䀮。雷敩。叶作蔬食。去皮肤风湿。大明。

　　【发明】〔弘景曰〕煮根茎酿酒饮，益人。道家用此作灰煮石，与地榆并有秘法。〔慎微曰〕东华真人《煮石经》云：昔有西域真人王屋山人王常云：何以得长久？何不食石蓄金盐。母何以得长寿？何不食石用玉豉。玉豉，地榆也。金盐，五加也。皆是煮石而饵得长生之药也。昔孟绰子、董士固相与言云：宁得一把五加，不用金玉满车。宁得一斤地榆，不用明月宝珠。又昔鲁定公母服五加酒，以致不死，尸解而去。张子声、杨建始、王叔牙、于世彦等，皆服此酒而房室不绝，得寿三百年。亦可为散以代汤茶。王君云：五加者，五车星之精也。水应五湖，人应五德，位应五方，物应五车。故青精入茎，则有东方之液；白气人节，则有西方之津；赤气人华，则有南方之光；玄精人根，则有北方之饴；黄烟入皮，则有戊己之灵。五神镇生，相转育成。饵之者真仙，服之者反婴。〔时珍曰〕五加治风湿痿痹，壮筋骨，其功良深。仙家所述，虽若过情，盖奖辞多溢，亦常理尔。造酒之方：用五加根皮洗净，去骨、茎、叶，亦可以水煎汁，和麹酿米酒成，时时饮之。亦可煮酒饮。加远志为使更良。一方：加木瓜煮酒服。谈野翁《试验方》云：神仙煮酒法：用五加皮、地榆（刮去粗皮）各一斤，袋盛，入无灰好酒二斗中，大坛封固，安大锅内，文武火煮之。坛上安米一合，米熟为度。取出火毒，以渣晒干为丸。每旦服五十丸，药酒送下，临卧再服，能去风湿，壮筋骨，顺气化痰，添精补髓。

---

　　① 蓠：江西本及张本均"薇"。

　　② 银：《政和本草》卷十二加皮条及张本均作"樱"。

　　③ 口：此处原缺1字，张本作"叶"。

久服延年益老，功难尽述。王纶《医论》云：风病饮酒能生痰火，惟五加一味浸酒，日饮数杯，最有益。诸浸酒药，惟五加与酒相合，且味美也。

枸杞地骨皮（本经上品）

【释名】**枸櫳**尔雅（音计），别录作枸杞、**枸棘**衍义、**苦杞**诗疏、**甜菜**图经、**天精**抱朴、**地骨**本经、**地节**本经、**地仙**日华、**却老**别录、**羊乳**别录、**仙人杖**别录、**西王母杖**〔时珍曰〕枸、杞二树名。此物棘如枸之刺，茎如杞之条，故兼名之。道书言千载枸杞，其形如犬，故得枸名，未审然否？〔颂曰〕仙人杖有三种：一是枸杞；一是菜类，叶似苦苣；一是枯死竹竿之黑者也。

【集解】〔别录曰〕枸杞生常山平泽，及诸丘陵阪岸。〔颂曰〕今处处有之。春生苗，叶如石榴叶而软薄堪食，俗呼为甜菜。其茎干高三五尺，作丛。六月、七月生小红紫花。随便结红实，形微长如枣核。其根名地骨。《诗·小雅》：集于苞杞。陆玑《疏》云：一名苦杞。春生，作羹茹微苦。其茎似莓。其子秋熟，正赤。茎叶及子服之，轻身益气。今人相传谓枸杞与枸棘一二种相类。其实形长而枝无刺者，真枸杞也。圆而有刺者，枸棘也，不堪入药。马志注溲疏条云：溲疏有刺，枸杞无刺，以此为别。溲疏亦有巨骨之名，如枸杞之名地骨，当亦相类，用之宜辨。或云：溲疏以高大者为别，是不然也。今枸杞极有高大者，入药尤神良。〔宗奭曰〕枸杞、枸棘，徒劳分别。凡杞未有无刺者。虽大至于成架，尚亦有棘。但此物小则刺多，大则刺少，正如酸枣与棘，其实一物也。〔时珍曰〕古者枸杞、地骨取常山者为上，其他丘陵阪岸者皆可用。后世惟取陕西者良，而又以甘州者为绝品。今陕之兰州、灵州、九原以西枸杞，并是大树，其叶厚根粗。河西及甘州者，其子圆如樱桃，暴干紧小少核，干亦红润甘美，味如葡萄，可作果食，异于他处者。沈存中《笔谈》亦言：陕西极边生者高丈余，大可作柱。叶长数寸，无刺。根皮如厚朴。则入药大抵以河西者为上也。《种树书》言：收子及掘根种于肥壤中，待苗生，剪为蔬食。甚佳。

【气味】**枸杞，苦，寒，无毒**。〔别录曰〕根，大寒。子：微寒，无毒。冬采根，春、夏采叶，秋采茎、实。〔权曰〕枸杞：甘，平。子、叶同。〔宗奭曰〕枸杞当用梗皮，地骨当用根皮，子当用红实。其皮寒，根大寒，子微寒。今人多用其子为补肾药，是未曾考竟经意，当量其虚实冷热用之。〔时珍曰〕今考本经止云枸杞，不指是根、茎、叶、子。《别录》乃增根大寒、子微寒字，似以枸杞为苗；而甄氏药性论乃云枸杞甘、平，子、叶皆同，似以枸杞为根；寇氏衍义又以枸杞为梗皮，皆是臆说。按陶弘景言，枸杞根、实为服食家用。西河女子服枸杞法，根、茎、叶、花、实俱采用。则《本经》所列气主治，盖通根、苗、花、实而言，初无分别也。后世以枸杞子为滋补药，地骨皮为退热药，始歧而二之，窃谓枸杞苗叶味苦甘而气凉，根味甘淡气寒，子味甘气平。气味既殊，则功用当别。此后人发前人未到之处者也。

枸杞地骨皮

溲疏有刺

【主治】枸杞，主五内邪气，热中消渴，周痹风湿。久服，坚筋骨，轻身不老，耐寒暑。本经。下胸胁气，客热头痛，补内伤大劳嘘吸，强阴，利大小肠。别录。补精气诸不足，易颜色，变白，明目安神，令人长寿。甄权。

【发明】〔时珍曰〕此乃通指枸杞根、苗、花、实并用之功也。其单用之功，今列于下：

苗

【气味】苦，寒。〔权曰〕甘，平。〔时珍曰〕甘，凉。伏砒、砂。

【主治】除烦益志，补五劳七伤，壮心气，去皮肤骨节间风，消热毒，散疮肿。大明。和羊肉作羹，益人，除风明目。作饮代茶，止渴，消热烦，益阳事，解面毒，与乳酪相恶。汁注目中，去风障赤膜昏痛。甄权。去上焦心肺客热。时珍。

地骨皮

【修治】〔敩曰〕凡使根，掘得以东流水浸，刷去土，捶去心，以熟甘草汤浸一宿，焙干用。

【气味】苦，寒。〔别录曰〕大寒。〔权曰〕甘，平。〔时珍曰〕甘、淡，寒。〔杲曰〕苦，平，寒。升也，阴也。〔好古曰〕入足少阴、手少阳经。制硫黄、丹砂。

【主治】细锉，拌面煮熟，吞之，去肾家风，益精气。甄权。去骨热消渴。孟诜。解骨蒸肌热消渴，风湿痹，坚筋骨，凉血。元素。治在表无定之风邪，传尸有汗之骨蒸。李杲。泻肾火，降肺中伏火，去胞中火，退热，补正气。好古。治上膈吐血。煎汤嗽口，止齿血，治骨槽风。吴瑞。治金疮神验。陈承。去下焦肝肾虚热。时珍。

枸杞子

【修治】〔时珍曰〕凡用拣净枝梗，取鲜明者洗净，酒润一夜，捣烂入药。

【气味】苦，寒。〔权曰〕甘，平。

【主治】坚筋骨，耐老，除风，去虚劳，补精气。孟诜。主心病嗌干心痛，渴而引饮，肾病消中。好古。滋肾润肺。榨油点灯，明目。时珍。

【发明】〔弘景曰〕枸杞叶作羹，小苦。俗谚云：去家千里，勿食萝藦、枸杞。此言二物补益精气，强盛阴道也。枸杞根、实为服食家用，其说甚美，名为仙人之杖，远有旨乎。〔颂曰〕茎、叶及子，服之轻身益气。淮南枕中记，载西河女子服枸杞法：正月上寅采根，二月上卯治服之；三月上辰采茎，四月上巳治服之；五月上午采其叶，六月上未治服之；七月上申采花，八月上酉治服之；九月上戌采子，十月上亥治服之；十一月上子采根，十二月上丑治服之。又有花、实、根、茎、叶作煎，或单榨子汁煎膏服之者，其功并同。世传蓬莱县南丘村多枸杞，高者一二丈，其根盘结甚固。其乡人多寿考'亦饮食其水土之气使然。又润州开光寺大井旁生枸杞，岁久。土人目为枸杞井，云饮其水甚益人也。〔敩曰〕其根似物形状者为上。〔时珍曰〕按刘禹锡《枸杞井诗》云：僧房药树依寒井，井有清泉药有灵。翠黛叶生笼石甃，殷红子熟照铜瓶。枝繁本是仙人杖，根老能成瑞犬形。上品功能甘露味，还知一勺可延龄。又《续仙传》云：朱孺子见溪侧二花犬，逐入于枸杞丛下。掘之得根、形如二犬。烹而食之，忽觉身轻。周密《浩然斋日抄》云：宋徽宗时，顺州筑城，得枸杞于土中，其形如獒状，驰献阙下，乃仙家所谓千岁枸杞，其形如犬者。

据前数说，则枸杞之滋益不独子，而根亦不止于退热而已。但根、苗、子之气味稍殊，而主治亦未必无别。盖其苗乃天精，苦甘而凉，上焦心肺客热者宜之；根乃地骨，甘淡而寒，下焦肝肾虚热者宜之。此皆三焦气分之药，所谓热淫于内，泻以甘寒也。至于子则甘平而润，性滋而补，不能退热，止能补肾润肺，生精益气。此乃平补之药，所谓精不足者，补之以味也。分而用之，则各有所主；兼而用之，则一举两得。世人但知用黄芩、黄连，苦寒以治上焦之火；黄蘗、知母，苦寒以治下焦阴火。谓之补阴降火，久服致伤元气。而不知枸杞、地骨甘寒平补，使精气充而邪火自退之妙，惜哉！予尝以青蒿佐地骨退热，屡有殊功，人所未喻者。兵部尚书刘松石，讳天和，麻城人。所集保寿堂方，载地仙丹云：昔有异人赤脚张，传此方于猗氏县一老人，服之寿百余，行走如飞，发白反黑，齿落更生，阳事强健。此药性平，常服能除邪热，明目轻身。春采枸杞叶（名天精草），夏采花（名长生草），秋采子（名枸杞子），冬采根（名地骨皮），并阴干，用无灰酒浸一夜，晒露四十九昼夜，取日精月华气，待干为末，炼蜜丸如弹子大。每早晚各用一丸细嚼，以隔夜百沸汤下。此药采无刺味甜者，其有刺者服之无益。

溲疏（本经下品）

【释名】巨骨别录。

【集解】〔别录曰〕溲疏生熊耳川谷，及田野故丘墟地。四月采。〔当之曰〕溲疏一名杨栌，一名牡荆，一名空疏。皮白中空，时时有节。子似枸杞子，冬月熟，赤色，味甘苦。末代乃无识者。此非人篱垣之杨栌也。〔恭曰〕溲疏形似空疏，树高丈许，白皮。其子八九月熟，赤色，似枸杞，必两两相对，味苦，与空疏不同，空疏即杨栌，其子为荚，不似溲疏。〔志曰〕溲疏、枸杞虽则相似，然溲疏有刺，枸杞无刺，以此为别。〔颂曰〕溲疏亦有巨骨之名，如枸杞之名地骨，当亦相类。方书鲜用，宜细辨之。〔机曰〕按李当之但言溲疏子似枸杞子，不曾言树相似。马志因其子相似，遂谓树亦相似，以有刺、无刺为别。苏颂又因巨骨、地骨之名，疑其相类。殊不知枸杞未尝无刺，但小则刺多，大则刺少耳。《本草》中异物同名甚多，况一骨字之同耶？以此为言，尤见穿凿。〔时珍曰〕汪机所断似矣，而自亦不能的指为何物也。

【气味】辛，寒，无毒。〔别录曰〕苦，微寒。〔之才曰〕漏卢为之使。

【主治】皮肤中热，除邪气，止遗溺，利水道。本经。**除胃中热，下气。可作浴汤。**别录。〔时珍曰〕按孙真人《千金方》，治妇人下焦三十六疾。承泽丸中用之。

杨栌（唐本草）

【集解】〔恭曰〕杨栌一名空疏，所在皆有，生篱垣间。其子为荚。

叶

【气味】苦，寒，有毒。

【主治】疽瘘恶疮，水煮汁洗之，立瘥。唐本。

木耳菜部本条[①]。

石南（本经下品）

【释名】风药〔时珍曰〕生于石间向阳之处，故名石南，桂阳呼为风药，充茗及浸酒饮能愈头风，故名。按《范石湖[②]集》云：修江出栾茶，治头风。今南人无所谓栾茶者，岂即此物耶？

【集解】〔别录曰〕石南生华阴山谷。三月、四月采叶，八月采实，阴干。〔弘景曰〕今东间皆有之。叶如枇杷叶。方用亦稀。〔恭曰〕叶似蔄草，凌冬不凋。关中者叶细为好。江山以南者，叶长大如枇杷叶，无气味，殊不任用。〔保升曰〕终甫斜谷有石处甚饶。今市人以石韦为之，误矣。〔颂曰〕今南北皆有之。生于石上。株极有高大者。江湖间出者，叶如枇杷，上有小刺，凌冬不凋。春生白花成簇。秋结细红实。关陇间出者，叶似莽草，青黄色，背有紫点，雨多则并生，长及二三寸。根横，细紫色。无花实，叶至茂密。南北人多移植亭院间，阴翳可爱，不透日气。入药以关中叶细者为良。魏王《花木志》云：南方石南树野生。二月开花，连着实。实如燕覆子，八月熟。民采取核，和鱼羹尤美。今无用者。〔宗奭曰〕石南叶似枇杷叶之小者，而背无毛，光而不皱。正二月间开花。冬有二叶为花苞，苞既开，中有十五余花，大小如椿花，甚细碎。每一苞约弹许大，成一球。一花六叶，一朵有七八球，淡白绿色，叶末微淡赤色。花既开，蕊满花，但见蕊不见花。花才罢，去年绿叶尽脱落，渐生新叶。京洛、河北、河东、山东颇少，人故少用。湖南北、江西、二浙甚多，故人多用。

叶

【气味】辛、苦、平，有毒。〔之才曰〕五加皮为使。恶小蓟。

【主治】养肾气，内伤阴衰，利筋骨皮毛。本经。疗脚弱五脏邪气，除热。女子不可久服，令思男。别录。能添肾气、治软脚烦闷疼，杀虫，逐诸风。甄权。浸酒饮，治头风。时珍。

【发明】〔恭曰〕石南叶为疗风邪丸散之要，今医家不复用其实矣。〔权曰〕虽能养肾，亦令人阳痿。〔时珍曰〕古方为治风痹肾弱要药。今人绝不知用，识者亦少，盖由甄氏《药性论》有令阴痿之说也。殊不知服此药者，能令肾强，嗜欲之人藉此放恣，以致痿弱，归咎于药，良可慨也。毛文锡《茶谱》云：湘人四月采杨桐草，捣汁浸米蒸，作为饭食；必采石南芽为茶饮，乃去风也。暑月尤宜。杨桐即南烛也。

———————————

① 菜部本条：原脱，据张本补。

② 湖：原作"明"，据本书卷一引据经史百家书目改。

实一名鬼目。

【主治】杀蛊^①毒，破积聚，逐风痹。本经。

牡荆（另碌上品）

【校正】并入别录有名未用荆茎。

【释名】黄荆图经、小荆本经、楚〔弘景曰〕既是牡荆，不应有子。小荆应是牡荆。牡荆子大于蔓荆子，而反呼小荆，恐以树形为言。不知蔓荆树亦高大也。〔恭曰〕牡荆作树，不为蔓生，故称为牡，非无实之谓也。蔓荆子大，牡荆子小，故呼小荆。〔时珍曰〕古者刑杖以荆，故字从刑。其生成丛而疏爽，故又谓之楚，从林，从疋，疋即疏字也，济楚之义取此。荆楚之地，因多产此而名也。

【集解】〔别录曰〕牡荆实生河间、南阳、冤句山谷，或平寿、都乡高岸上及田野中。八月、九月采实，阴干。〔弘景曰〕论蔓荆即应是今^②作棰之荆。其子殊细，正如小麻子，色青黄。牡荆乃出北方，始如豆大，正圆黑。仙术多用牡荆，今人都无识者。李当之《药录》言：溲疏一名杨栌，一名牡荆，理白中虚，断植即生。按今溲疏主疗与牡荆都不同，形类乖异。而仙方用牡荆，云能通神见鬼、非惟其实，枝叶并好。又云：荆树必枝叶相对者是牡荆，不对者即非牡荆也。并莫详虚实，更须博访。〔恭曰〕牡荆即作棰杖者，所在皆有之。实细黄色，茎劲作树生。汉书郊祀志以牡荆茎为幡竿，则明知非蔓荆也。有青、赤二种，以青者为佳。今人相承多以牡荆为蔓荆，此极误也。〔颂曰〕牡荆，今眉州、蜀州及近汴京亦有之，俗名黄荆是也。枝茎坚劲，作科不作蔓。叶如蓖麻，更疏瘦。花红作穗。实细而黄，如麻子大。或云即小荆也。按陶隐居《登真隐诀》云：荆木之叶、华，通神见鬼精。注云：荆有三种。荆木即今作棰杖者，叶香，亦有花、子，子不入药。方术则用牡荆，其子入药，北人元识其木者。天监三年，天子将合神仙饮。《奉敕论牡荆》曰：荆，花白多子，子粗者，历历疏生，不过三两茎，多不能圆，或扁或异，或多似竹节。叶与余荆不殊。蜂多采牡荆，牡荆汁冷而甜。余荆被烧，则烟火气苦。牡荆慢质实，烟火不入其中，主治心风第一。于时远近寻觅，遂不值也。〔保升曰〕陶氏不惟不别蔓荆，亦不识牡荆。蔓荆蔓生，牡荆树生，理自明矣。〔时珍曰〕牡荆处处山野多有，樵采为薪。年久不樵者，其树大如碗也。其木心方，其枝对生，一枝五叶或七叶。叶如榆叶，长而尖，有锯齿。五月杪问开花成穗，经紫色。其子大如胡荽子，而有白膜皮裹之，苏颂云叶似蓖麻者，误矣。有青、赤二种：青者为荆，赤者为梏。嫩条皆可为笛囤。古者贫妇以荆为钗，即此二木也。按裴渊《广州记》云：荆有三种：金荆可作枕，紫荆可作床，白荆可作履。与他处牡荆、蔓荆全异。宁浦有牡荆，指病自愈。节不相当者，月晕时刻之，与病人身齐等，置床下，病虽危亦无害也。杜宝《拾遗录》云：南方林邑诸地，

---

① 杀蛊：原作"虫虫"，据张本改，与《唐本草》卷十四、《千金翼方》卷三及《政和本草》卷十四石南条均一致。

② 今：原作"即"，据张本改。

在海中。山中多金荆，大者十围，盘屈瘤蹙，文如美锦，色如真金。工人用之，贵如沉、檀。此皆荆之别类也。春秋运斗枢云：玉衡星散而为荆。

牡荆

黄荆

实

【气味】苦，温，无毒。〔时珍曰〕辛，温。〔之才曰〕防己为之使，畏石膏。

【主治】除骨间寒热，通利胃气，止咳逆，下气。别录。得柏实、青葙、术，疗风。之才。炒焦为末，饮服，治心痛及妇人白带。震亨。用半升炒熟，入酒一盏，煎一沸。热服。治小肠和疝气甚效。浸酒饮，治耳聋。时珍。

叶

【气味】苦，寒，无毒。

【主治】久病，霍乱转筋，血淋，下部疮，湿暨薄脚，主脚气肿满。别录。

【发明】崔[1]元亮海上集验方：治腰脚风湿痛蒸法：用荆叶不限多少，蒸置大瓮中，其下着火温之。以病人置叶中，须臾当汗出。蒸时常旋旋吃饭，稍倦即止。便以被盖避风，仍进葱豉酒及豆酒亦可，以瘥为度。〔时珍曰〕蒸法虽妙，止宜施之野人。李仲南《永类方》云：治脚气诸病，用荆茎于坛中烧烟，熏涌泉穴及痛处，使汗出则愈。此法贵贱皆可用者。又谈坤翁《试验方》：治毒蛇、望板归蜇伤，满身洪肿发泡。用黄荆嫩头捣汁涂泡上，渣盦咬处，即消。此法乃出于葛洪《肘后方》（治诸蛇，以荆叶捣烂袋盛，薄于肿上）者也。《物类相感志》云：荆叶逼蚊。

根

【气味】甘，苦，平，无毒。〔时珍曰〕苦、微辛。

【主治】水煮服，治心风头风，肢体诸风，解肌发汗。别录。

【发明】〔时珍曰〕牡荆苦能降，辛温能散；降则化痰，散则祛风，故风痰之病宜之。其解肌发汗之功，世无知者。按王氏《奇[2]方》云：一人病风数年。予以七叶黄荆根皮、五加根皮、接骨草等分，煎汤日服，遂愈。盖得此意也。

荆茎〔别录有名未用云〕八月、十月采，阴干。〔藏器曰〕即今荆杖也。煮汁堪染。

【主治】灼烂。别录 治灼疮发热焮疮，有效。藏器。同荆芥、荜拔煎水，漱风牙痛。时珍。

荆沥

【修治】〔时珍曰〕取法：用新采荆茎，截尺五长，架于两砖上，中间烧火炙之，两头以器承取，热服，或入药中。又法：截三四寸长，束入瓶中，仍以一瓶合住固，外以糠火煨烧，其汁沥入下瓶中，亦妙。

【气味】甘，平，无毒。

【主治】饮之，去心闷烦热，头风旋运目眩，心漾漾欲吐，卒失音，小

---

① 崔：原作"集"，据张本改，并与本书卷一引据古今医家书目一致。

② 奇：原作"寄"，据张本改，与本书卷一引据古今医家书目一致。

儿心热惊痫，止消渴：除痰唾，令人不睡。藏器。除风热，开经络，导痰涎，行血气，解热痢。时珍。

【发明】〔时珍曰〕荆沥气平味甘，化痰去风为妙药。故孙思邈《千金翼》云：凡患风人多热，常宜以竹沥、荆沥、姜汁各五合，和匀热服，以搓为度。陶弘景亦云：牡荆汁治心风为第一。《延年秘录》云：热多用竹沥，寒多用荆沥。〔震亨曰〕二汁同功，并以姜汁助送，则不凝滞，但气虚不能食者，用竹沥；气实能食者，用荆沥。

蔓荆（本经上品）

【释名】〔恭曰〕蔓荆苗蔓生，故名。

【集解】〔恭曰〕蔓荆生水滨。苗茎蔓延长丈余。春因旧枝而生小叶，五月叶成，似杏叶。六月有花，红白色，黄蕊。九月有实，黑斑，大如梧子而虚轻。冬则叶凋。今人误以小荆为蔓荆，遂将蔓荆为牡荆也。〔大明曰〕海盐亦有之。大如豌豆，蒂有轻软小盖子，六、七、八月采之。〔颂曰〕近汴京及秦、陇、明、越州多有之。苗茎高四五尺，对节生枝，叶类小楝，至夏盛茂。有花作穗淡红色，蕊黄白色，花下有青萼。至秋结子。旧说蔓生，而今所有并非蔓也。〔宗奭曰〕诸家所解，蔓荆、牡荆纷纠不一。《经》既言蔓荆明是蔓生，即非高木也；既言牡荆，则自木上生，又何疑焉？〔时珍曰〕其枝小弱如蔓，故名蔓生。

蔓　荆

实

【修治】〔敩曰〕凡使，去蒂子下白膜一重，用酒浸一伏时，蒸之从巳至未，熬干用。〔时珍曰〕寻常只去膜打碎用之。

【气味】苦，微寒，无毒。〔别录曰〕辛。平，温。〔元素曰〕味辛温，气清。阳中之阴。入太阳经。胃虚人不可服，恐生痰疾。〔之才曰〕恶乌头、石膏。

【主治】筋骨间寒热，湿痹拘挛，明目坚齿，利九窍，去白虫。久服，轻身耐老。小荆实亦等。本经。风头痛，脑鸣，目泪出，益气。令人光泽脂致。别录。治贼风，长髭发。甄权。利关节，治痫疾，赤眼。大明。太阳头痛，头沉昏闷，除昏暗，散风邪，凉诸经血，止目睛内痛。元素。搜肝风。好古。

【发明】〔恭曰〕小荆实即牡荆子，其功与蔓荆同，故曰亦等也。〔时珍曰〕蔓荆气清味辛，体轻而浮，上行而散。故所主者，皆头面风虚之证。

栾荆（唐本草）

【释名】顽荆图经。

【集解】〔恭曰〕栾荆茎、叶都似石南，干亦反卷，经冬不死，叶上有细黑点者，真也，

栾荆
石荆小

今雍州所用者是。而洛州乃用石荆当之，非也。俗方大用，而《本草》不载，亦无别名。但有栾华，功用又别，非此物花也。〔颂曰〕栾荆今生东海及淄州、汾。所生者皆枝茎白，叶小圆而青色，颇似榆叶而长，冬夏不凋。六月开花，花有紫、白二种。子似大麻。四月采苗叶，八月采子。〔宗奭曰〕栾荆即牡荆也，子青色如茱萸，不合更立此条。苏恭又称石荆当之，转见穿凿。〔时珍曰〕按许慎《说文》云：栾，似木兰。木兰叶似桂，与苏恭所说叶似石南者相近。苏颂所图者即今牡荆，与《唐本草》者不合。栾荆是苏恭收入《本草》，不应自误。盖后人不识，遂以牡荆充之，寇氏亦指为牡荆耳。

子

【气味】辛、苦，温，有小毒。〔权曰〕甘、辛，微热，无毒。决明为之使。恶石膏。

【主治】大风，头面手足诸风，癫痫狂痉，湿痹寒冷疼痛。唐本。四肢不遂，通血脉，明目，益精光。甄权。合栢油同熬，涂人畜疮疥。苏颂。

石荆（拾遗）

【集解】〔藏器曰〕石荆似荆而小，生水旁，《广济方》一名水荆是也。苏颂言洛人以当栾荆者，非也。

【主治】烧灰淋汁浴头，生发令长。藏器。

紫荆（宋开宝）

【校正】并入拾遗紫珠。

【释名】紫珠拾遗、皮名肉红纲目、内消。〔时珍曰〕其木似黄荆而色紫，故名。其皮色红而消肿，故疡科呼为肉红，又曰内消，与何首乌同名。

紫　荆

【集解】〔颂曰〕紫荆处处有之，人多种于庭院间。木似黄荆，叶小无桠，花深紫可爱。〔藏器曰〕即田氏之荆也。至秋子熟，正紫，圆如小珠，名紫珠。江东林泽间尤多。〔宗奭曰〕春开紫花甚细碎，共作朵生；出无常处，或生于本身之上，或附根上枝下，直出花。花罢叶出，光紧微圆。园圃多植之。〔时珍曰〕高树柔条，其花甚繁，岁二三次。其皮入药，以川中厚而紫色、味苦如胆者为胜。

木并皮

【气味】苦，平，无毒。〔藏器曰〕苦，寒。〔大明曰〕皮、梗及花，气味功用并同。

【主治】**破宿血，下五淋，浓煮汁服。**开宝。**通小肠。**大明。**解诸毒物，痈疽喉痹，飞尸蛊毒，肿下瘘，蛇、虺、虫、蚕、狂犬毒，并煮汁服。亦以汁洗疮肿，除血长肤。**藏器。**活血行气，消肿解毒，治妇人血气疼痛，经水凝涩。**时珍。

【发明】〔时珍曰〕紫荆气寒味苦，色紫性降，入手足厥阴血分。寒胜热，苦走骨，紫入营。故能活血消肿，利小便而解毒。杨清曳仙传方有冲和膏，以紫荆为君，盖亦得此意也。其方治一切痈疽发背流注诸肿毒，冷热不明者：紫荆皮（炒）三两，独活（去节，炒）三两，赤芍药（炒）二两，生白术一两，木蜡（炒）一两，为末。用葱汤调，热敷。血得热则行，葱能散气也。疮不甚热者，酒调之。痛甚者，加乳香。筋不伸者，亦加乳香。大抵痈疽流注，皆是气血凝滞所成。遇温则散。遇凉则凝。此方温平。紫荆皮乃木之精，破血消肿。独活乃土之精，止风动血，引拔骨中毒，去痹湿气。芍药乃火之精，生血止痛。木蜡乃水之精，消肿散血，同独活能破石肿坚硬，白芷乃金之精，去风生肌止痛。盖血生则不死，血动则流通，肌生则不烂，痛止则不掀，风去则血自散，气破则硬可消，毒自除。五者交治，病安有不愈者乎？

木槿（日华）

【释名】椵音徒乱切。榇音衬。蕣音舜。曰及纲目、**朝开暮落花**纲目、**藩篱草**纲目、**花奴玉蒸**。〔时珍曰〕此花朝开暮落，故名曰及。日槿日榇，犹仅荣一瞬之义也。尔雅云：椵，木槿。榇，木槿。郭璞注云，别二名也。或云：白日椵，赤日榇。齐鲁谓之玉蒸，言其美而多也。诗云"颜如舜华"即此。

【集解】〔宗奭曰〕木槿花如小葵，淡红色，五叶成一花，朝开暮敛。湖南北人家多种植为篱障。花与枝两用。〔时珍曰〕槿，小木也。可种可插，其木如李。其叶未尖而有丫齿。其花小而艳，或白或粉红，有单叶、千叶者。五月始开，故《逸书月令》云："仲夏之月木槿荣"是也。结实轻虚，大如指头，秋深自裂，其中子如榆荚、泡桐、马兜铃之仁。种之易生。嫩叶可茹，作饮代茶。今疡医用皮治疮癣，多取川中来者，厚而色红。

皮并根

【气味】甘，平，滑，无毒。〔大明曰〕凉。

【主治】**止肠风泻血，痢后热渴，作饮服之，令人得睡，并炒用。**藏器。**治赤白带下，肿痛疥癣，洗目令明，润燥活血。**时珍。

【发明】〔时珍曰〕木槿皮及花，并滑如葵花，故能润燥。色如紫荆，故能活血。川中来者，气厚力优，故尤有效。

花

【气味】同皮。

【主治】肠风泻血，赤白痢，并焙入药。作汤代茶，治风。大明。消疮肿，利小便，除湿热。时珍。

　　子

【气味】同皮。

【主治】偏正头风，烧烟熏患处。又治黄水脓疮，烧存性，猪骨髓调涂之。时珍。

扶桑（纲目）

【释名】佛桑霏雪录、朱槿草木状、赤槿同、日及〔时珍曰〕东海日出处有扶桑树。此花光艳照日，其叶似桑，因以比之。后人讹为佛桑。乃木槿别种，故曰及诸名亦与之同。

【集解】〔时珍曰〕扶桑产南方，乃木槿别种。其枝柯柔弱，叶深绿，微涩如桑。其花有红、黄、白三色，红者尤贯，呼为朱槿。嵇含《草木状》云：朱槿一名赤槿，一名日及，出南凉郡。花、茎、叶皆如桑。其叶光而厚。木高四五尺，而枝叶婆娑。其花深红色，五出，大如蜀葵，重敷柔泽。有蕊一条，长如花叶，上缀金屑，日光所烁，疑若焰生。一丛之上，日开数百朵，朝开暮落。自二月始，至中冬乃歇。插树即活。

　　叶及花

【气味】甘，平，无毒。

【主治】痈疽腮肿，取叶（或花）同白芙蓉叶、牛旁叶、白蜜研膏傅之，即散。时珍。

木芙蓉（纲目）

【校正】并入图经地芙蓉。

【释名】地芙蓉图经、木莲纲目、华木纲目、柜木音化、拒霜〔时珍曰〕此花艳如荷花，放有芙蓉、木莲之名。八九月始开，故名拒霜。俗呼为柜皮树。相如赋谓之华木。注云：皮可为索也。苏东坡诗云：唤作拒霜犹未称，看来却是最宜霜。苏颂图经本草有地芙蓉，云出鼎州，九月采叶，治疮肿，盖即此物也。

【集解】〔时珍曰〕木芙蓉处处有之，插条即生，小木也。其干丛生如荆，高者丈许。其叶大如桐，有五尖及七尖者，冬凋夏茂。秋半始着花，花类牡丹、芍药，有红者、白者、黄者、千叶者，最耐寒而不落。不结实。山人取其皮为索。川、广有添色拒霜花，初开白

木芙蓉
拒霜

色，次日稍红，又明日则深红，先后相间如数色。霜时采花，霜后采叶，阴干入药。

叶并花

【气味】微辛，平，无毒。

【主治】清肺凉血，散热解毒，治一切大小痈疽肿毒恶疮，消肿排脓止痛。时珍。

【发明】〔时珍曰〕芙蓉花并叶，气平而不寒不热，味微辛而性滑涩粘，其治痈肿之功，殊有神效。近时疡医秘其名为清凉膏、清露散、铁箍散，皆此物也。其方治一切痈疽发背，乳痈恶疮，不拘已成未成，已穿未穿。并用芙蓉叶，或根皮，或花，或生研，或干研末，以蜜调涂于肿处四围，中间留头，干则频换。初起者，即觉清凉，痛止肿消。已成者，即脓聚毒出。已穿者，即脓出易敛。妙不可言。或加生赤小豆末，尤妙。

山茶（纲目）

山茶

【释名】〔时珍曰〕其叶类茗，又可作饮，故得茶名。

【集解】〔时珍曰〕山茶产南方。树生，高者丈许，枝干交加。叶颇似茶叶，而厚硬有棱，中阔头尖，面绿背淡。深冬开花，红瓣黄蕊。格古论云：花有数种：宝珠者，花簇如珠，最胜。海榴茶花蒂青，石榴茶中有碎花，踯躅茶花如杜鹃花，宫粉茶、串珠茶皆粉红色。又有一捻红、千叶红、千叶白等名，不可胜数，叶各小异。或云亦有黄色者。《虞衡志》云：广中有南山茶，花大倍中州者，色微淡，叶薄有毛。结实如梨，大如拳，中有数核，如肥皂子大。周定王《救荒本草》石：山茶嫩叶炸熟水淘可食，亦司蒸晒作饮。

花

【主治】吐血衄血，肠风下血，并用红者为末，入童溺、姜汁及酒调服，可代郁金。震亨。汤火伤灼，研末，麻油调涂。时珍。

子

【主治】好人发䐃，研末掺之。时珍。摘玄方。

蜡梅（纲目）

【释名】黄梅花〔时珍曰〕此物本非梅类，因其与梅同时，香又相近，色似蜜蜡，故得此名。

【集解】〔时珍曰〕蜡梅小树，丛枝尖叶。种凡三种：以子种出不经接者，腊月开小花而香淡，名狗蝇梅；经接而花疏，开时含口者，名磐口梅；花密而香浓，色深黄如紫檀者，名檀香梅，最佳。结实如垂铃，尖长寸余，子在其中。其树皮浸水磨黑，有光彩。

蜡梅

花

【气味】辛，温，无毒。

【主治】解暑生津。时珍。

伏牛花（宋开宝）

【校正】并入图经虎刺。

【释名】隔虎刺花未详。

【集解】〔颂曰〕伏牛花生蜀地，所在皆有，今惟益州蜀地有之，多生川泽中。叶青细，似黄蘗叶而不光，茎亦有刺。开花淡黄色作穗，似杏花而小。三月采。阴干。又睦州所生虎刺，云凌冬不凋，彼人无时采根、叶，治风肿疾。

伏牛花
虎刺

花

【气味】苦、甘，平，无毒。

【主治】久风湿痹，四肢拘挛，骨肉疼痛。作汤，治风眩头痛，五痔下血。开宝。

【发明】〔时珍曰〕伏牛花治风湿有名，而用者颇少。杨子建护命方，有伏牛花散，治男女一切头风，发作有时，甚则大腑热秘。用伏牛花、山茵陈、桑寄生、白牵牛、川芎劳、白僵蚕、蝎梢各二钱，荆芥穗四钱，为末，每服二钱，水煎一沸，连滓服。

根 叶 枝

【主治】一切肿痛风疾，细锉焙研，每服一钱匕，用温酒调下。颂。

密蒙花（宋开宝）

密蒙花

【校正】慎微曰：自草部移入木部。

【释名】水锦花炮炙论。〔时珍曰〕其花繁密蒙茸如簇锦，故名。

【集解】〔颂曰〕密蒙花，蜀中州郡皆有之。树高丈余。叶似冬青叶而厚，背白有细毛，又似橘叶。花微紫色。二月、三月采花，暴干用。〔宗奭曰〕利州甚多。叶冬不凋，亦不似冬青，柔而不光洁，不深绿。其花细碎，数十房成一朵，冬生春开。

花

【修治】〔敩曰〕凡使拣净，酒浸一宿，漉出候干，拌蜜令润，蒸之从卯至酉，日干再拌蒸，如此三度，日干用。每一两用酒八两，蜜半两。

【气味】甘，平，微寒，无毒。

【主治】**青盲肤翳，赤肿多眵泪，消目中赤脉，小儿麸豆及痘气攻眼。**开宝。**羞明怕日。**刘守真。**人肝经气、血分，润肝燥。**好古。

木绵（纲目）

【释名】**古贝**纲目、**古终**〔时珍曰〕木绵有二种：似木者名古贝，似草者名古终。或作吉贝者，乃古贝之讹也。梵书谓之睐婆，又曰迦罗婆劫。

【集解】〔时珍曰〕木绵有草、木二种。交广木绵，树大如抱。其枝似桐。其叶大如胡桃叶。入秋开花，红如山茶花，黄蕊，花片极厚，为房甚繁，短侧相比。结实大如拳，实中有白绵，绵中有子。今人谓之斑枝花，讹为攀枝花。李延寿《南史》所谓林邑诸国出古贝花，中如鹅毳，抽其绪，纺为布；张勃《吴录》所谓交州，永昌木绵树高过屋，有十余年不换者，实大如杯，花中绵软白，可为绳絮及毛布者，皆指似木之木绵也。江南、淮北所种木绵，四月下种，茎弱如蔓，高者四五尺，叶有三尖如枫叶，入秋开花黄色，如葵花而小，亦有红紫者，结实大如桃，中有白绵，绵中有子，大如梧子，亦有紫绵者，八月采棣，谓之绵花；李延寿《南史》所谓高昌国有草，实如茧，中丝为细纩，名曰白叠，取以为帛，甚软白；沈怀远《南越志》所谓桂州出古终藤，结实如鹅毳，核如珠珣，治出其核，纺如丝绵，染为斑布者，皆指似草之木绵也。此种出南番，宋末始入江南，今则遍及江北与中州矣。不蚕而绵，不麻而布，利被天下，其益大哉。又《南越志》言：南诏诸蛮不养蚕，惟收娑罗木子中白絮，纫为丝，织为幅，名娑罗笼段。祝穆《方舆志》言：平缅出姿罗树，大者高三五丈，结子有绵，纫绵织为白毡兜罗绵。此亦斑枝花之类，各方称呼不同耳。

木　绵

白绵及布

【气味】甘，温，无毒。

【主治】**血崩金疮，烧灰用。**时珍。

子油用两瓶合烧取沥。

【气味】辛，热，微毒。

【主治】**恶疮疥癣。燃灯，损目。**时珍。

柞木（宋嘉祐）

【释名】**凿子木**〔时珍曰〕此木坚韧，可为凿柄，故俗名凿子木。方书皆作柞木，盖昧此义也。柞乃橡栎之名，非此木也。

【集解】〔藏器曰〕柞木生南方，细叶，今之作梳者是也。〔时珍曰〕此木处处山中有之，高者丈余。叶小而有细齿，光滑而韧。其木及叶丫皆有针刺，经冬不凋。五月开碎白花，不结子。其木心理皆白色。

木皮

【气味】苦，平，无毒。〔时珍曰〕酸，涩。

【主治】黄疸病，烧末，水服方寸匕，日三。藏器。治鼠瘘难产，催生利窍。时珍。

叶

【主治】肿毒痈疽。时珍。

黄杨木（纲目）

【集解】〔时珍曰〕黄杨生诸山野中，人家多栽插之。枝叶攒簇上耸，叶似初生槐芽而青厚，不花不实，四时不凋。其性难长，俗说岁长一寸，遇闰则退。今试之，但闰年不长耳。其木坚腻，作梳剜印最良。按段成式《酉阳杂俎》云：世重黄杨，以其无火也。用水试之，沉则无火。凡取此木，必以阴晦，夜无一星，伐之则不裂。

叶

【气味】苦，平，无毒。

【主治】妇人难产，入达生散中用。又主暑月生疖，捣烂涂之。时珍。

不凋木（拾遗）

【集解】〔藏器曰〕生太白山岩谷。树高二三尺，叶似槐，茎赤有毛如棠梨，四时不凋。

【气味】苦，温，无毒。

【主治】调中补衰，治腰脚，去风气，却老变白。藏器。

卖子木（唐本草）

【释名】买子木。

【集解】〔恭曰〕卖子木出岭南、邛州山谷中。其叶似柿。〔颂曰〕今惟川西、渠州岁贡，作买子木。木高五七尺，径寸许。春生嫩枝条，叶尖，长一二寸，俱青绿色，枝梢淡紫色。

四五月开碎花，百十枝围攒作大朵，焦红色。随花便生子如椒目，在花瓣中黑而光洁，每株花栽三五大朵尔。五月采其枝叶用，〔时珍曰〕《宋史》渠州贡买子木并子，则子亦当与枝叶同功，而《本草》缺载，无从考访。

卖子木

买子木 渠州

木

【修治】〔敩曰〕凡采得粗捣，每一两用酥五钱，向炒干入药。

【气味】甘、微咸，平，无毒。

【主治】折伤血内溜，续绝补骨髓，止痛安胎。唐本。

木天蓼（唐本草）

【校正】并入拾遗小天蓼。

【释名】〔时珍曰〕其树高而味辛如蓼，故名。又马蓼，亦名天寥，而物异。

木天蓼

申州

【集解】〔恭曰〕木天蓼所在皆有，生山谷中。今安州、申州作藤蔓，叶似柘，花白，子如枣许，无定形，中瓤似茄子，味辛，啖之以当姜、蓼。〔藏器曰〕木蓼，今时所用出山南凤州。树高如冬青，不凋。不当以藤天蓼为注，既云木蓼，岂是藤生？自有藤蓼耳。藤蓼生江南、淮南山中，藤着树生，叶如梨，光而薄，子如枣，即苏恭以为木天蓼者。又有小天蓼，生天目山、四明山，树如厄子，冬月不凋，野兽食之。是有三天蓼，俱能逐风，而小者为胜。〔颂曰〕木天蓼今出信阳。木高二三丈。三月、四月开花似柘花。五月采子，子作球形似槲麻，子可藏作果食。苏恭所说自是藤天蓼也。〔时珍曰〕天蓼虽有三种，而功用仿佛，盖一类也。其子可为烛，其芽可食。故陆玑云：木蓼为烛，明如胡麻。薛田咏蜀诗，有"地丁叶嫩和岚采，天蓼芽新入粉煎"之句。

枝叶

【气味】辛，温，有小毒。

【主治】症结积聚，风劳虚冷，细切酿酒饮。唐本。

小天蓼

【气味】甘，温，无毒。

【主治】一切风虚羸冷，手足疼痹，无论老幼轻重，浸酒及煮汁服之。十许日，觉皮肤间风出如虫行。藏器。

【发明】〔藏器曰〕木天蓼出深山中，人云久服损寿，以其逐风损气故也。藤天蓼、小天蓼三者，俱能逐风。其中优劣，小者为胜。

子

【气味】苦、辛，微热，无毒。

【主治】贼风口面㖞斜，冷疰癖气块，女子虚劳。甄权

根

【主治】风虫牙痛，捣丸塞之，连易四五次，除根。勿咽汁。时珍。出普济。

放杖木 （拾遗）

放杖木

【集解】〔藏器曰〕生温、括、睦、婺诸州山中。树如木天蓼。老人服之，一月放杖，故以为名。

【气味】甘，温，无毒。

【主治】一切风血，理腰脚，轻身变白不老，浸酒服之。藏器。

接骨木 （唐本草）

接骨木

【释名】续骨木纲目、木蒴藋〔颂曰〕接骨以功而名。花、叶都类蒴藋、陆英、水芹辈，故一名木蒴藋。

【集解】〔恭曰〕所在皆有之。叶如陆英，花亦相似。但作树高一二丈许，木体轻虚无心。斫枝插之便生，人家亦种之。

【气味】甘、苦，平，无毒。〔藏器曰〕捣汁亦吐人。有小毒。

【主治】折伤，续筋骨，除风痹龋齿，可作浴汤。唐本。根皮：主痰饮，下水肿及痰疟，煮汁服之，当利下及吐出。不可多服。藏器。打伤瘀血及产妇恶血，一切血不行，或不止，并煮汁服。时珍。出千金。

【主治】痰疟，大人七叶，小儿三叶，生捣汁服，取吐。藏器。

灵寿木 （拾遗）

【释名】扶老杖孟康、椐。

【集解】〔藏器曰〕生剑南山谷。圆长皮紫。《汉书》：孔光年老，赐灵寿杖。颜师古注云：木似竹有节，长不过八九尺，围三四寸，自然有合杖制，不须削理。作杖，令人延年益寿。〔时珍曰〕陆氏《诗疏》云：椐即樻也。节中肿，似扶老，即今灵寿也。人以作杖及马鞭。弘农郡共北山有之。

根皮

【气味】苦，平。

【主治】止水。藏器。

楤木（音葱。拾遗）

【集解】〔藏器曰〕生江南山谷。高丈余，直上无枝，茎上有刺。山人折取头茹食，谓之吻头。〔时珍曰〕今山中亦有之。树顶丛生叶，山人采食，谓之鹊不踏，以其多刺而无枝故也。

白皮

【气味】辛，平，有小毒。

【主治】水癖，煮汁服一盏，当下水。如病已困，取根捣碎，坐之取气，水自下。又能烂人牙齿，有虫者取片许内孔中，当自烂落。藏器。

木麻（拾遗）

【集解】〔藏器曰〕生江南山谷林泽。叶似胡麻相对，山人取以酿酒饮。

【气味】甘，温，无毒。

【主治】老血，妇人月闭，风气羸瘦症瘕。久服，令人有子。藏器。

大空（唐本草）

【集解】〔恭曰〕大空生襄州，所在山谷中亦有之，秦陇人名独空。作小树，抽条高六七尺。叶似楮，小圆厚。根皮赤色。〔时珍曰〕小树大叶，似桐叶而不尖，深绿而皱纹。根皮虚软，山人采杀虱极妙。捣叶筛蔬圃中，杀虫。

根皮

【气味】苦、平，有小毒。

【主治】杀三虫。作末和油涂发，虮虱皆死。藏器。

第三十七卷　木部四至六目录

仙人杖嘉祐

鬼齿拾遗

上附方旧十七，新二十。

木之六（杂木类七种　附录一十九种）

淮木本经

城东腐木别录

东家鸡栖木拾遗

古厕木拾遗

古榇板拾遗

震烧木拾遗

河边木拾遗

上附方新一。

【附录】别录八种，海药二种，拾遗九种。

新雉木	合新木
俳蒲木	遂阳木
学木核	枸核
水核	荻皮
栅木皮	乾陀木
马疡木	角落木
芙树	白马骨
慈母	黄屑
那耆悉	帝休
大木皮	

第三十七卷　木部四至六

木之四（寓木类一十二种）

茯苓（本经上品）

【释名】伏灵纲目、**伏菟**本经、**松腴　不死面**记事珠、抱根者名**伏神**别录〔宗奭曰〕多年樵斫之松根之气味，抑郁未绝，精英未沦。其精气盛者，发泄于外。结为茯苓，故不抱根，离其本体，有零之义也。津气不盛，止能附结本根，既不离本，故曰伏神。〔时珍曰〕茯苓，《史记·龟策传》作伏灵。盖松之神灵之气，伏结而成，故谓之伏灵、伏神也。《仙经》言伏灵大如拳者，佩之令百鬼消灭，则神灵之气，亦可征矣。俗作苓者，传写之讹尔。下有伏灵，上有兔丝，故又名伏兔。或云："其形如兔故名"亦通。

【集解】〔别录曰〕茯苓、茯神生大山山谷大松下。二月、八月采，阴干。〔弘景曰〕今出郁州。大者如三四升器，外皮黑而细皱，内坚白，形如鸟、兽、龟、鳖者良。虚赤者不佳。性无朽蛀，埋地中三十年，犹色理无异也。〔恭曰〕今太山亦有茯苓，实而理小，不复采用。第一出华山，形极粗大。雍州南山亦有，不如华山。〔保升曰〕所在大松处皆有，惟华山最多。生枯松树下，形块无定，以似龟、鸟形者为佳。〔禹锡曰〕《范子计然》言：茯苓出嵩山及三辅。淮南子言：千年之松，下有茯苓，上有兔丝。《典术》言：松脂入地千岁为茯苓，望松树赤者下有之。《广志》言：茯神乃松汁所作，胜于茯苓。或云即茯苓贯着松根者。生朱提濮阳县。

茯苓

〔颂曰〕今太、华、嵩山皆有之。出大松下，附根而生，无苗、叶、花、实，作块如拳在土底，大者至数斤，有赤、白二种。或云松脂变成，或云假松气而生。今东人见山中古松久为人斩伐，其枯折搓桩，枝叶不复上生者，谓之茯苓拨。即于四面丈余地内，以铁头锥刺地。如有茯苓，则锥固不可拔，乃掘取之。其拨大者，茯苓亦大。皆自作块，不附着根。其包根而轻虚者为茯神。则假气生者，其说胜矣。《龟策传》云：茯苓在兔丝之下，状如飞鸟之形。新雨已霁，天静无风，以火夜烧兔丝去之，即篝烛此地罩之，火灭即记其处。明乃掘取，人地四尺或七尺得矣。此类今不闻有之。〔宗奭曰〕上有兔丝之说，甚为轻信。〔时珍曰〕下有茯苓，则上有灵气如丝之状，山人亦时见之。非兔丝子之兔丝也。注《淮南子》者，以兔丝子及女萝为说，误矣。茯苓有大如斗者，有坚如石者，绝胜其轻虚者不佳，盖年浅未坚故尔。刘宋王微《茯苓赞》云：皓苓下居，彤丝上荟。中状鸡凫，其容龟蔡。神侔少司，保延幼艾。终志不移，柔红可佩。观此彤丝，即兔丝之证矣。寇氏未解此义。

【修治】〔敩曰〕凡用皮，去心，捣细，于水盆中搅浊，浮者滤去之。此是茯苓赤筋，若误服饵，令人瞳子并黑睛点小，兼盲目。〔弘景曰〕作丸散者，先煮二三沸乃切，暴干用。

【气味】甘，平，无毒。〔元素曰〕性温，味甘而淡，气味俱薄，浮而升，阳也。〔之才曰〕马间为之使。得甘草、防风、芍药、紫石英、麦门冬，共疗五脏。恶白蔹，畏牡蒙、地榆、雄黄、秦艽、龟甲，忌米醋及酸物。〔弘景曰〕药无马问，或是马茎也。〔恭曰〕李氏本草：马刀为茯苓使。间字草书似刀字，传讹尔。〔志曰〕二注恐皆非也。当是马蔺字。

【主治】胸胁逆气，忧恚惊邪恐悸，心下结痛，寒热烦满咳逆，口焦舌干，利小便。久服，安魂养神，不饥延年。本经。**止消渴好睡，大腹淋沥，膈中痰水，水肿淋结，开胸腑，调脏气，伐肾邪，长阴，益气力，保神气。**别录。**开胃止呕逆，善安心神，主肺痿痰壅，心腹胀满，小儿惊痛，女人热淋。**甄权。**补五劳七伤，开心益志，止健忘，暖腰膝，安胎。**大明。**止渴，利小便，除湿益燥，和中益气，利腰脐间血。**元素。**逐水缓脾，生津导气，平火止泄，除虚热，开腠理。**李杲。**泻膀胱，益脾胃，治肾积奔豚。**好古。

赤茯苓

【主治】破结气。甄权。**泻心、小肠、膀胱湿热，利窍行水。**时珍。

茯苓皮

【主治】水肿肤胀，开水道，开腠理。时珍。

【发明】〔弘景曰〕茯苓白色者补，赤色者利。俗用甚多，仙方服食亦为至要。云其通神而致灵，和魂而炼魄，利窍而益肌，厚肠而开心，调营而理卫，上品仙药也。善能断谷不饥。〔宗奭曰〕茯苓行水之功多，益心脾不可缺也。〔元素曰〕茯苓赤泻白补，上古无此说。气味俱薄，性浮而升。其用有五：利小便也，开腠理也，生津液也，除虚热也，止泻也。如小便利或数者，多服则损人目。汗多人服之，亦损元气，夭人，为其淡而渗也。又云：淡为天之阳，阳当上行，何以利水而泻下？气薄者阳中之阴，所以茯苓利水泻下。不离阳之体，故入手太阳。〔杲曰〕白者入壬癸，赤者入丙丁。味甘而淡，降也，阳中阴也。

其用有六：利窍而除湿，益气而和中，治惊悸，生津液，小便多者能止，小便结者能通。又云：湿淫所胜，小便不利。淡以利窍，甘以助阳。温平能益脾逐水，乃除湿之圣药也。〔好古曰〕白者入手太阴，足太阳经气分，赤者入足太阴、手少阴、太阳气分。伐肾邪。小便多，能止之；小便涩，能利之。与车前子相似，虽利小便而不定气。酒浸与光明朱砂同用，能秘真元。味甘而平，如何是利小便耶？〔震亨曰〕茯苓得松之余气而成，属金，仲景利小便多用之，此暴新病之要药也。若阴虚者，恐未为宜，此物有行水之功；久服损人。八味丸用之者，亦不过接引他药归就肾经，去胞中久陈积垢，为搬运之功尔。〔时珍曰〕茯苓《本草》又言利小便，伐肾邪。至李东垣、王海藏乃言小便多者能止，涩者能通，同朱砂能秘真元。而朱丹溪又言阴虚者不宜用，义似相反，何哉？茯苓气味淡而渗，其性上行，生津液，开腠理，滋水之源而下降，利小便。故张洁古谓其属阳，浮而升，言其性也；东垣谓其为阳中之阴，降而下，言其功也。《素问》云：饮食入胃，游溢精气，上输于肺，通调水道，下输膀胱。观此，则知淡渗之药，俱皆上行而后下降，非直下行也。小便多，其源亦异。《素问》云：肺气盛则小便数而欠；虚则欠欬，小便遗数。心虚则少气遗溺。下焦虚则。遗溺。胞移热于膀胱则遗溺。膀胱不利为癃，不约为遗。厥阴病则遗溺闭癃。所谓肺气盛者，实热也。其人必气壮强盛。宜用茯苓甘淡以渗其热，故曰小便多者能止也。若夫肺虚、心虚、胞热、厥阴病者，皆虚热也。其人必上热下寒，脉虚而弱。法当用升阳之药，以升水降火。膀胱不约、下焦虚者，乃火投于水，水泉不藏，脱阳之证。其人必肢冷脉迟。法当用温热之药，峻补其下，交济坎离。二证皆非茯苓辈淡渗之药所可治，故曰阴虚者不宜用也。仙家虽有服食之法，亦当因人而用焉。

茯神

【气味】甘，平，无毒。

【主治】辟不祥，疗风眩风虚，五劳口干，止惊悸、多恚怒、善忘，开心益智，安魂魄，养精神。别录。补劳乏，主心下急痛坚满。人虚而小肠不利者，加而用之。甄权。

神木即伏神心内木也。又名黄松节。

【主治】偏风，口面㖞斜，毒风，筋挛不语，心神惊掣，虚而健忘。甄权。治脚气痹痛，诸筋牵缩。时珍。

【发明】〔弘景曰〕仙方止云茯苓而无茯神，为疗既同，用应元嫌。〔时珍曰〕神农本草止言茯苓，名医别录始添茯神，而主治皆同。后人治心病必用茯神。故洁古张氏云：风眩心虚，非茯神不能除。然茯苓亦未尝不治心病也。陶弘景始言茯苓赤泻白补。李杲复分赤入丙丁，白人壬癸。此其发前人之秘者。时珍则谓茯苓、茯神，只当云赤人血分，白入气分，各从其类，如牡丹、芍药之义，不当以丙丁、壬癸分也。若以丙丁、壬癸分，则白茯神不能治心病，赤茯苓不能入膀胱矣。张元素不分赤白之说，于理欠通。圣济录松节散：用茯神心中木一两，乳香一钱，石器炒，研为末。每服二钱，木瓜酒下。治风寒冷湿搏于筋骨，足筋挛痛，行步艰难，但是诸筋挛缩疼痛并主之。

琥珀（别录上品）

【释名】江珠〔时珍曰〕虎死则精魄入地化为石，此物状似之，散谓之虎魄。俗文从玉，以其类玉也。梵书谓之阿湿摩揭婆。

【集解】〔别录曰〕琥珀生永昌。〔弘景曰〕旧说松脂沦入地千年所化。今烧之亦作松气。亦有中有一蜂，形色如生者。《博物志》乃云："烧蜂巢所作"，恐非实也。此或蜂为松脂所沾。因坠地沦没尔。亦有煮鳖鸡子及青鱼鲩作者，并非真。惟以手心摩热拾芥为真。今并从外国来，而出茯苓处并无，不知出琥珀处复有茯苓否也？〔敩曰〕琥珀是海松木中津液，初若桃胶，后乃凝结。复有南珀，不及舶上来者。〔保升曰〕枫脂入地千年变为琥珀，不独松脂变也。大抵木脂入地千年皆化，但不及枫、松有脂而多经年岁尔。蜂巢既烧，安有蜂形尚在其间？〔宗奭曰〕今西戎亦有。其色差淡而明澈。南方者色深而重浊，彼土人多碾为物形，若谓千年茯苓所化，则其沾着蜂、蚁宛然具在，极不然也。地理志云：海南林邑多出琥珀，松脂沦入地所化。有琥珀则旁无草木。入土浅者五尺，深者八九尺。大者如斛，削去皮乃成。此说为胜。但土地有所宜、不宜，故有能化、不化。烧蜂之说，不知何据？〔承曰〕诸家所说茯苓、琥珀，虽有小异同，皆云松脂所化。但茯苓、茯神，乃大松摧折或斫伐，而根症不朽，津液下流而结成，故治心肾，通津液也。若琥珀乃是松树枝节荣盛时。为炎日所灼，流脂出树身外，日渐厚大，因堕土中，津润岁久，为土所渗泄，而光莹之体独存。今可拾芥，尚有粘性。故其虫蚁之类，乃未入土时所粘者。二物皆自松出，而所禀各异，茯苓生于阴而成于阳，琥珀生于阳而成于阴，故皆治营安心而利水也。〔敩曰〕凡用须分红松脂、石珀、水珀、花珀、物象琅、瑿珀、琥珀。其红松脂如琥珀，只是浊，太脆，文横。水珀多无红，色如浅黄，多皱文。石珀如石重，色黄不堪用。花珀文似新马尾松心文，一路赤，一路黄。物象珀其内自有物命，入用神妙。瑿珀是众珀之长。琥珀如血色，以布拭热，吸得芥子者，真也。〔时珍曰〕琥珀拾芥，乃草芥，即禾草也。雷氏言拾芥子，误矣。《唐书》载西域康干河松木，入水一二年化为石，正与松、枫诸木沈入土化珀，同一理也。今金齿、丽江亦有之。其茯苓千年化琥珀之说，亦误传也。按曹昭《格古论》云：琥珀出西番、南番，乃枫木津液多年所化。色黄而明莹者名蜡珀，色若松香红而且黄者名明珀，有香者名香珀，出高丽、倭国者色深红。有蜂、蚁、松枝者尤好。

琥珀瑿

【修治】〔敩曰〕入药，用水调侧柏子末，安瓷锅中，置琥珀于内煮之，从巳至申，当有异光，捣粉筛用。

【气味】甘，平，无毒。

【主治】安五脏，定魂魄，杀精魅邪鬼，消瘀血，通五淋。别录。壮心，明目磨翳，止心痛癫邪，疗蛊毒，破结瘕，治产后血枕痛。大明。**止血生肌，合金疮。**藏器。**清肺，利小肠。**元素。

【发明】〔震亨曰〕古方用为利小便，以燥脾土有功，脾能运化，肺气下降，故小便可通。若血少不利者，反致其燥急之苦。〔弘景曰〕俗中多带之辟恶。刮削服，疗瘀血至验。《仙经》无正用。〔藏器曰〕和大黄、鳖甲作散，酒下方寸匕，下恶血、妇人腹内血，尽即止。宋高祖时，宁州贡琥珀枕，碎以赐军士，傅金疮。

瑿（音翳 宋嘉祐）

【释名】**瑿珀**〔敩曰〕瑿是众珀之长，故号瑿珀。〔时珍曰〕亦作瑿。其色黳黑，故名。

【集解】〔恭曰〕古来相传松脂千年为茯苓，又千年为琥珀，又千年为瑿。二物烧之皆有松气。状似玄玉而轻。出西戎，而有茯苓处无此物。今西州南三百里碛中得者，大则方尺，黑润而轻，烧之腥臭。高昌人名为木瑿，谓玄玉为石瑿。洪州土石间得者，烧作松气，功同琥珀，见风拆破，不堪为器。恐此二种及琥珀，或非松脂所为也。〔慎微曰〕梁四公子传杰公云：交河之间平碛中，掘深一丈，下有瑿珀，黑逾纯漆，或大如车轮。末服，攻妇人小肠症瘕诸疾。〔时珍曰〕瑿即琥珀之黑色者，或因土色熏染，或是一种木沈结成，未必是千年琥珀复化也。《玉策经》言：松脂千年作茯苓，茯苓千年作琥珀，琥珀千年作石胆，石胆千年作威喜。大抵皆是神异之说，未可深凭。雷敩琥珀下所说诸珀可据。

【气味】甘，平，无毒。

【主治】**补心安神。破血生肌，治妇人癥瘕。**唐本。**小儿带之辟恶，磨滴目翳赤障。**藏器。

猪苓（本经中品）

【释名】**豭猪屎**本经、**豕橐**庄子、**地乌桃**图经〔弘景曰〕其块黑似猪屎，故以名之。司马彪注《庄子》云：豕橐一名苓，其根似猪矢是也。〔时珍曰〕马屎曰通，猪屎曰宜猪（即苓字），其块零落而下故也。

猪 苓

【集解】〔别录曰〕猪苓生衡山山谷，及济阴、冤句。二月、八月采，阴干。〔弘景曰〕是枫树苓，其皮黑色，肉白而实者佳，削去皮用。〔颂曰〕今蜀州、习州亦有之。生土底，不必枫根下始有也。〔时珍曰〕猪苓亦是木之余气所结，如松之余气结茯苓之义。他木皆有，枫木为多耳。

【修治】〔敩曰〕采得，铜刀削去粗皮，薄切，以东流水浸一夜。至明漉出，细切，以升麻叶对蒸一日，去叶，晒干用。〔时珍曰〕猪苓取其行湿，生用更佳。

【气味】甘，平，无毒。〔普曰〕《神农》：甘。雷公：苦，无毒。〔权曰〕微热。〔元素曰〕气平味甘，气味俱薄，升而微降，与茯苓同。〔杲曰〕淡甘平，降也，阳中阴也。〔好古曰〕甘重于苦，阳也。入足太阳、足少阴经。

【主治】痎疟，解毒蛊疰不祥，利水道。久服轻身耐老。本经。解伤寒温疫大热，发汗，主肿胀满腹急痛。甄权。治渴除湿，去心中懊恢。元素。泻膀胱。好古。开腠理，治淋肿脚气，白浊带下。妊娠子淋胎肿，小便不利。时珍。

【发明】〔颂曰〕张仲景治消渴脉浮、小便不利、微热者，猪苓散发其汗。病欲饮水而复吐，名为水逆，冬时寒嗽如疟状者，亦与猪苓，此即五苓散也。猪苓、茯苓、术各三两，泽泻五分，桂二分。细捣筛，水服方寸匕，日三。多饮暖水，汗出即愈。利水道诸汤剂，无若此快。今人皆用之。〔杲曰〕苦以泄滞，甘以助阳，淡以利窍。故能除湿利小便。〔宗奭曰〕猪苓引水之功多。久服必损肾气，昏人目。久服者宜详审之。〔元素曰〕猪苓淡渗，大燥亡津液，无湿证者勿服之。〔时珍曰〕猪苓淡渗，气升而又能降。故能开腠理，利小便，与茯苓同功。但入补药不如茯苓也。

雷丸（本经下品）

【释名】雷实别录、雷矢同上、竹苓〔时珍曰〕雷斧、雷楔，皆霹雳击物精气所化。此物生土中，无苗叶而杀虫逐邪，犹雷之丸也。竹之余气所结，故曰竹苓。苓亦屎也，古者屎、矢字通用。

【集解】〔别录曰〕雷丸生石城山谷及汉中土中。八月采根，暴干。〔弘景曰〕今出建平、宜都间。累累相连如丸。〔恭曰〕雷丸，竹之苓也。无有苗蔓，皆零，无相连者。今出房州、金州。〔时珍曰〕雷丸大小如栗，状如猪苓而圆，皮黑肉白，甚坚实。

【修治】〔敩曰〕凡使，用甘草水浸一夜，铜刀刮去黑皮，破作四五片。以甘草水再浸一宿，蒸之，从巳至未、日干。酒拌再蒸，日干用。〔大明曰〕入药炮用。

【气味】苦，寒，有小毒。〔别录曰〕咸，微寒，有小毒。赤者杀人，白者善。〔普曰〕神农：苦。黄帝、岐伯、桐君：甘，有毒。扁鹊：甘，无毒。李当之：大寒。〔权曰〕苦：有小毒。〔时珍曰〕甘、微苦，平。〔之才曰〕荔实、厚朴、芫花为之使，恶蓄根、葛根。

雷 丸

【主治】杀三虫，逐毒气胃中热。利丈夫，不利女子。作摩膏，除小儿百病，本经。逐邪气恶风汗出，除皮中热结积蛊毒，白虫寸白自出不止。久服，令人阴痿。别录。逐风，主癫痫狂走。甄权。

【发明】〔弘景曰〕《本经》云利丈夫，〔别录曰〕久服阴痿，于事相反。〔志曰〕《经》言利丈夫不利女子，乃疏利男子元气，不疏利女子脏气，故曰久服令人阴痿也。〔时珍曰〕按范正《敏遁斋闲览》云：杨勔中年得异疾，每发语，腹中有小声应之，久渐声大。有道士见之，曰：此应声虫也。但读《本草》，取不应者治之。读至雷丸，不应。遂顿服数粒而愈。

桑上寄生（本经上品）

【释名】寄屑本经、寓木本经、宛童本经、茑鸟、吊二音。〔时珍曰〕此物寄寓他木而生，如鸟立于上，故曰寄生、寓木、茑木。俗呼为寄生草。《东方朔传》云：在树为寄生，在地为窦薮。

【集解】〔别录曰〕桑上寄生，生弘农川谷桑树上。三月三日采茎叶，阴干。〔弘景曰〕寄生松上、杨上、枫上皆有，形类是一般，但根津所因处为异，则各随其树名之。生树枝间，根在枝节之内。叶圆青赤，厚泽易折。旁自生枝节。冬夏生，四月花白。五月实赤，大如小豆。处处皆有，以出彭城者为胜。俗呼为续断用之，而本经续断别在上品，主疗不同，市人混杂无识者。〔恭曰〕此多生枫、槲、榉柳、水杨等树上。叶无阴阳，如细柳叶而厚脆。茎粗短。子黄色、大如小枣。惟虢州有桑上者，子汁甚粘，核大似小豆，九月始熟，黄色。陶言五月实赤，大如小豆，盖未见也。江南人相承用其茎为续断，殊不相关。〔保升曰〕诸树多有寄生，茎、叶并相似，云是乌鸟食一物子，粪落树上，感气而生。叶如橘而厚软，茎如槐而肥脆。处处虽有，须桑上者佳。然非自采，即难以别。可断茎视之，色深黄者为验。又《图经》云：叶似龙胆而厚阔。茎短似鸡脚，作树形。三月、四月花，黄白色。六月、七月结子，黄绿色，如小豆，以汁稠粘者良也。〔大明曰〕人多收榉树上者为桑寄生。桑上极少。纵有，形与榉上者亦不同。次即枫树上者，力与榉树上者相同，黄色。七月、月采。〔宗奭曰〕桑寄生皆言处处有之，从官南北，处处难得。岂岁岁斫践之，苦不能生耶？抑方宜不同耶？若以为鸟食物子落枝节间感气而生，则麦当生麦，谷当生谷，不当生此一物也。自是感造化之气，别是一物。古人惟取桑上者，是假其气尔。第以难得真者，真者下咽，必验如神。向有求此于吴中诸邑者。予遍搜不可得，遂以实告之。邻邑以他木寄生送上，服之逾月而死。可不慎哉？〔震亨曰〕桑寄生药之要品。而人不谙其的，惜哉！近海州邑及海外之境，其地暖而不蚕，桑无采捋之苦，气厚意浓，自然生出也。何尝节间可容他子耶？〔时珍曰〕寄生高者二三尺。其叶圆而微尖，厚而柔，面青而光泽，背淡紫而有茸。人言川蜀桑多，时有生者。他处鲜得。须自采或连桑采者乃可甩。世俗多以杂树上者充之，气性不同，恐反有害也。按郑樵《通志》云：寄生有两种：一种大者，叶如石榴叶；一种小者，叶如麻黄叶。其子皆相似。大者曰茑，小者曰女萝。今观蜀本韩氏所说亦是两种，与郑说同。

【修治】〔敩曰〕采得，铜刀和根、枝、茎、叶细锉，阴干用。勿见火。

【气味】苦，平，无窜。〔别录曰〕甘，无毒。

【主治】腰痛，小儿背强，痛肿，充肌肤，坚发齿，长须眉。安胎。本经。去女子崩中内伤不足，产后余疾，下乳汁，主金疮，去痹。别录。助筋骨，益血脉。大明。主怀好漏血不止，令胎牢固。甄权。

实

【气味】甘，平，无毒。

桑 寄 生

诸寄生同

【主治】明目，轻身，通神。本经。

松萝（本经中品）

【释名】女萝别录、松上寄生〔时珍曰〕名义未详。

【集解】〔别录曰〕松萝生熊耳山谷松树上。五月采，阴干。〔弘景曰〕东山甚多。生杂树上，而以松上者为真。诗云：茑与女萝施于松上，茑是寄生，以桑上者为真。不用松上者，互有异同尔。〔时珍曰〕按毛苌诗注云：女萝，兔丝也。吴普《本草》：兔丝一名松萝。陶弘景谓：茑是桑上寄生，松萝是松上寄生。陆佃《埤雅》言，茑是松、柏上寄生，女萝是松上浮蔓。又言：在木为女萝，在草为兔丝。郑樵《通志》言：寄生有二种：大曰葛，小曰女萝。陆玑《诗疏》言：兔丝蔓生草上，黄赤如金，非松萝也。松萝蔓延松上生枝正青，与兔丝殊异。罗愿《尔雅翼》云：女萝色青而细长，无杂蔓。故山鬼云"被薜荔兮带女萝"，谓青长如带也。兔丝黄赤不相类。然二者附物而生，有时相结。故《古乐府》云：南山幂幂兔丝花，北陵青青女萝树。由来花叶同一心，今日枝条分两处。《唐乐府》云：兔丝故无情，随风任颠倒。谁使女萝枝，而来强索抱。两草犹一心，人心不如草。据此诸说，则女萝之为松上蔓，当以二陆、罗氏之说为的。其曰兔丝者，误矣。

【气味】苦、甘，平，无毒。

【主治】嗔怒邪气，止虚汗头风，女子阴寒肿痛。本经。疗痰热温疟，可为吐汤，利水道。别录。治寒热、胸中客痰涎，去头疮、项上瘤瘿，令人得眠。甄权。

【发明】时珍曰：松萝能平肝邪，去寒热。同瓜蒂诸药则能吐痰，非松萝能吐人也。葛洪《肘后方》：治胸中有痰，头痛不欲食，气壮者。用松萝、杜蘅三两，瓜蒂三十枚，酒一升二合渍再宿。日饮一合，取吐。不吐，晚再服一合。孙思邈《千金方》：治胸膈痰澼积热，断膈汤：用松萝、甘草各一两，恒山三两，瓜蒂二十一枚，水、酒各一升半，煮取一升。分三服，取吐。

枫柳（唐本草）

【集解】〔恭曰〕枫柳出原州。叶似槐，茎赤根黄。子六月熟，绿色而细。剥取茎皮用。〔时珍曰〕苏恭言枫柳有毒，出原州。陈藏器驳之，以为枫柳皮即今枫树皮，性涩能止水痢。按《斗门方》言即今枳树上寄生，其叶亦可制粉霜，此说是也。若是枫树则处处甚多，何必专出原州耶？陈说误矣。枫皮贝前枫香脂下。

皮

【气味】辛，大热，有毒。

【主治】风，龋齿痛。唐本。积年痛风不可忍，久治无效者。细锉焙，不限多少，入脑、麝浸酒常服，以醉为度。斗门方。

桃寄生（纲目）

【气味】苦，辛，无毒。

【主治】小儿中蛊毒，腹内坚痛，面目青黄，淋露骨立。取二两为末，如茶点服，日四五服。时珍。圣惠方。

柳寄生（纲目）

【集解】〔时珍曰〕此即寄生之生柳上者。

【气味】苦，平，无毒。

【主治】膈气刺痛，捣汁服一杯。时珍。

占斯（别录下品）

【释名】炭皮别录、良无极纲目。〔时珍曰〕占斯，范汪方谓之良无极，刘涓子鬼遗方谓之木占斯，盛称其功。而《别录》一名炭皮，殊不可晓。

【集解】〔别录曰〕占斯生太山山谷。采无时。〔弘景曰〕李当之云：是樟树上寄生，树大衔枝在肌肉。今人皆以胡桃皮为之，非是真也。按桐君采药录云：生上洛。是木皮，状如厚朴，色似桂白，其理二纵一横。今市人皆削，乃似厚朴，而无正纵横理。不知此复是何物，莫测真假也。

【气味】苦，温，无毒。〔权曰〕辛，平，无毒。茱萸为之使。

【主治】邪气湿痹，寒热疽疮，除水坚积血症，月闭无子，小儿躄不能行，诸恶疮痈肿，止腹痛，令女人有子。别录。主脾热，洗手足水烂伤。甄权。解狼毒毒。藏器。

石刺木（拾遗）

【集解】〔藏器曰〕石刺木乃木上寄生也。生南方林便问。其树江西人呼为靳刺，亦种为篱院，树似棘而大，枝上有逆钩。

根皮

【气味】苦，平，无毒。

【主治】破血，产后余血结瘕，煮汁服，神验不可言。藏器。

木之五（苞木类四种）

竹（本经中品）

【释名】〔时珍曰〕竹字象形。许慎《说文》云："竹，冬生艸也。"故字从倒艸。戴凯之竹谱云：植物之中，有名曰竹。不刚不柔，非草非木。小异实虚，大同节目。

【集解】〔弘景曰〕竹类甚多，入药用篁竹，次用淡、苦竹。又一种薄壳者，名甘竹，叶最胜。又有实中竹、篁竹，并以笋为佳，于药无用。〔颂曰〕竹处处有之。其类甚多，而入药惟用篁竹、淡竹、苦竹三种，人多不能尽别。按《竹谱》：篁竹坚而促节。体圆而质劲，皮白如霜，大者宜刺船，细者可为笛。苦竹有白有紫。甘竹似篁而茂，即淡竹也。然今之刺船者多用桂竹。作笛自有一种，亦不名篁竹。苦竹亦有二种：一出江西、闽中，本极粗大，笋味殊苦，不可啖；一出江浙，肉厚而叶长阔，笋微有苦味，俗呼甜苦笋是也。今南人入药烧沥，惟用淡竹一品，肉薄，节间有粉者。〔时珍曰〕竹惟江河之南甚多，故曰九河鲜有，五岭实繁。大抵皆土中苞笋，各以时而出。旬日落箨而成竹也。茎有节，节有枝；枝有节，节有叶。叶必三之，枝必两之。根下之枝，一为雄，二为雌，雌者生笋。其根鞭喜行东南，而宜死猫，畏皂刺、油麻。以五月十三日为醉日。六十年一花，花结实，其竹则枯。竹枯曰筊，竹实曰箐，小曰篠，大曰篠荡。其中皆虚，而有实心竹出滇广；其外皆圆，而有方竹出川蜀。其节或暴或无，或促或疏。暴节竹出蜀中，高节磥砢，即筇竹也。无节竹出溱州，空心直上，即通竹也。簹竹一尺数节，出荆南。笛竹一节尺余，出吴楚。筼筜竹一节近丈，出南广。

竹

其干或长或短，或巨或细。交广由吾竹长三四丈。其肉薄，可作屋柱。㦬竹大至数围，其肉厚，可为梁栋。永昌汉竹可为桶斛。等竹可为舟船。严州越王竹高止尺余。辰州龙丝竹细仅如针，高不盈尺。其叶或细或大。凤尾竹叶细三分。龙公竹叶若芭蕉，百叶竹一枝百叶。其性或柔或劲，或滑或涩。涩者可以错甲，谓之疗梜。滑者可以为席，谓之桃枝。劲者可以为戈刀箭矢。谓之矛竹、箭竹、筋竹、石麻。柔者可为绳索，谓之蔓竹、弓竹、苦竹、把发。其色有青有黄，有白有赤，有乌有紫。有斑斑者驳文点染，紫者黯色黝然，乌者黑而害母，赤者厚而直，白者薄而曲，黄者如金，青者如玉。其别种有棘竹，一名务竹，芒棘森然，大者围二尺，可御盗贼。棕竹一名实竹，其叶似棕，可为挂杖。慈竹一名义竹，丛生不散，人栽为玩。广人以筋竹丝为竹布。甚脆。

竹叶

【气味】苦，平，无毒。〔别录曰〕大寒。

【主治】咳逆上气，溢筋，急恶疡，杀小虫。本经。除烦热风痓，喉痹呕吐。别录。煎汤，熨霍乱转筋。时珍。

䇹竹叶

【气味】辛，平、大寒，无毒。〔权曰〕甘，寒。

【主治】胸中痰热，咳逆上气。别录。吐血，热毒风，止消渴。压丹石毒。甄权。消痰，治热狂烦闷，中风失音不语。壮热头痛头风，止惊悸，温疫迷闷，妊妇头旋倒地，小儿惊痫天吊。大明。喉痹，鬼疰恶气，烦热，杀小虫。孟诜。凉心经，益元气，除热缓脾。元素。煎浓汁，漱齿中出血，洗脱肛不收。时珍。

苦竹叶

【气味】苦，冷，无毒。

【主治】口疮目痛，明目利九窍。别录。治不睡，止消渴，解酒毒，除烦热，发汗，疗中风喑哑。大明。杀虫。烧末，和猪胆，涂小儿头疮耳疮疥癣；和鸡子白，涂一切恶疮，频用取效。时珍。

【发明】〔弘景曰〕甘竹叶最胜。〔诜曰〕竹叶，䇹、苦、淡、甘之外，余皆不堪入药，不宜人。淡竹为上，甘竹次之。〔宗奭曰〕诸竹笋性皆寒，故知其叶一致也。张仲景竹叶汤，惟用淡竹。〔元素曰〕竹叶苦平，阴中微阳。〔杲曰〕竹叶辛苦寒，可升可降，阳中阴也。其用有二：除新久风邪之烦热，止喘促气胜之上冲。

䇹竹根

【主治】作汤，益气止渴，补虚下气。本经。消毒。别录。

淡竹根

【主治】除烦热，解丹石发热渴，煮汁服。藏器。消痰去风热，惊悸迷闷，小儿惊痫。大明。同叶煎汤，洗妇人子宫下脱。时珍。

甘竹根

【主治】煮汁服，安胎，止产后烦热。时珍。

苦竹根

【主治】下心肺五脏热毒气。锉一斤，水五升，煮汁一升，分三服。孟诜。

淡竹茹

【气味】甘，微寒，无毒。

【主治】呕哕，温气寒热，吐血崩中溢筋。别录。止肺痿唾血鼻衄，治五痔。甄权。噎膈。孟诜。伤寒劳复，小儿热痫，妇人胎动。时珍。

苦竹茹

【主治】下热壅。孟诜。水煎服，止尿血。时珍。

箪竹茹

【主治】劳热。大明。

淡竹沥

【修治】〔机曰〕将竹截作二尺长，劈开。以砖两片对立，架竹于上。以火炙出其沥，以盘承取。〔时珍曰〕一法：以竹截长五六寸，以瓶盛，倒悬，下用一器承之。周围以炭火逼之，其油沥于器下也。

【气味】甘，大寒，无毒。〔时珍曰〕姜汁为之使。

【主治】暴中风风痹，胸中大热，止烦闷，消渴，劳复。别录。中风失音不语，养血清痰，风痰虚痰在胸膈，使人癫狂，痰在经络四肢及皮里膜外，非此不达不行。震亨。治子冒风痉，解射罔毒。时珍。

箪竹沥

【主治】风痉。别录。

苦竹沥

【主治】口疮目痛，明目，利九窍。别录。功同淡竹。大明。治牙疼。时珍。

慈竹沥

【主治】疗热风，和粥饮服。孟诜。

【发明】〔弘景曰〕凡取竹沥，惟用淡、苦、箪竹者。〔雷曰〕久渴心烦，直投竹沥。〔震亨曰〕竹沥滑痰，非助以姜汁不能行。诸方治胎产金疮口噤，与血虚自汗，消渴小便多，皆是阴虚之病，无不用之。产后不碍虚，胎前不损子。本草言其大寒，似与石膏、黄芩同类。而世俗因大寒二字，弃而不用。《经》云：阴虚则发热。竹沥味甘性缓，能除阴虚之有大热者。寒而能补，与薯蓣寒补义同。大寒言其功，非独言其气也。世人食笋，自幼至老，未有因其寒而病者。沥即笋之液也，又假于火而成，何寒如此之甚耶？但能食者用荆沥，不能食者用竹沥。〔时珍曰〕竹沥性寒而滑，大抵因风火燥热而有痰者宜之。若寒湿胃虚肠滑之人服之，则反伤肠胃。笋性滑利。多食泻人，僧家谓之刮肠篦，即此义也。丹溪朱氏谓大寒言其功不言其气，殊悖于理。谓大寒为气，何害于功？《淮南子》云：槁竹有火，不钻不然。今苗獠人以干竹片相戛取火，则竹性虽寒，亦未必大寒也。《神仙传》云：姜公服竹汁饵桂，得长生。盖竹汁性寒，以桂济之，亦与用姜汁佐竹沥之意相同。淡竹今人呼为水竹，有大小二种，此竹汁多而甘。沈存中言苦竹之外皆为淡竹，误矣。

竹笋见菜部。

慈竹箨

【主治】小儿头身恶疮，烧散和油涂之。或入轻粉少许。时珍。

竹实

【主治】通神明，轻身益气。本经。

【发明】〔别录曰〕竹实出益州。〔弘景曰〕竹实出蓝田。江东乃有花而无实，顷来斑斑有实，状如小麦，可为饭食。〔承曰〕旧有竹实，鸾凤所食。今近道竹间，时见开花小白如枣花，亦结实如小麦子，无气味而涩。江浙人号为竹米，以为荒年之兆，其竹即死，必非鸾凤所食者。近有余干人言：竹实大如鸡子，竹叶层层包裹，味甘胜蜜，食之令人心膈清凉，生深竹林茂盛蒙密处。顷因得之，但日久汁枯干而味尚存尔。乃知鸾凤所食，非常物也。〔时珍曰〕按陈藏器《本草》云：竹肉一名竹实，生苦竹枝上，大如鸡子，似肉脔，有大毒。须以灰汁煮二度，炼讫，乃依常菜茹食。炼不熟，则戟人喉出血，手爪尽脱也。此说与陈承所说竹实相似，恐即一物，但苦竹上者有毒尔。与竹米之竹实不同。

山白竹即山间小白竹也。

【主治】烧灰，入腐烂痈疽药。时珍。

爆竹

【主治】辟妖气山魈。〔慎微曰〕李畋该闻集云：仲叟者，家为山魈所祟，掷石开户。畋令旦夜于庭中爆竹数十竿，若除夕然。其祟遂止。

竹黄（宋开宝）

【释名】**竹膏**〔志曰〕天竺黄生天竺国。

今诸竹内往往得之。人多烧诸骨及葛粉等杂之。〔大明曰〕此是南海边竹内尘沙结成者。〔宗奭曰〕此是竹内所生，如黄土着竹成片者。〔时珍曰〕按吴僧赞宁云：竹黄生南海镛竹中。此竹极大，又名天竹。其内有黄，可以疗疾。《本草》作天竺者，非矣。箣竹亦有黄。此说得之。

天竹黄

【气味】苦，寒，无毒。〔大明曰〕平。伏粉霜。

【主治】**小儿惊风天吊，去诸风热，镇心明目，疗金疮滋养五脏。**开宝。**治中风痰坠，卒失音不语，小儿客忤痫疾。**大明。**制药毒发热。**保升。

【发明】〔宗奭曰〕天竹黄凉心经，去风热。作小儿药尤宜，和缓故也。〔时珍曰〕竹黄出于大竹之津气结成，其气味功用与竹沥同，而无寒滑之害。

仙人杖（宋嘉祐）

仙人杖

【集解】〔藏器曰〕此是笋欲成竹时立死者，色黑如漆，五六月收之。苦竹、桂竹多生此。别有仙人杖草，见草部。又枸杞亦名仙人杖，与此同名。

【气味】咸，平，无毒。〔大明曰〕冷。

【主治】**哕气呕逆，小儿吐乳，大人吐食反胃，辟痁，并水煮服之。**藏器。**小儿惊痫及夜啼，置身伴睡良。又烧为末，水服方寸匕，主痔病。忌牛肉。**大明。**煮汁服，下鱼骨鲠。**时珍。

鬼齿（拾遗）

【释名】鬼针〔藏器曰〕此腐竹根先入地者。为其贼恶，故隐其名。草部亦有鬼针。

【气味】苦，平，无毒。

【主治】中恶注忤，心腹痛，煮汁服之。藏器。煮汁服，下骨鲠。烧存性，入轻粉少许，油调，涂小儿头疮。时珍。

木之六（杂木类七种，附录二十种）

淮木（本经下品）

【校正】并入别录有名未用城里赤柱。

【释名】百岁城中木本经、城里赤柱〔别录曰〕淮木生晋阳平泽。又云：城里赤柱生晋平阳。〔时珍曰〕按吴普《本草》，淮木生晋平阳、河东平泽，与《别录》城里赤柱出处及主治相同，乃一物也。即古城中之木，晋人用之，故云生晋平阳及河东。今并为一，但淮木字恐有差讹耳。

【气味】苦。平，无毒。〔别录曰〕辛。〔普曰〕神农、雷公：无毒。

【主治】久咳上气，伤中虚羸。本经。女子阴蚀漏下，赤白沃。城里赤柱：疗妇人漏血，白沃阴蚀，湿痹邪气，补中益气。并别录。煮汤服，主难产。杜正伦。

城东腐木（别录有名未用）

【校正】并入拾遗腐木、地主二条。

【释名】地主〔藏器曰〕城东腐木，即城东古木在土中腐烂者，一名地主。城东者，犹东墙土之义也。杜正伦方：用古城柱木煮汤服，治难产。即其类也。

【气味】咸，温，无毒。〔藏器曰〕平。

【主治】心腹痛，止泄、便脓血。别录。主鬼气心痛，酒煮一合服。蜈蚣咬者，取腐木渍汁涂之，亦可研末和醋傅之。藏器。凡手足掣痛，不仁不随者，朽木煮汤，热渍痛处，甚良。时珍。

东家鸡栖木（拾遗）

【释名】〔时珍曰〕酉阳杂俎作东门鸡栖木。

【主治】无毒。主失音不语，烧灰，水服，尽一升效。藏器。

古厕木（拾遗）厕筹附

【主治】鬼魅传尸温疫，魍魉神祟，以太岁所在日时，当户烧熏。又熏杖疮，令冷风不入。藏器。

【附录】厕筹：主难产及霍乱身冷转筋，中恶鬼气。并于床下烧取热气彻上，此物虽微，其功可录。藏器。

古梭板（拾遗）

【集解】〔藏器曰〕此古冢中棺木也。弥古者佳，杉材最良。千岁者通神，宜作琴底。《尔雅》注云：杉木作棺，埋之不腐。

【主治】无毒。主鬼气注忤中恶，心腹痛，背急气喘，恶梦悸，常为鬼神所祟挠者。水及酒和东引桃枝煎服，当得吐下。藏器。

震烧木（拾遗）

【释名】霹雳木〔时珍曰〕此雷所击之木也。方士取刻符印，以召鬼神。周日用注《博物志》云：用击鸟影，其鸟必自堕也。

【主治】火惊失心，煮汁服之。又挂门户，大厌火灾。藏器。

河边木（拾遗）

【主治】令人饮酒不醉。五月五日，取七寸投酒中二遍，饮之，必能饮也。藏器。

附录诸木（一十九种）

新雉木〔别录曰〕味苦，香，温，无毒。主风眩痛，可作沐药。七月采，阴干。实如桃。

合新木〔别录曰〕味辛，平，无毒。解心烦，止疮痛。生辽东。

俳蒲木〔别录曰〕味甘，平，无毒。主少气，止烦。生陵谷。叶如柰。实赤，三棱。

遂阳木〔别录曰〕味甘，无毒。主益气。生山中。如白杨叶。三月实，十月熟赤可食。

学木核〔别录曰〕味甘，寒，无毒。主胁下留饮，胃气不平，除热。如蕤核。五月采，阴干。

枸（音荀）**核**〔别录曰〕味苦。疗水，身面痈肿。五月采。

木核〔别录曰〕疗肠澼。花：疗不足。子：疗伤中。根：疗心腹逆气，止渴。十月采。

荻皮〔别录曰〕味苦。止消渴白虫，益气。生江南。如松叶，有别刺。实赤黄。十月采。

栅木皮〔珣曰〕味苦，温，无毒。主霍乱吐泻，小儿吐乳，暖胃正气。并宜水煎服。按《广志》云：生广南山野。其树如桑。

乾陀木皮〔珣曰〕按《西域记》云：生西国。彼人用染僧褐，故名。乾陀，褐色也。树大皮厚，叶如樱桃。安南亦有。温，平，无毒。主症瘕气块，温腹暖胃，止呕逆，并良。破宿血，妇人血闭，腹内血块，酒煎服之。

马疡木根皮〔藏器曰〕有小毒。主恶疮，疥癣有虫。为末，和油涂之。出江南山谷。树如栌也。

角落木皮〔藏器曰〕味苦，温，无毒。主赤白痢，煮汁服之。生江西山谷。似茱萸独茎也。

芙树〔藏器曰〕有大毒。主风痹偏枯，筋骨挛缩瘫缓，皮肤不仁疼冷等。取枝叶捣碎，大甑蒸热，铺床上卧之，冷更易。骨节间风尽出，当得大汗。用补药及羹粥食之。慎风冷劳复。生江南深山。叶长厚，冬月不凋。山人识之。

白马骨〔藏器曰〕无毒。主恶疮。和黄连、细辛、白调、牛膝、鸡桑皮、黄荆等，烧末淋汁。取治瘰疬恶疮，蚀息肉。白癞风，揩破涂之。又单取茎叶煮汁服，止水痢。生江东。似石榴而短小，对节。

慈母枝叶〔藏器曰〕炙香作饭，下气止渴，令人不睡。主小儿痰痞。生山林间。叶如樱桃而小，树高丈余。山人并识之。

黄屑〔藏器曰〕味苦，寒，无毒。主心腹痛，霍乱破血，酒煎服之。酒疸目黄，及野鸡病，热痢下血，并水煮服之。从西南来者，并作屑，染黄用之。树如檀。

那耆悉〔藏器曰〕味苦，寒，无毒。主结热热黄，大小便涩赤，丹毒诸热，明目。取汁洗目，主赤烂热障。生西南诸国。一名龙花。

帝休〔藏器曰〕主不愁，带之愁自销。生少室山、嵩高山。山海经云：少室山有木名帝休，其枝五衢，黄花黑实，服之不愁。今嵩山应有此木，人未识。固宜求之，亦如萱草之忘忧也。

大木皮〔颂曰〕生施州。四时有叶无花，树。之大小不定。其皮味苦，涩，性温，无毒。采无时。土人与苦桃皮、樱桃皮，三皮刮洗净，焙干，等分捣罗。酒服一钱，治一切热毒气。服食无忌。

第三十八卷　服器部一、二目录

李时珍曰：敝帷敝盖，圣人不遗，木屑竹头，贤者注意，无弃物也。中流之壶拯溺，雪窖之毡救危，无微贱也。服帛器物，虽属尾琐，而仓猝值用，亦奏奇功，岂可藐视而漫不经神耶？旧本散见草、木、玉石、虫鱼、人部。今集其可备医用者，凡七十九种，为服器部。分为二部：曰服帛，曰器物。草部十六种，木部十九种，玉石部二种，虫鱼部五种，人部一种，共四十三种。

服器之一（服帛类二十五种）

帛拾遗

布拾遗

绵拾遗

裈裆拾遗　月经衣附

汗衫纲目

孝子衫拾遗

病人衣纲目

衣带拾遗

头巾纲目

幞头纲目

皮巾子纲目

皮腰袋纲目

缴脚布拾遗

败天公拾遗（即笠）

故蓑衣拾遗

毡屉纲目

皮尺纲目

麻鞋唐本

草鞋拾遗

屐屉鼻绳唐本

自经死绳拾遗

灵床鞋拾遗

死人枕席拾遗

上附方旧七，新六十三。

服器之二（器物类五十四种）

纸纲目

青纸纲目

印纸拾遗

桐油伞纸纲目

历日纲目

本草纲目

蒸笼_{纲目}

炊单布_{纲目}

故炊帚_{拾遗}

弊帚_{纲目}

簸箕舌_{纲目}

竹篮_{拾遗}

鱼笱_{纲目}

鱼网_{拾遗}

草麻绳索_{纲目}

马绊绳_{纲目}

缚猪绳_{纲目}

牛鼻拳_{纲目}

厕筹_{拾遗}

尿桶_{纲目}

上附方旧十六，新六十六。

第三十八卷　服器部一、二

第三十八卷　服器部一、二

服器之一（服帛类二十五种）

锦（拾遗）

【释名】〔时珍曰〕锦以五色丝织成文章，故字从帛，从金，谐声，且贵之也。禹贡·兖州"厥篚织文"是也。

【主治】故锦：煮汁服，疗蛊毒。烧灰，傅小儿口中热疮。藏器。烧灰，主失血、下血、血崩，金疮出血，小儿脐疮湿肿。时珍。

绢（纲目）

【释名】〔时珍曰〕绢，疏帛也。生曰绢，熟曰练。入药用黄丝绢，乃蚕吐黄丝所织，非染色也。

【主治】黄丝绢：煮汁服，止消渴，产妇脬陨，洗痘疮溃烂。烧灰，止血痢、下血、吐血、血崩。时珍。

绯绢：烧灰，入疟药。时珍。

帛（拾遗）

【释名】〔时珍曰〕素丝所织，长狭如巾，故字巾白中。厚者曰缯，双丝者曰缣。

后人以染丝造之，有五色帛

【主治】绯帛：烧研，傅初生儿脐未落时，肿痛，又疗恶疮疔肿，诸疮有根者，入膏用为上。仍以掌大一片，同露蜂房、棘刺钩、烂草节、乱发等分烧研。空腹服方寸匕。藏器。主坠马及一切筋骨损。好古。烧研，疗血崩，金疮出血，白驳风。时珍。

五色帛：主盗汗，拭干讫，弃道头。藏器。

布（拾遗）

【释名】〔时珍曰〕布有麻布、丝布、木绵布。字从手，从巾，会意也。

【主治】新麻布：能逐瘀血，妇人血闭腹痛、产后血痛。以数重包白盐一合，煅研，温酒服之。旧麻布：同旱莲草等分，瓶内泥固煅研。日用揩齿，能固牙乌须。时珍。

白布：治口唇紧小，不能开合饮食。不治杀人。作大炷安刀斧上，烧令汗出，拭涂之，日三五度。仍以青布烧灰，酒服。时珍。

青布：解诸物毒，天行烦毒，小儿寒热丹毒，并水渍取汁饮之。浸汁和生姜汁服，止霍乱。烧灰，傅恶疮经年不瘥者，及灸疮止血，令不伤风、水。烧烟，熏嗽，杀虫，熏虎狼咬疮。能出水毒。入诸膏药，疗疔肿、狐尿等恶疮。藏器。烧灰酒服，主唇裂生疮口臭。仍和脂涂之，与蓝靛同功。时珍。

绵（拾遗）

【集解】〔时珍曰〕古之绵絮，乃茧丝缠延，不可纺织者。今之绵絮，则多木绵也。入药仍用丝绵。

【主治】新绵：烧灰，治五野鸡病，每服酒二钱。衣中故绵絮：主下血，及金疮出血不止，以一握煮汁服。藏器。绵灰：主吐血衄血，下血崩中，赤白带下，疳疮脐疮，聤耳。时珍。

裈裆（拾遗）

【释名】裤纲目、犊鼻纲目、触衣纲目、小衣〔时珍曰〕裈亦作裩，亵衣也。以浑复为之，故曰裈。其当隐处者为裆，缝合者为裤，短者为犊鼻。犊鼻，穴名也，在膝下。

【主治】洗裈汁：解毒箭并女劳复。别录。阴阳易病，烧灰服之。并取所交女人衣裳覆之。藏器。**主女劳疸，及中恶鬼忤。**时珍。

【发明】〔时珍曰〕按张仲景云：阴阳易病，身体重，少气，腹里急。或引阴中拘急，热上冲胸，头重不欲举，眼中生花，膝胫拘急者，烧裈散主之。取中裈近隐处烧灰，水服方寸匕，日三服。小便即利，阴头微肿则愈。男用女，女用男。成无己解云：此以导阴气也。童女者尤良。

【附录】月经衣见人部天癸下。

汗衫（纲目）

【释名】**中单**纲目、**裈裆羞袒**〔时珍曰〕古者短襦为衫，今谓长衣亦曰衫矣。王睿炙《鯳子》云：汉王与项羽战，汗透中单，改名汗衫。刘熙《释名》云：汗衣诗谓之泽，或曰鄙袒，或曰羞袒。用六尺裁，足覆胸背。言羞鄙于袒，故衣此尔。又前当胸，后当背，故曰袖禰裆。

【主治】**卒中忤恶鬼气，卒倒不知人。逆冷，口鼻出清血，或胸胁腹内绞急切痛，如鬼击之状，不可按摩，或吐血衄血。用久垢汗衫烧灰，百沸汤或酒服二钱。男用女，女用男。中衬衣亦可。**时珍。

孝子衫（拾遗）

【释名】〔时珍曰〕枲麻布所为者。
【主治】**面皯**，烧灰傅之。藏器。
帽：**主鼻上生疮**，私窃拭之，勿令人知。时珍。

病人衣（纲目）

【主治】**天行疫瘟。取初病人衣服。于甑上蒸过，则一家不染。**时珍。

衣带（拾遗）

【主治】**妇人难产及日月未至而产。临时取夫衣带五寸，烧为末，酒服之。棍带最佳。**藏器。**疗小儿下痢客忤，妊妇下痢难产。**时珍。

头巾（纲目）

【释名】〔时珍曰〕古以尺布裹头为巾。后世以纱、罗、布、葛缝合，方者曰巾，圆者曰帽，加以漆制曰冠。又束发之帛曰帻，覆发之巾曰帧，罩发之络曰网巾，近制也。

【主治】故头巾：治天行劳复后渴。取多腻者浸汁，暖服一升。时珍。千金方。

幞头（纲目）

【释名】〔时珍曰〕幞头，朝服也。北周武帝始用漆纱制之，至唐又有纱帽之制，逮今用之。

【主治】烧烟，熏产后血运。烧灰水服。治血崩及妇人交肠病。时珍。

【发明】〔时珍曰〕按陈总领方，治暴崩下血，琥珀散用漆纱帽灰，云取阳气冲上之义。又夏子益《奇疾方》云：妇人因生产，阴阳易位，前阴出粪，名曰交肠病。取旧幞头烧灰，酒服。仍间服五苓散分利之。如无幞头，凡旧漆纱帽皆可代之。此皆取漆能行败血之义耳。

皮巾子（纲目）

【主治】下血及大风疠疮。烧灰入药。时珍。

皮腰袋（纲目）

【主治】大风疠疮。烧灰入药。时珍。

缴脚布（拾遗）

【释名】〔时珍曰〕即裹脚布也。李斯书云："天下之士裹足不入秦"，是矣。古名行縢。

【主治】无毒。主天行劳复，马骏风黑汗出者。洗汁服之。多垢者佳。藏器。妇人欲回乳。用男子裹足布勒住，经宿即止。时珍。

败天公（别录下品）

【释名】笠〔弘景曰〕此乃人所戴竹笠之败者。取竹烧灰用。〔时珍曰〕笠乃贱者御雨之具。以竹为胎，以箬叶夹之。《穹天论》云：天形如笠，而冒地之表。则天公之名。盖取于此。近代又以牛马尾、棕毛、皂罗漆制以蔽日者，亦名笠子，乃古所谓襚襶子者也。

【主治】平。主鬼疰精魅，烧灰酒服。别录。

故蓑衣（拾遗）

【释名】袯襫音泼适。〔时珍曰〕襄草结衣，御雨之具。《管子》云：农夫首戴茅蒲，身服袯襫。即此也。

【主治】蠷螋溺疮，取故蓑衣结烧灰，油和傅之。藏器。

毡屉（音替纲目）

【释名】屉音替。屧音燮。〔时珍曰〕凡履中荐，袜下毡，皆曰屉，可以代替也。

【主治】瘰疬。烧灰五匕，酒一升和，平旦向日服，取吐良。思邈。

皮尺（纲目）

【释名】靴〔时珍曰〕尺，皮履也，所以华足，散字从革、华。刘熙《释名》云：尺，跨也。便于跨马也。本胡服。赵武灵王好着短靿尺，后世乃作长靿尺。入药当用牛皮者。

【主治】癣疮，取旧尺底烧灰，同皂矾末掺之。先以葱椒汤洗净。时珍。

麻鞋（唐本草）

【释名】履纲目、扉音费。靸音先立切。〔时珍曰〕鞋，古作鞵，即履也。古者以草为屦，以帛为履。周人以麻为鞋。刘熙《释名》云：鞋者解也，缩其上，易舒解也。履者礼也。饰足为礼也。靸者袭也。履头深袭覆足也。皮底曰扉，扉者皮也。木底曰舄，干腊不畏湿也。入药当用黄麻、苎麻结者。

【主治】旧底洗净煮汁服，止霍乱吐下不止，及食牛马肉毒，腹胀吐利不止，又解紫石英发毒。苏恭。**煮汁服，止消渴**。时珍。

草鞋（拾遗）

【释名】草履纲目、屩音跷。不借纲目、千里马〔时珍曰〕《世本》言黄帝之臣始作屦，即今草鞋也。刘熙《释名》云：履者拘也，所以拘足也，屩者跷也，着之跷跷轻便也。不借者，贱而易得，不假借人也。

【主治】**破草鞋，和人乱发烧灰，醋调，傅小儿热毒游肿**。藏器。**催生，治霍乱**。时珍。

屐屉鼻绳（唐本草）

【释名】木屐〔时珍曰〕屐乃木履之下有齿者，其施铁者曰轿（音局）。刘熙《释名》云：屐傅者支也，支以踏泥也。〔志曰〕《别本注》云：屐屉，江南以桐木为底，用蒲为鞻，麻穿其鼻，江北不识也。久着断烂者，乃堪入药。

【主治】**哽咽，心痛，胸满，烧灰水服**。唐本。

自经死绳（拾遗）

【主治】**卒发狂颠，烧末，水服三指撮。陈蒲煮汁服亦佳**。藏器。

【发明】〔时珍曰〕按张耒明道志云：蕲水一富家子，游倡宅，惊走仆于刑人尸上，大骇发狂。明医庞安常取绞死囚绳烧灰，和药与服，遂愈。观此则古书所载冷僻之物，无不可用者，在遇圆机之士耳。

灵床下鞋（拾遗）

【主治】**脚气**。藏器。

死人枕席（拾遗）

【主治】**尸疰、石蛔。又治疣目，以枕及席拭之二七遍令烂，去疣**。藏器。

疗自汗盗汗，死人席缘烧灰，煮汁浴身，自愈。时珍。圣惠方。

【发明】〔藏器曰〕有妪人患冷滞，积年不瘥。宋徐嗣伯诊之，曰：此尸疰也。当以死人枕煮服之，乃愈。于是往古冢中取枕，枕已一边腐缺。妪服之，即瘥。张景声十五岁，患腹胀面黄，众药不能治，以问嗣伯。嗣伯曰：此石蛔尔，极难疗，当取死人枕煮服之。得大蛔虫，头坚如石者五六升，病即瘥。沈僧翼患眼痛，又多见鬼物。嗣伯曰：邪气入肝，可觅死人枕煮服之，竟可埋枕于故处。如其言，又愈。王旻问曰：三病不同，皆用死人枕而俱瘥，何也？答曰：尸疰者，鬼气也，伏而未起，故令人沉滞。得死人枕治之，魂气飞越，不复附体，故尸疰自瘥。石蛔者，医疗既僻，蛔虫转坚，世间药不能遣，须以鬼物驱之，然后乃散，故用死人枕煮服之。邪气入肝，则使人眼痛而见魍魉，须邪物以钩之，故用死人枕之气。因不去之，故令埋于故处也。〔时珍曰〕按谢士泰《删繁方》：治尸疰，或见尸，或闻哭声也。取死人席（新棺内余，弃路上者）一虎口（长三寸），水三升，煮一升服，立效。此即用死人枕之意也，故附之。

服器之二（器物类五十四种）

纸（纲目）

【释名】〔时珍曰〕古者编竹炙青书字，谓之汗青，故简策字皆从竹。至秦汉间以缯帛书事，谓之幡纸，故纸字从系，或从巾也。从氏，谐声也。刘熙《释名》云：纸者砥也。其平如砥也。东汉和帝时，耒阳蔡伦始采树皮、故帛、鱼网、麻缯，煮烂造纸，天下乃通用之。苏易简《纸谱》云：蜀人以麻，闽人以嫩竹，北人以桑皮，剡溪以藤，海人以苔，浙人以麦秸、稻秆，吴人以茧，楚人以楮为纸。又云，凡烧药，以墨涂纸裹药，最能拒火。药品中有闪刀纸，乃折纸之际，一角叠在纸中，匠人不知漏裁者，医人取入药用。今方中未见用此。何欤？

【气味】诸纸：甘，平，无毒。

【主治】楮纸：烧灰，止吐血、衄血、血崩，金疮出血。时珍。

竹纸：包犬毛烧末，酒服，止疟。圣惠。

藤纸：烧灰，傅破伤出血，及大人小儿内热，衄血不止。用故藤纸（瓶中烧存性）二钱，入麝香少许。酒服。仍以纸捻包麝香，烧烟熏鼻。时珍。

草纸：作捻，纴痈疽，最拔脓。蘸油燃灯，照诸恶疮浸淫湿烂者，出黄水，数次取效。时珍。

麻纸：止诸失血，烧灰用。时珍。

纸钱：主痈疽将溃，以筒烧之，乘热吸患处。其灰止血。其烟久嗅，损人肺气。时珍。青纸（纲目）

【主治】妒精疮，以唾粘贴，数日即愈，且护痛也。弥久者良。上有青黛，杀虫解毒。时珍。

印纸（拾遗）

【主治】妇人断产无子，剪有印处烧灰，水服一钱匕效。藏器。

桐油伞纸（纲目）

【主治】蛀干阴疮。烧灰，出火毒一夜，傅之，便结痂。时珍。

历日（纲目）

【集解】〔时珍曰〕太昊始作历日，是有书。礼记：十二月天于颁朔于诸侯。

【主治】邪疟。用隔年全历，端午午时烧灰，糊丸梧子大。发日早用无根水，下五十丸。卫生易简方。

钟馗（纲目）

【集解】〔时珍曰〕逸史云：唐高祖时，钟馗应举不第，触阶而死。后明皇梦有小鬼盗玉笛，一太鬼（破帽蓝袍）捉啖唉之。上问之。对曰：臣终南山进士钟馗也。蒙赐袍带之葬，誓除天下虚耗之鬼。乃命吴道子图象，传之天下。时珍谨按尔雅云：中馗，菌名也。考工记注云：终葵，椎名也。似菌椎形，椎似菌形，故得同称。俗画神执一椎击鬼，故亦名中馗。好事者因作钟馗传，言是未第进士，能啖鬼。遂成故事，不知其讹矣。

【主治】辟邪止疟。时珍

桃符（药性）

【集解】〔时珍曰〕风俗通云：东海度朔山有大桃，蟠屈千里。其北有鬼门，二神守之，日神荼、郁垒，主领众鬼。黄帝因立桃板于门，画二神以御凶鬼。《典术》云：桃乃西方之木，五木之精，仙木也。味辛气恶，故能厌伏邪气，制百鬼。今人门上用桃符辟邪，以此也。

【主治】中恶，精魅邪气，煮汁服。甄权。

【发明】〔时珍曰〕钱乙小儿方有桃符圆，疏取积热及结胸。用巴豆霜、黄柏、大黄各一钱一字，轻粉、硇砂各半钱，为末，面糊丸粟米大。量大小，用桃符汤下。无则以桃枝代之。盖桃性快利大肠，兼到厌伏邪恶之义耳。

桃橛（拾遗）

【释名】桃橛〔时珍曰〕橛音厥，即杙也。人多削桃木钉于地上以镇家宅。三载者尤良。许慎云：羿死于桃橛。橛，杙也。故鬼畏桃，而今人以桃梗作杙橛，以辟鬼也。礼记云：王吊则巫祝以桃茢前引，以辟不祥。茢者，桃枝作帚也。《博物志》云：桃根为印，可以召鬼。《甄异录》云：鬼但畏东南桃枝尔。观诸说，则桃之辟鬼祟疰忤，其来有由矣。

【主治】卒心腹痛，鬼疰，破血，辟邪恶气，胀满，煮汁服之，与桃符同功。藏器。风虫牙痛，烧取汁，少少纳孔中，以蜡锢之。时珍。

救月杖（拾遗）

【集解】〔藏器曰〕即月食时，救月，击物木也。

【主治】月蚀疮及月割耳，烧为灰。油和傅之。藏器。乃治蛊之神药。思邈。

拨火杖（拾遗）

【释名】火槽头拾遗、火柴头〔时珍曰〕拨火之杖，烧残之柴，同一理。

【主治】蝎螫，以横井上立愈。其上立炭，刮傅金疮，止血生肉。带之，辟邪恶鬼。带火纳水底，取得水银着出。藏器。止小儿惊忤夜啼。时珍。

吹火筒（纲目）

【主治】小儿阴，被蚯蚓呵肿，令妇人以筒吹其肿处，即消。时珍。

凿柄木（拾遗）

【释名】千椎草纲目。

【主治】难产。取入铁孔中木，烧末酒服。藏器。刺在肉中，烧末，酒服二方寸匕。思邈。

【发明】〔时珍曰〕女科有千锥草散：用凿柄承斧处打卷者，烧灰，淋汁饮。李魁甫言其有验，此亦取下往之义耳。

铁椎柄（拾遗）

【主治】鬼打，及强鬼排突人中恶者，和桃奴、鬼箭等，作丸服之。藏器。〔时珍曰〕务成子治瘟疾鬼病，萤火丸中亦用之。

铳楔（纲目）

【主治】难产，烧灰酒服。又辟忤恶邪气。时珍。

刀鞘（拾遗）

【主治】鬼打卒得，取二三寸烧末，水服。腰刀者弥佳。藏器。

马鞭（纲目）

【释名】马策〔时珍曰〕竹柄编革为之，故鞭从革便，策从竹束，会意。

【主治】马汗气入疮或马毛入疮，肿毒烦热，入腹杀人，烧鞭皮末，和膏傅之。又治狐尿刺疮肿痛，取鞭梢二寸，鼠屎二七枚，烧研，和膏傅之。时珍。

箭苛及镞（拾遗）

【释名】〔时珍曰〕扬雄《方言》云：自关而东谓之矢，自关而西谓之箭，江淮之间谓之镞。刘熙《释名》云：矢又谓之镝。本曰足，末曰栝、体曰干，旁曰羽。

【主治】妇人产后腹中痛，密安所卧席下，勿令妇知。藏器。刺伤风水，刮箭下漆涂之。又主疗疮恶肿，刮箭苛茹作炷，灸二七壮。时珍。

弓弩弦（别录下品）

【释名】〔时珍曰〕黄帝时始作弓（有臂者曰弩），以木为干，以丝为弦。

【气味】平，无毒。〔权曰〕微寒。

【主治】难产，胞不出。别录。鼻衄及口鼻大衄不止，取折弓弦烧灰，同枯矾等分吹之，即止。时珍。

【发明】〔弘景曰〕产难，取弓弩弦以缚腰，及烧弩牙纳酒中饮之，皆取发放快速之义。〔时珍曰〕弓弩弦催生，取其速离也。折弓弦止血，取其断绝也。《礼》云：男子生，以桑弧、蓬矢射天地四方。示男子之事也。巢元方《论胎教》云：妊娠三月。欲生男，宜操弓矢，乘牡马。孙思邈《千金方》云：妇人始觉有孕，取弓弩弦一枚，缝袋盛，带左臂上，则转女为男。《房室经》云：凡觉有娠，取弓弩弦缚妇人腰下，满百日解却。此乃紫宫玉女秘传方也。

纺车弦（纲目）

【主治】坐马痈，烧灰傅之。时珍。凡人逃走，取其发于纬车上逆转之，则迷乱不知所适。藏器。

梭头（拾遗）

【主治】失音不语，病吃者，刺手心令痛即语。男左女右。藏器。

连枷关（纲目）

【主治】转胞，小便不通，烧灰水服。时珍。千金方。

楤担尖（纲目）

【主治】肠痈已成，取少许烧灰，酒服，当作孔出脓。思邈。

梳箆（拾遗）

【释名】栉箆〔时珍曰〕刘熙释名云：梳，其齿疏通也。箆，其齿细密相比也。栉，其齿连节也。赫连氏始作之。

【主治】虱病煮汁服之，及活虱入腹为病成症瘕者。藏器。主小便淋沥，乳汁不通，霍乱转筋，噎塞。时珍。

针线袋（拾遗）

【主治】痔疮，用二十年者，取袋口烧灰，水服。又妇人产后肠中痒不可忍，密安所卧褥下，勿令知之。凡人在牢狱日，经赦得出，就于囚枷上，取线为囚缝衣，令人犯罪经恩也。藏器。

蒲扇（拾遗）

【释名】箑〔时珍曰〕上古以羽为扇，故字从羽。后人以竹及纸为箑，故字从竹。扬雄方言云：自关而东谓之箑，自关而西谓之扇，东人多以蒲为之，岭南以蒲葵为之。

【主治】败蒲扇灰和粉，粉身止汗，弥败者佳。新造屋柱下四隅埋之，蚊永不入。藏器。烧灰酒服一钱，止盗汗，及妇人血崩，月水不断。时珍。

蒲席（别录中品）

【释名】荐〔弘景曰〕蒲席惟船家用之，状如蒲帆。人家所用席，皆是菅草，而席多是蒲也。方家烧用。〔恭曰〕席、荐皆人所卧，以得人气为佳，不论荐、席也。青齐间人谓蒲荐为蒲席，亦曰蒲蒕（音合），谓藁作者为荐。山南、江左机上织者为席，席下重厚者为荐。〔时珍曰〕席、荐皆以蒲及稻藁为之，有精粗之异。凡人以龙须草为席。

【主治】败蒲席：平。主筋溢恶疮。别录。单用破血。从高坠下，损瘀在腹刺痛，取久卧者烧灰，酒服二钱。或以蒲黄、当归、大黄、赤芍药、朴消，煎汤调服。血当下。甄权。

编荐索：烧研，酒服二指撮，治霍乱转筋入腹。藏器。

寡妇荐：治小儿吐利霍乱，取二七茎煮汁服。藏器。

簟（纲目）

【释名】籧篨符笏笋席〔时珍曰〕簟可延展，放字从竹、覃。覃，延长也。

【主治】蜘蛛尿、蠼螋尿疮，取旧者烧灰傅之。时珍。

帘箔（宋嘉祐）

【释名】〔时珍曰〕其形方廉而薄，故曰廉、曰箔，以竹及苇芒编成。其帛幕曰幰。〔藏器曰〕今东人多以芒草为箔，入药用弥久着烟者佳。

败芒箔

【主治】无毒。主产妇血满腹胀痛，血渴，恶露不尽，月闭，下恶血，止好血，去鬼气疰痛症结，酒煮服之。亦烧末，酒服。藏器。

箔经绳

【主治】痈疽有脓不溃，烧研，和腊猪脂傅下畔，即溃，不须针灸。时珍。千金方。

厕屋户帘

【主治】小儿霍乱，烧灰，饮服一钱。时珍。外台秘要。

漆器（纲目）

【主治】产后血运，烧烟熏之即苏。又杀诸虫。时珍。

研朱石槌（拾遗）

【主治】妒乳，煮热熨乳上，以二槌更互用之，数十遍，热彻取瘥。藏器。

灯盏（纲目）

【释名】缸。

【主治】上元盗取富家灯盏，置床下，令人有子。时珍。韵府。

灯盏油（纲目）

【释名】灯窝油。

【气味】辛，苦，有毒。

【主治】一切急病，中风、喉痹、痰厥，用鹅翎扫入喉内，取吐即效。又涂一切恶疮疥癣。时珍。

车脂（宋开宝）

【校正】并入缸中膏。

【释名】车毂脂纲目、轴脂纲目、辖脂纲目、缸膏音公〔时珍曰〕毂即轴也。辖即缸也。乃裹轴头之铁也，频涂以油，则滑而不涩。《史记》："齐人嘲淳于髡为炙毂輠"即此，今云油滑是矣。

【气味】辛，无毒。

【主治】卒心痛，中恶气，以热酒服之。中风发狂，取膏如鸡子大，热醋搅消服。又主妇人妒乳、乳痈，取脂熬热涂之，并和热酒服。开宝。去鬼气、温酒烊热服。藏器。治霍乱、中蛊、妊娠诸腹痛，催生，定惊，除疟，消肿毒诸疮。时珍。

败船茹（音如　别录下品）

【集解】〔弘景曰〕此是大舳舡舱刮竹茹以补漏处者。〔时珍曰〕古人以竹茹。今人只以麻筋和油石灰为之。

【主治】平。疗妇人崩中，吐血、痢血不止。别录。治金疮，刮败船茹灰傅之。功同牛胆石灰。苏颂。

故木砧（拾遗）

【释名】百味拾遗拥儿。

几上屑

【主治】吻上馋疮，烧末傅之。藏器。

砧上垢

【主治】卒心腹痛。又凡人病后食、劳复，取当时来参病人行止脚下土一钱许（男左女右），和垢及鼠头一（或鼠屎三七）枚煮服，神效。藏器。
干霍乱，不吐不利，烦胀欲死，或转筋入腹，取屠儿几垢一鸡子大，温酒调服，
得吐即愈。又主唇疮、耳疮。虫牙。时珍。

杓（音妁　拾遗）

【释名】〔时珍曰〕木曰杓，瓠曰瓢。杓者勺也，瓢者漂也。
【主治】人身上结筋，打之三下，自散。藏器。

瓠瓢见菜部。

箸（拾遗）

【释名】箸〔时珍曰〕古箸以竹，故字从竹。近人兼用诸木及象牙为之矣。
【主治】吻上咽口疮，取箸头烧灰傅之。又狂狗咬者，乞取百家箸，煎汁
饮。藏器。咽喉痹塞，取漆箸烧烟。含咽烟气入腹，发咳即破。时珍。

甑（唐本草）

【校正】并入拾遗瓦甑、故甑蔽。
【集解】〔时珍曰〕黄帝始作甑、釜。北人用瓦甑，南人用木甑，夷人用竹甑。术
家云：凡甑鸣、釜鸣者，不得惊怖。但男作女拜，女作男拜，即止，亦无殃咎。类从相感
志云：瓦甑之契，投枭自止。注云：取甑书"契"字，置墙上，有枭鸣时投之，自止也。

瓦甑
【主治】魇寐不寤，取覆人面，疾打破之。藏器。

甑垢（一名阴胶）
【主治】口舌生疮，刮傅之。时珍。
【发明】〔时珍曰〕雷氏《炮炙论》序云：知疮所在，口点阴胶。注云：取甑中气
垢少许于口中，即知脏腑所起，直彻至患处，知痛所在，可医也。

甑带
【气味】辛，温，无毒。
【主治】煮汁服，除腹胀痛，脱肛，胃反，小便失禁、不通及淋，中恶尸注。
烧灰，封金疮，止血，止痛，出刃。苏恭。主大小便不通，疟疾，妇人带下，
小儿脐疮，重舌夜啼，癜风白驳。时珍。
【发明】〔志曰〕江南以蒲为甑带，取久用败烂者用之。取其久被蒸气，故能散气也。

故甑蔽拾遗　或作闭。

【主治】无毒。主石淋，烧研，水服三指撮。又主盗汗。藏器。烧灰，水服三撮，治喉闭咽痛及食复，下死胎。时珍。

【发明】〔时珍曰〕甑蔽通气，理似优于甑带。雷氏《炮炙论》序云：弊箅淡卤。注云：常使旧甑中箅，能淡盐味。此物理之相感也。

锅盖（纲目）

【主治】牙疳、阴疳，取黑垢，同鸡膍胵黄皮灰、蚕茧灰、枯矾等分为末，米泔洗后频傅之。时珍。

饭箩（拾遗）

【释名】筐〔藏器曰〕以竹为之，南方人谓之筐。
【主治】时行病后食、劳复，烧取方寸匕，水服。藏器。

蒸笼（拾遗）

【主治】取年久竹片，同弊帚扎缚草、旧、麻鞋底系及蛇蜕皮，烧灰，擦白癜风。时珍。圣惠方。

炊单布（纲目）

【主治】坠马，及一切筋骨伤损，张仲景方中用之。时珍。

【发明】〔时珍曰〕按王璆百《一选方》云：一人因开甑，热气蒸面，即浮肿眼闭，一医以意取久用炊布为末，随傅随消。盖此物受汤上之气多，故用此引出汤毒。亦犹盐水取咸味，以类相感也。

故炊帚（拾遗）

【主治】人面生白驳，以月食夜，和诸药烧灰，苦酒调傅之。藏器。

弊帚（纲目）

【释名】慧〔时珍曰〕许慎《说文》云："帚从手持巾"，以扫除也。竹帚日慧。凡竹枝、荆苕、黍秫、茭蒲、芒草、落帚之类，皆可为帚也。

【主治】白驳癞风，烧灰入药。时珍。

簸箕舌（纲目）

【释名】〔时珍曰〕簸扬之箕也。南人用竹，北人用杞柳为之。

【主治】重舌出涎，烧研，酒服一钱。又主月水不断。时珍。千金、圣惠方。

竹篮（拾遗）

【释名】〔藏器曰〕竹器也。

【主治】取耳烧灰，傅狗咬疮。藏器。

鱼笱（纲目）

【释名】〔时珍曰〕欧阳询《初学记》云：取鱼之器曰笱（音苟），筎（音留），曰罛（音孤），曰罩（音罩），曰箪音抄）。

【主治】旧笱须：疗鱼骨哽。烧灰，粥饮服方寸匕。 时珍。肘后方。

鱼网（拾遗）

【释名】罟〔时珍曰〕易云：疱牺氏结绳而为网罟，以田以鱼，盖取诸离。

【主治】鱼骨哽者，以网覆颈，或煮汁饮之，当自下。藏器。亦可烧灰，水服，或乳香汤服。甚者并进三服。时珍。

草麻绳索（纲目）

【释名】〔时珍曰〕小曰索，大曰绳。

【主治】大腹水病，取三十枚去皮，研水三合，旦服，日中当吐下水汁。结囊若不尽，三日后再作。未尽更作。瘥后，禁水饮、咸物。时珍。

马绊绳（纲目）

【主治】煎水，洗小儿痫。苏恭。烧灰，掺鼻中疮。时珍。

缚猪绳（纲目）

【主治】小儿惊啼，发歇不定，用腊月者烧灰，水服少许。藏器。

牛鼻拳（音卷纲目）

【释名】〔时珍曰〕穿牛鼻绳木也。

【主治】木拳：主小儿痫。草拳：烧研。傅小儿鼻下疮。别录。草拳灰：吹喉风有效。木拳：煮汁或烧灰酒服，治消渴。时珍。

厕筹（拾遗）

【主治】难产，及霍乱身冷转筋，于床下烧取热气彻上。亦主中恶鬼气。此物最微，其功可录。藏器。

尿桶（纲目）

旧板

【主治】霍乱吐利，煎水服。山村宜之。时珍　如宜方。

旧箍

【主治】脚缝搔痒，或疮有窍，出血不止，烧灰傅之。年久者佳。时珍。

第三十九卷　虫部一目录

　　李时珍曰：虫乃生物之微者，其类甚繁，故字从三虫会意。按《考工记》云：外骨、内骨、却行、仄行、连行、纡行，以脰鸣、注味同鸣、旁鸣、翼鸣、腹鸣、胸鸣者，谓之小虫之属。其物虽微，不可与鳞、凤、龟、龙为伍；然有羽、毛、鳞、介、倮之形，胎、卵、风、湿、化生之异，蠢动含灵，各具性气。录其功，明其毒，故圣人辨之。况蜩、蕰、蚁、蚳可供馈食者，见于《礼记》；蜈、蚕、蟾、蝎，可供匕剂者，载在方书。《周官》有庶氏除毒蛊，剪氏除蠹物，蝈氏去蛙黾，赤发氏除墙壁狸虫（蠼螋之属），壶涿氏除水虫（狐蜮之属）。则圣人之于微琐，罔不致慎。学者可不穷夫物理而察其良毒乎？于是集小虫之有功、有害者为虫部，凡一百零六种，分为三类：曰卵生，曰化生，曰湿生。旧本虫鱼部三品，共二百三十六种。今析出鳞介二部，并入六种，移八种入禽兽、服器部，自有名未用移入六种，木部移入二种。

本草纲目

第三十九卷 虫部一

虫之一（卵生类上二十三种）

上附方旧六十四，新二百零五。

第三十九卷　虫部一

虫之一 （卵生类上二十三种）

蜂蜜（本经上品）

【释名】蜂糖俗名、**生岩石者名石蜜**本经、**石饴**同上、**岩蜜**〔时珍曰〕蜜以密成，故谓之蜜。《本经》原作石蜜，盖以生岩石者为良耳，而诸家反致疑辩。今直题曰蜂蜜，正名也。

【正误】〔恭曰〕土蜜出氐、羌中最胜。今关中白蜜，甘美耐久，全胜江南者，陶以未见，故以南土为胜耳。今以水牛乳沙糖作者，亦名石蜜。此蜜既蜂作，宜去石字。〔宗奭曰〕《嘉祐本草》石蜜有二：一见虫鱼，一见果部。乳糖既曰石蜜，则虫部石蜜，不当言石矣。石字乃白字误耳，故今人尚言白沙蜜。盖新蜜稀而黄，陈蜜白而沙也。〔藏器曰〕岩蜜出南方岩岭间，入药最胜，石蜜宜改为岩字。苏恭是荆襄间人，地无崖险，不知石蜜之胜故也。〔时珍曰〕按《本经》云：石蜜生诸山石中，色自如膏者良。则是蜜取山石者为胜矣。苏恭不考山石字，因乳糖同名而欲去石字；寇氏不知真蜜有白沙而伪蜜稀黄，但以新久立说，并误矣。凡试蜜以烧红火箸插入，提出起气是真，起烟是伪。

【集解】〔别录曰〕石蜜生武都山谷、河源山谷及诸山石间。色白如膏者良。〔弘景曰〕石蜜即崖蜜也，在高山岩石间作之，色青，味小酸，食之心烦。其蜂黑色似虻。其木蜜悬树枝作之，色青白。土蜜在土中作之，色亦青白，味醶。人家及树空作者亦白，而浓厚味美。今出晋安檀崖者多土蜜，云最胜。出东阳临海诸处，及江南向西者多木蜜。出於潜、怀安诸县者多崖蜜。亦有树木及人家养者。诸蜜例多添杂及煎煮，不可入药。必须亲自看取，乃无杂耳。凡蜂作蜜。皆须人小便以酿诸花，乃得和熟，状似作饴须蘖也。〔藏器曰〕寻常蜜亦有木上作者，土中作者。北方地燥；多在土中；南方地湿，多在木中。各随土地所宜，其蜜一也。崖蜜别是一蜂，如陶所说出南方崖岭间，房悬崖上，或土窟中。人不可到，但以长竿刺令蜜出，以物承取，多者至三四石，味酸色绿，入药胜于凡蜜。张华《博物志》云：南方诸山，幽僻处出蜜蜡。蜜蜡所着，皆绝岩石壁，非攀缘所及。惟于山顶以篮舆悬下，遂得采取。蜂去余蜡在石，有鸟如雀，群来啄之殆尽，名曰灵雀。至春蜂归如旧，人亦占护其处，谓之蜜塞。此即石蜜也。〔颂曰〕食蜜亦有两种：一在山林木上作房，一在人家作窠槛收养之，蜜皆浓厚味美。近世宣州有黄连蜜，色黄，味小苦，主目热。雍、洛间有梨花蜜，白如凝脂。亳州太清宫有桧花蜜，色小赤。柘城县有何首乌蜜，色更赤。并蜂采其花作之，各随花性之温凉也。〔宗奭曰〕山蜜多在石中木上，有经一二年者，气味醇厚。人家者，一岁二取，气味不足，故不及，且久收易酸。〔时珍曰〕陈藏器所谓灵雀者，小鸟也。一名蜜母，黑色。正月则至岩石间寻求安处，群蜂随之也。南方有之。

【修治】〔敩曰〕凡炼蜜一斤，只得十二两半是数。若蜜少、火过，并用不得。〔时珍曰〕凡炼沙蜜，每斤入水四两，银石器内，以桑柴火慢炼，掠去浮沫，至滴水成珠不散乃用，谓之水火炼法。又法：以器盛，置重汤中煮一日，候滴水不散，取用亦佳，且不伤火也。

【气味】甘，平，无毒。〔别录曰〕微温。〔颖曰〕诸蜜气味，当以花为主。冬、夏为上，秋次之，春则易变而酸。闽、广蜜极热，以南方少霜雪，诸花多热也。川蜜温，西蜜则凉矣。〔刘完素曰〕蜜成于蜂，蜂寒而蜜温，同质异性也。〔时珍曰〕蜂蜜生凉熟温，不冷不燥，得中和之气，故十二脏腑之病，罔不宜之。但多食亦生湿热虫䘌，小儿尤当戒之。王充论衡云：蜂虿禀太阳火气而生，故毒在尾。蜜为蜂液，食多则令人毒，不可不知。炼过则无毒矣。〔宗奭曰〕蜜虽无毒，多食亦生诸风也。〔朱震亨曰〕蜜喜入脾。西北高燥，故人食之有益；东南卑湿，多食则害生于脾也。〔思邈曰〕七月勿食生蜜，令人暴下霍乱。青赤酸者，食之心烦。不可与生葱、莴苣同食，令人利下。食蜜饱后，不可食酢，令人暴亡。

【主治】心腹邪气，诸惊痫痉，安五脏诸不足、益气补中，止痛解毒，除众病，和百药。久服，强志轻身，不饥不老，延年神仙。本经。养脾气，除心烦，饮食不下，止肠澼，肌中疼痛，口疮，明耳目。别录。牙齿疳䘌，唇口疮，目肤赤障，杀虫。藏器。治卒心痛及赤白痢，水作蜜浆，顿服一碗止；或以姜汁同蜜各一合，水和顿服。常服，面如花红。甄权。治心腹血刺痛，及赤白痢，同生地黄汁各一匙服，即下。孟诜。同薤白捣，涂汤火伤，即时痛止。宗奭。肘后：用白蜜涂上，竹膜贴之，日三。和营卫，润脏腑，通三焦，调脾胃。时珍。

【发明】〔弘景曰〕石蜜道家丸饵，莫不须之。仙方亦单服食，云致长生不老也。〔时珍曰〕蜂采无毒之花，酿以大便而成蜜，所谓臭腐生神奇也。其入药之功有五：清热也，补中也，解毒也，润燥也，止痛也。生则性凉，故能清热；熟则性温，故能补中。甘而和平，故能解毒；柔而濡泽，故能润燥。缓可以去急，故能止心腹、肌肉、疮疡之痛；

和可以致中，故能调和百药，而与甘草同功。张仲景治阳明结燥，大便不通，蜜煎导法，诚千古神方也。〔诜曰〕但凡觉有热，四肢不和，即服蜜浆一碗，甚良。又点目中热膜，以家养白蜜为上，木蜜次之，崖蜜更次之也。与姜汁熬炼，治癞甚效。

蜜蜡（本经上品）

【释名】〔弘景曰〕生于蜜中，故谓蜜蜡。〔时珍曰〕蜡犹鬣也。蜂造蜜蜡而皆成鬣也。

【集解】〔别录曰〕蜡生武都山谷蜜庐木石间。〔弘景曰〕蜂先以此为蜜跖，煎蜜亦得之。初时极香软。人更煮炼，或少加醋酒，便黄赤，以作烛色为好。今医家皆用白蜡，但取削之，于夏月暴百日许，自然白也。卒用之，烊内水中十余遍，亦白。〔宗奭曰〕新蜡色白，随久则黄。白蜡乃蜡之精英者也。〔时珍曰〕蜡乃蜜脾底也。取蜜后炼过，滤入水中，候凝取之，色黄者俗名黄蜡，煎炼极净色白者为白蜡，非新则白而久则黄也。与今时所用虫造白蜡不同。

【气味】甘，微温，无毒。〔之才曰〕恶芫花、齐蛤。

【主治】蜜蜡：主下痢脓血，补中，续绝伤金疮，益气，不饥，耐老。本经。〔权曰〕和松脂、杏仁、枣肉、茯苓等分合成，食后服五十丸，便不饥。〔颂曰〕古人荒岁多食蜡以度饥，但合大枣咀嚼，即易烂也。白蜡：疗人泄澼后重见白脓，补绝伤，利小儿。久服，轻身不饥。别录。孕妇胎动，下血不绝，欲死。以鸡子大，煎三五沸，投美酒半升服，立瘥。又主白发，镊去，消蜡点孔中，即生黑者。甄权。

【发明】〔时珍曰〕蜜成于蜡，而万物之至味，莫甘于蜜，莫淡于蜡，得非厚于此必薄于彼耶？蜜之气味俱厚，属乎阴也，故养脾；蜡之气味俱薄，属乎阳也，故养胃。厚者味甘，而性缓质柔，故润脏腑；薄者味淡，而性啬质坚，故止泄痢。张仲景治痢有调气饮，《千金方》治痢有胶蜡汤，其效甚捷，盖有见于此欤？又华佗治老少下痢，食入即吐。用白蜡方寸匕，鸡子黄一个，石蜜、苦酒、发灰、黄连末，各半鸡子壳，先煎蜜、蜡、苦酒、鸡子四味令匀，乃纳连、发，熬至可丸乃止。二日服尽，神效无比也。此方用之，屡经效验，乃知《本经》主下痢脓血之言，深当膺服也。

蜜蜂（本经上品）

【释名】蜡蜂纲目、蠭〔时珍曰〕蜂尾垂锋，故谓之蜂。蜂有礼范，故谓之蠭。《礼记》云：范则冠而蝉有绥。《化书》云：蜂有君臣之礼。是矣。

【集解】〔别录曰〕蜂子生武都山谷。〔颂曰〕今处处有之，即蜜蜂子也。在蜜脾中，如蚕蛹而白色。岭南人取头足未成者，油炒食之。〔时珍曰〕蜂子，即蜜蜂子未成时白蛹也。礼记有雀、鷃蜩、范，皆以供食，则自古食之矣。其蜂有三种：一种在林木或土穴中作房，为野蜂；一种人家以器收养者，为家蜂，并小而微黄，蜜皆浓美；一种在山岩高峻处作房，即石蜜也，其蜂黑色似牛虻。三者皆群居有王。王大于众蜂，而色青苍。皆一日两衙，应潮上下。凡蜂之雄者尾锐，雌者尾歧，相交则黄退。嗅花则以须代鼻，采花则以股抱之。按王元之蜂记云：蜂王无毒。窠之始营，必造一台，大如桃李。王居台上，生子于中。王之子尽复为王，岁分其族而去。其分也，或铺如扇，或圆如罂，拥其王而去。王之所在，蜂不敢螫。若失其王，则众溃而死。其酿蜜如脾，谓之蜜脾。凡取其蜜不可多，多则蜂饥而不蕃；又不可少，少则蜂惰而不作。呜呼！王之无德，似君德也。营巢如台，似建国也。子复为王，似分定也。拥王而行，似卫主也。王所不螫，似遵法也。王失则溃，守义节也。取惟得中，似什一而税也。山人贪其利、恐其分而刺其子，不仁甚矣。

蜂子

【气味】甘，平、微寒，无毒。〔大明曰〕凉，有毒。食之者须以冬瓜、苦荬、生姜、紫苏制其毒。〔之才曰〕畏黄芩、芍药、牡蛎、白前。

【主治】**头疯，除蛊毒，补虚羸伤中。久服令人光泽，好颜色，不老。**本经。〔弘景曰〕**酒渍傅面，令人悦白。轻身益气，治心腹痛，面目黄，大人小儿腹中五虫从口吐出者。**别录。主**丹毒风疹，腹内留热，利大小便涩，去浮血，下乳汁，妇人带下病。**藏器。**大风疠疾。**时珍。

【发明】〔时珍曰〕蜂子古人以充馔品，故《本经》《别录》著其功效，而《圣济总录》治大风疾，兼用诸蜂子，盖亦足阳明、太阴之药也。

土蜂（别录）

【校正】旧与蜜蜂子同条，今分出。

【释名】**蜚零**本经、**蟺蜂**音蝉。同上。**马蜂**〔颂曰〕郭璞注《尔雅》云：今江东呼大蜂在地中作房者为土蜂，即马蜂也。荆、巴间呼为蟺蜂。

【集解】〔别录曰〕土蜂生武都山谷。〔藏器曰〕土蜂穴居作房，赤黑色，最大，螫人至死，亦能酿蜜，其子亦大而白。〔颂曰〕土蜂子，江东人亦啖之。又有木蜂似土蜂，人亦食其子。然则蜜蜂、上蜂、木蜂、黄蜂子俱可食。大抵蜂类同科，其性效不相远矣。

蜂

【主治】**烧末，油和，傅蜘蛛咬疮。**〔藏器曰〕此物能食蜘蛛，取其相伏也。

蜂子

【气味】甘，平，有毒。〔大明曰〕同蜜蜂。畏亦同也。

【主治】**痈肿。**本经。**喑痛。**别录。**利大小便，治妇人带下。**

土　蜂

日华。**功同蜜蜂子。**藏器。**酒浸傅面，令人悦白。**时珍。

房

【主治】痈肿不消。为末，醋调涂之，干更易之。不入服食。药性。疗疔肿疮毒。时珍。

大黄蜂（别录）

【校正】旧与蜜蜂同条，今分出。

【释名】黑色者名**胡蜂**广雅、**壶蜂**方言、**瓠瓜蜂**音钩娄。**玄瓠蜂**〔时珍曰〕凡物黑色者，谓之胡。其壶、瓠、瓠瓜，皆象形命名也。瓠瓜，苦瓠之名。《楚辞》云："玄蜂若壶"是矣。大黄蜂色黄，瓠瓜蜂色黑，乃一类二种也。陶说为是。苏颂以为一种，非矣。然蜂蛹、蜂房，功用则一，故不必分条。

黄蜂蜂房

【集解】〔弘景曰〕大黄蜂子，乃人家屋上者及瓠瓜蜂也。〔颂曰〕大黄蜂子，在人家屋上作房及大木间即瓠瓜蜂之子也。岭南人取其子作馔食之。其蜂黄色，比蜜蜂更大。按《岭表录异》云：宣、歙人好食蜂儿。山林间大蜂结房，大者如巨钟，其房数百层。土人采时，着草衣蔽身，以捍其毒螫。复以烟火熏散蜂母，乃敢攀缘崖木断其蒂。一房蜂儿五六斗至一石。拣状如蚕蛹莹白者，以盐炒暴干，寄人京洛，以为方物。然房中蜂儿三分之一翅足已成，则不堪用。据此，则木上作房，盖瓠瓜之类。然今宣城蜂子，乃掘地取之，似土蜂也。郭璞注《尔雅》云：土蜂乃大蜂，在地中作房；木蜂似土蜂而小，江东人并食其子。然则二蜂皆可食久矣。大抵性味亦不相远也。

蜂子

【气味】甘，凉，有小毒。〔大明曰〕（见蜜蜂下）。

【主治】心腹胀满痛，干呕，轻身益气。别录。治雀卵斑，面疱。余功同蜜蜂子。时珍。

露蜂房（本经中品）

【释名】**蜂肠**本经、**蜂勒勒**味与窠同。**百穿**并别录、**紫金沙**。

【集解】〔别录曰〕露蜂房生牂牁山谷。七月七日采，阴干。〔弘景曰〕此蜂房多在树木中及地中。今日露蜂房，当用人家屋间及树枝间苞裹者。乃远牂牁，未解所以。〔恭曰〕此房悬在树上得风露者。其蜂黄黑色，长寸许，螫马、牛及人，乃至欲死。非人家屋下小小蜂房也。〔韩保升曰〕此树上大黄蜂窠也。所在皆有，大者如瓮，小者如桶。十一二月采之。〔宗奭曰〕露蜂房有二种：一种小而色淡黄，窠长六七寸至一尺，阔二三寸，如蜜脾下垂一边，多在丛木深林之中，谓之牛舌蜂；一种多在高木之上。或屋之下，外面围如三四斗许，或一二斗，中有窠如瓠状，由此得名玄瓠蜂，其色赤黄，大于诸蜂。今人皆兼有之。〔敩曰〕蜂房有四件：一名革蜂窠，大者一二丈围，在树上，内窠小隔六百二十六个，大者至一千二百四十个，其裹粘木蒂是七姑木汁，其盖是牛粪沫，其隔是叶蕊也；二名石蜂窠，只在人家屋上，大小如拳，色苍黑，内有青色蜂二十一个，或只十四个，其盖是石垢，其粘处是七姑木汁，其隔是竹蛀也；三名独蜂窠，大小如鹅卵大，皮厚苍黄色，是小蜂并蜂翅，盛向里只有一个蜂，大如小石燕子许，人马被螫着立亡也。四名是草蜂窠也。入药以革蜂窠为胜。〔时珍曰〕革蜂，乃山中大黄蜂也，其房有重重如楼台者。石蜂、草蜂，寻常所见蜂也。独蜂，俗名七里蜂者是矣，其毒最猛。

【修治】〔敩曰〕凡使革蜂窠，先以鸦豆枕等同拌蒸，从巳至未时，出鸦豆枕子，晒干用。〔大明曰〕入药并炙用。

【气味】苦，平，有毒。〔别录曰〕咸。〔之才曰〕恶干姜、丹参、黄芩、芍药、牡蛎。

【主治】惊痫瘈疭，寒热邪气，癫疾，鬼精蛊毒，肠痔。火熬之良。本经。疗蜂毒、毒肿。合乱发、蛇皮烧灰，以酒日服二方寸匕，治恶疽、附骨痈，根在脏腑，历节肿出，疗肿恶脉诸毒皆瘥。别录。疗上气赤白痢，遗尿失禁。烧灰酒服，主阴痿。水煮，洗狐尿刺疮。服汁，下乳石毒。苏恭。煎水，洗热病后毒气冲目。炙研，和猪脂，涂瘰疬成瘘。苏颂。煎水漱牙齿，止风虫疼痛。又洗乳痈、蜂叮、恶疮。大明。

【发明】〔时珍曰〕露蜂房，阳明药也。外科、齿科及他病用者，亦皆取其以毒攻毒，兼杀虫之功焉耳。

竹蜂（拾遗）

【释名】留师郭璞作笛师。

【集解】〔藏器曰〕方言云：竹蜂，留师也。蜂如小指大，正黑色，啮竹而窠，蜜如稠糖，酸甜好食。〔时珍曰〕六帖云：竹蜜蜂出蜀中。于野竹上结窠，绀色，大如鸡子，长寸许，有蒂。窠有蜜，甘倍常蜜。即此也。按今人家一种黑蜂，大如指头，能穴竹木而居，腹中有蜜，小儿扑杀取食，亦此类也。又杜阳编言：外国鸾蜂大十余斤。其蜜碧色，服之成仙。此亦不经之言，未足深信。又有刺蜜、木蜜，生草木上，俱见果部本条。木蜜即枳椇。

竹　蜂　留师

留师蜜

【气味】甘、酸，寒，无毒。

【主治】牙齿䘌痛及口疮，并含之良。藏器。

赤翅蜂（拾遗）

【集解】〔藏器曰〕出岭南。状如土蜂，翅赤头黑，大如螃蟹，穿土为窠，食蜘蛛。蜘蛛遥知蜂来，皆狼狈藏隐。蜂以预知其处，食之无遗。〔时珍曰〕此毒蜂穿土作窠者。一种独蜂作窠于木，亦此类也。其窠大如鹅卵，皮厚苍黄色。只有一个蜂，大如小石燕子，人马被螫立亡也。又一种赂蜂，出巴中，在襄鼻蛇穴内。其毒倍常，中人手足辄断，中心胸即坼裂，非方药可疗，惟禁术可制。故元稹诗云：巴蛇蟠窟穴，穴下有巢蜂。近树禽垂翅，依原兽绝踪。微遭断手足，厚毒破心胸。昔甚招魂句，那知眼自逢。此蜂之毒如此，附见于此。养生远害者，不可不知。

赤翅蜂

【主治】有毒。疗蜘蛛咬，及疗肿疽病，烧黑和油涂之。或取蜂窠土，以酢和涂之，蜘蛛咬处，当得丝出。藏器。

独脚蜂（拾遗）

独　脚　蜂

【集解】〔藏器曰〕出岭南。似小蜂黑色，一足连树根不得去，不能动摇，五月采之。又有独脚蚁，亦连树根下，能动摇，功用与蜂同。〔时珍曰〕岭南有树小儿、树峡蝶，及此蜂、蚁，皆生于树，是亦气化，乃无情而生有情也。《酉阳杂俎》云：岭南毒菌，夜有光，经雨则腐化为巨蜂，黑色，其喙若锯，长三分，啮人甚毒。物类之变化不一有如此。

【主治】疗肿痛疽，烧研和油涂之。藏器。

蠮螉（音噎翁　本经下品）

【释名】土蜂别录、细腰蜂庄子、蜾蠃诗经、蒲芦尔雅。〔弘景曰〕此类甚多。虽名土蜂，不就土中作窟，谓棵土作房尔。〔时珍曰〕蠮螉，象其声也。

蠮　螉

【集解】〔别录曰〕生熊耳川谷及牂柯，或人屋间。〔弘景曰〕今一种蜂，黑色，腰甚细，衔泥于人屋及器物边作房，如并竹管者是也。其生子如粟米大，置中，乃捕取草上青蜘蛛十余枚，满中，仍塞口，以待其子大为粮也。其一种入芦管中者，亦取草上青虫。《诗》云：螟蛉有子，果蠃负之。言细腰之物无雌，皆取青虫教祝，便变成己子，斯为谬矣。

造诗者未审，而夫子何为因其僻耶？岂圣人有缺，多皆类此。〔韩保升曰〕按《诗疏》云：螟蛉，桑虫也。果蠃，蒲芦也。言蒲芦负桑虫以成其子也。亦负他虫封之，数日则成蜂飞去。今有人候其封穴，坏而看之，见有卵如粟，在死虫之上，果如陶说。盖诗人知其大而不知其细也。此蜂所在有之，随处作窠，或只或双，不拘土石竹木间也。

【正误】〔李含光曰〕视变成子，近有数见者，非虚言也。〔颂曰〕《诗》言：螟蛉有子，果蠃负之。扬雄《方言》亦云：螟蛉子之落，而逢果蠃，祝之曰：类我类我。久之变为蜂。陶氏、蜀本皆以为生子如粟，捕诸虫为粮。段成式亦云：书斋多蟺蜂窠，祝声可听，开而视之。悉是小蜘蛛，以泥隔之，乃知不独负桑虫也，数说不同。然物类变化，固不可度。蚱蝉生于转丸，衣鱼生于瓜子之类非一。桑虫、蜘蛛之变为蜂，不为异也。如陶所说卵如粟者，未必非祝虫而成之也。宋齐丘所谓蟺蜂之虫，孕螟蛉之子，传其情，交其精，混其气，和其神，随物大小，俱得其真，蠢动无定情，万物无定形。斯言得之矣。〔宗奭曰〕诸家之说，终不敢舍诗之义。尝拆窠视之，果有子如粟米大，色白而微黄。所负青菜虫，却在子下，不与虫相着。陶说近之。〔时珍曰〕蟺蜂之说各异。今通考诸说，并视验其卵，及蜂之双双往来，必是雌雄。当以陶氏、寇氏之说为正，李氏、苏氏之说为误。按解颐《新语》云：果蠃自有卵如粟，寄在虫身。其虫不死不生，久则渐枯，子大食之而出。正如蝇卵寄附于蚕身，久则卵化，穴茧而出也。列子言纯雄无雌，其名稚蜂，庄子言细腰者化，则。自古已失之矣。罗愿《尔雅翼》云：陶说实当物理。但以此疑圣人，则不知诗之本旨矣。《诗》云：螟蛉有子，果蠃负之，教诲尔子，式谷似之。盖言国君之民，为他人所取尔。说者不知似字，乃似续之似，误以为如似之似，遂附会其说尔。尤云鸤鸠，既取我子。亦可谓鹗以众鸟为子乎？今屡破其房，见子与他虫同处，或子已去而虫存空壳，或虫成蛹而子尚小。盖虫终不坏，至其成蛹，子乃食之而出也。近时王浚川著雅述，亦云：年年验之，皆如陶氏之说焉。

【气味】辛，平，无毒。〔大明曰〕有毒。入药炒用。

【主治】久聋，欬逆毒气，出刺出汗。本经。疗鼻窒。别录。治呕逆。生研，能署竹木刺。大明。峋嵝书云：五月五日，取蟺蜂阴干为末，用死人血丸，置衣领中，云令人畏伏。

土蜂窠 见土部。

【附录】**雄黄虫**〔别录有名未用曰〕明目，辟兵不祥，益气力。状如蟺蜂。

虫白蜡（会编）

【集解】〔机曰〕虫白蜡（与蜜蜡之白者不同），乃小虫所作也。其虫食冬青树汁，久而化为白脂，粘敷树枝。人谓虫屎着树而然，非也。至秋刮取，以水煮熔，滤置冷水中，则凝聚成块矣。碎之，文理如白石膏而莹彻。人以和油烧烛，大胜蜜蜡也。〔时珍曰〕唐宋以前，浇烛、入药所用白蜡，皆蜜蜡也。此虫白蜡，则自元以来，人始知之，今则为日用物矣。四川、

虫白蜡

蜡虫

蜡种

冬青树

湖广、滇南、闽岭、吴越东南诸郡皆有之，以川、滇、衡、永产者为胜。蜡树枝叶状类冬青，四时不凋。五月开白花成丛，结实累累，大如蔓荆子，生青熟紫。冬青树子，则红色也。其虫大如虮虱，芒种后则延缘树枝，食汁吐涎，粘于嫩茎，化为自脂，乃结成蜡，状如凝霜。处暑后则剥取，谓之蜡渣。若过白露，即粘住难刮矣。其渣炼化滤净，或甑中蒸化，沥下器中，待凝成块，即为蜡也。其虫嫩时白色作蜡，及老则赤黑色，乃结苞于树枝。初若黍米大，入春渐长，大如鸡头子，紫赤色，累累抱枝，宛若树之结实也。盖虫将遗卵作房，正如雀瓮、螵蛸之类尔。俗呼为蜡种，亦曰蜡子。子内皆白卵，如细虮，一包数百。次年立夏摘下，以箬叶包之，分系各树。芒种后苞拆卵化，虫乃延出叶底，复上树作蜡也。树下要洁净，防蚁食其虫。又有水蜡树，叶微似榆，亦可放虫生蜡。甜槠树亦可产蜡。

【气味】甘，温，无毒。

【主治】生肌止血定痛，补虚续筋接骨。震亨。**入丸散服，杀瘵虫**。时珍。

【发明】〔震亨曰〕白蜡属金，禀受收敛坚强之气，为外科要药。与合欢皮同入长肌肉膏中，用之神效，但未试其可服否也。〔时珍曰〕蜡树叶亦治疮肿，故白蜡为外科要药，正如桑螵蛸与桑木之气相通也。

紫铆（音矿唐本草）

【校正】原与骐驎竭同条，今自木部分入此。

【释名】**赤胶**苏恭、**紫梗**。〔时珍曰〕铆与矿同。此物色紫，状如矿石，破开乃红，故名。今南番连枝折取，谓之紫梗是矣。

【集解】〔恭曰〕紫铆紫色如胶。作赤麖皮及宝钿，用为假色，亦以胶宝物。云蚁于海畔树藤皮中为之。紫铆树名渴廪，骐驎竭树名渴留，正如蜂造蜜也。研取用之。吴录所谓赤胶是也。〔敩曰〕《广州记》云：紫铆生南海山谷。其树紫赤色，是木中津液结成，可作胡胭脂，余滓则玉作家用之。骐驎竭乃紫铆树之脂也。〔志曰〕按别本注言：紫铆、骐驎竭二物同条，功效全别。紫铆色赤而黑，其叶大如盘，铆从叶上出。骐驎竭色黄而赤，从木中出，如松脂也。〔颂曰〕按段成式《酉阳杂俎》云：紫铆树出真

紫铆

紫梗

虫

树

腊国，彼人呼为勒怯。亦出波斯国。木高丈许，枝叶郁茂，叶似橘柚，经冬不凋。三月开花，白色，不结子。天有雾露及雨沾濡，其枝条即出紫铆。波斯使所说如此。而真腊使者言：是蚁运土上于树端作窠，蚁壤得雨露凝结而成铆。昆仑出者善，波斯次之。又《交州地志》亦云：本州岁贡紫铆，出于蚁壤。乃知与血竭俱出于木而非一物，明矣。今医家亦罕用，惟染家须之。〔宗奭曰〕紫铆状如糖霜，结于细枝上，累累然，紫黑色，研破则红。今人用造绵胭支，迩来亦难得。〔时珍曰〕

紫铆出南番。乃细虫如蚁、虱，缘树枝造成，正如今之冬青树上小虫造白蜡一般，故人多插枝造之。今吴人用造胭脂。按张勃《吴录》云：九真移风县，有土赤色如胶。人视土知其有蚁，因垦发，以木枝插其上，则蚁缘而上，生漆凝结，如螳螂螵蛸子之状。人折漆以染絮物，其色正赤，谓之蚁漆赤絮。此即紫铆也。血竭乃其树之脂膏，别见木部。

【气味】甘、咸、平，有小毒。〔大明曰〕无毒。

【主治】五脏邪气，金疮带下，破积血，生肌止痛，与骐𬟽驎竭大同小异。苏恭。湿痒疮疥，宜入膏用。李珣。益阳精，去阴滞气。太清伏炼法。

五倍子（开宝）

【校正】自木部移入此。

【释名】文蛤开宝、百虫仓拾遗。法酿过名百药煎。〔时珍曰〕五倍当作五樁，见《山海经》。其形似海中文蛤，故亦同名。百虫仓，会意也。百药煎，隐名也。

【集解】〔志曰〕五倍子在处有之。其子色青，大者如拳，而内多虫。〔颂曰〕以蜀中者为胜。生于肤木叶上，七月结实，无花。其木青黄色。其实青，至熟而黄。九月采子，曝干，染家用之。〔时珍曰〕五倍子，《宋开宝本草》收入草部，《嘉祐本草》移入木部，虽知生于肤木之上，而不知其乃虫所造也。肤木，即盐肤子木也（详见果部盐麸子下）。此木生丛林处者，五六月有小虫如蚁，食其汁，老则遗种，结小球于叶间，正如蚰蟖之作雀瓮，蜡虫之作蜡子也。初起甚小，渐渐长坚，其大如拳，或小如菱，形状圆长不等。初时青绿，久则细黄，缀于枝叶，宛若结成。其壳坚脆，其中空虚，有细虫如蠛蠓。山人霜降前采取，蒸杀货之。否则虫必穿坏，而壳薄且腐矣。皮工造为百药煎，以染皂色，大为时用。他树亦有此虫球，不入药用，木性殊也。

【气味】酸，平，无毒。

【主治】齿宣疳䘌，肺脏风毒流溢皮肤，作风湿癣。瘙痒脓水，五痔下血不止，小儿面鼻疳疮。开宝。肠虚泄痢，为末，熟汤服之。藏器。生津液，消酒毒，治中蛊毒、毒药。日华。口疮掺之，便可饮食。宗奭。敛肺降火，化痰饮，止咳嗽、消渴、盗汗、呕吐、失血、久痢、黄病、心腹痛、小儿夜啼，乌须发，治眼赤湿烂，消肿毒、喉痹，敛溃疮、金疮，收脱肛、子肠坠下。时珍。

【发明】〔震亨曰〕五倍子属金与水，噙之善收顽痰，解热毒，佐他药尤良。黄昏咳嗽，乃火气浮入肺中，不宜用凉药，宜五倍、五味敛而降之。〔时珍曰〕盐麸子及木叶，皆酸咸寒凉，能除痰饮咳嗽，生津止渴，解热毒酒毒，治喉痹下血血痢诸病。五倍子乃虫食其津液结成者，故所主治与之同功。其味酸咸，能敛肺止血化痰，止渴收汗；其气寒，能散热毒疮肿；其性收，能除泄痢湿烂。

五倍子
盐麸子
肤木

百药煎

【修治】〔时珍曰〕用五倍子为粗末。每一斤，以真茶二两煎浓汁，入酵糟四两，擂烂拌和，器盛置糠缸中罨之，待发起如发面状即成矣。捏作饼丸，晒干用。〔嘉谟曰〕入药者，五倍子（鲜者）十斤舂细，用瓷缸盛，稻草盖，盦七日夜。取出再捣，入桔梗、甘草末各二两，又盦一七。仍捣仍盦，满七次，取出捏饼，晒干用。如无鲜者，用干者水渍为之。又方五倍子一斤，生糯米一两（滚水浸过），细茶一两，上共研末，入罐内封固，六月要一七，取开配合用。又方五倍子一斤（研末），酒曲半斤，细茶一把（研末）。上用小寥汁调匀，入钵中按紧，上以长稻草封固。另用笋一个，多着稻草，将药钵坐草中，上以稻草盖，置净处。过一七后，看药上长起长霜，药则已成矣。或捏作丸，或作饼，晒干才可收用。

【气味】酸、咸。微甘，无毒。

【主治】清肺化痰定嗽，解热生津止渴，收湿消酒，乌须发，止下血，久痢脱肛，牙齿宣蟹，面鼻疳蚀，口舌糜烂，风湿诸疮。时珍。

【发明】〔时珍曰〕百药煎，功与五倍子不异。但经酿造，其体轻虚，其性浮收，且味带余甘，治上焦心肺、咳嗽痰饮、热渴诸病，含噙尤为相宜。

五倍子内虫

【主治】赤眼烂弦，同炉甘石末乳细，点之。时珍。

螳螂、桑螵蛸（本经上品）

【释名】蚚螂音当郎。刀螂纲目、拒斧说文、不过尔雅、蚀肬音尤。其子房名螵蛸音飘绡。蜱蛸音皮。蟷蠰音煿焦。致神别录、野狐鼻涕〔颂曰〕《尔雅》云：莫貉、蚚蠰、不过，螳螂也。其子蜱蛸。郭璞云：江东呼为石螂。〔时珍曰〕蚚螂，两臂如斧，当辙不避，故得当郎之名。俗呼为刀螂，兖人谓之拒斧，又呼不过也。代人谓之天马，因其首如骧马也。燕赵之间谓之蚀肬。肬即疣子，小肉赘也。今人病肬者，往往捕此食之，其来有自矣。其子房名螵蛸者，其状轻飘如绡也。村人每炙焦饲小儿，云止夜尿，则蟷蠰、致神之名，盖取诸此。《酉阳杂俎》谓之野狐鼻涕，象形也。又扬雄《方言》云：螳螂或谓之髦，或谓之蚨。齐兖以东谓之敷常。螵蛸亦名夷冒。

【集解】〔弘景曰〕螳螂俗呼石螂，逢树便产，以桑上者为好，是兼得桑皮之津气也。惟连枝断取者为真，伪者亦以胶着桑枝之上也。〔保升曰〕螵蛸在处有之，螳螂卵也。多在小桑树上。丛荆棘间。三四月中，一枝出小螳螂数百枚。〔时珍曰〕螳螂，骧首奋臂，修颈大腹，二手四足，善缘而捷，以须代鼻，喜食人发，能翳叶捕蝉。或云术家取籍作法，可以引形。深秋乳子作房，粘着枝上，即螵蛸也。房长寸许，大如拇指，其内重上有膈房。每房有子如蛆卵，至芒种节后一齐出。故《月

螳螂桑螵蛸

螳螂　螵蛸　桑

令》有云：仲夏螵蛸生也。

【修治】〔别录曰〕桑螵蛸生桑枝上，螳螂子也。二月、三月采，蒸过火炙用。不尔令人泄。〔敩曰〕凡使勿用杂树上生者，名螺螺。须觅桑树东畔枝上者。采得去核子，用沸浆水浸淘七次，锅中熬干用。别作修事无效也。〔韩保升曰〕三四月采得，以热浆水浸一伏时，焙干，干柳木灰中炮黄用。

螳螂

【主治】**小儿急惊风搐搦，又出箭镞。生者能食疣目。**时珍。

【发明】〔时珍曰〕螳螂，古方不见用者，惟《普济方》治惊风，吹鼻定搐法中用之，盖亦蚕、蝎定搐之义。古方风药多用螵蛸，则螳螂治风，同一理也。又《医林集要》，出箭镞亦用之。

桑螵蛸

【气味】**咸、甘，平，无毒。**〔之才曰〕得龙骨，疗泄精。畏旋覆花（戴椹）。

【主治】**伤中疝瘕阴痿，益精生子，女子血闭腰痛，通五淋，利小便水道。**本经。**疗男子虚损，五脏气微，梦寐失精遗溺。久服益气养神。**别录。**炮熟空心食之，止小便利。**甄权。

【发明】〔时珍曰〕桑螵蛸，肝、肾、命门药也，古方盛用之。〔权曰〕男子肾衰精自出，及虚而小便利者，加而用之。〔颂曰〕古方漏精及风药中，多用之。〔宗奭曰〕男女虚损，肾衰阳痿，梦中失精遗溺，白浊疝瘕，不可阙也。邻家一男子，小便日数十次，如稠米泔，心神恍惚，瘦瘁食减，得之女劳。令服桑螵蛸散药，未终一剂而愈。其药安神魂，定心志，治健忘，补心气，止小便数。用桑螵蛸、远志、龙骨、菖蒲、人参、茯神、当归、龟甲（醋炙）各一两，为末。卧时，人参汤调下二钱。如无桑上者，即用他树者，以炙桑白皮佐之。桑白皮行水，以接螵蛸就肾经也。

雀瓮（本经下品）

【释名】**雀儿饭瓮**蜀本、**蛄蟖房**别录、音髯斯。**蛅虫窠**音刺、**躁舍**本经、**天浆子**图经、**棘刚子**衍义、**红姑娘**纲目、**毛虫**〔藏器曰〕毛虫作茧，形如瓮，故名雀瓮。俗呼雀痈，声相近也。〔保升曰〕雀好食其瓮中子，故俗呼雀儿饭瓮。〔弘景曰〕蛅蟖背毛螫人，故名蛄（音刺），与载同。〔时珍曰〕俗呼毛虫，又名杨瘌子，因有螫毒也。此虫多生石榴树上，故名天浆。天浆乃甜榴之名也。〔宗奭曰〕多在棘枝上，故曰棘刚子。

【集解】〔别录曰〕雀瓮出汉中。生树枝间，蛄蟖房也。八月采，蒸之。〔弘景曰〕蛄蟖，蛅虫也。在石榴树上。其背毛螫人。生卵形如鸡子，大如巴豆。〔藏器曰〕蛅虫好在果树上，大小如蚕，身面背上有

雀　瓮

榴树　雀瓮

天浆　蛅虫

五色斑毛，有毒能刺螫人。欲老者，口中吐白汁，凝聚渐硬，正如雀卵。其虫以瓮为茧，在中成蛹，如蚕之在茧也。夏月羽化而出作蛾，放子于叶间如蚕子。陶言其生卵如鸡子，误矣。〔恭曰〕雀瓮在树间，似螺蛸虫。此物紫白裼斑，状似砗磲文可爱也。〔时珍曰〕蛞蝛处处树上有之，牡丹上尤多。入药惟取榴棘上、房内有蛹者，正如螺蛸取桑上者。

【气味】甘，平，无毒。〔日华曰〕有毒。

【主治】寒热结气，蛊毒鬼疰，小儿惊痫。本经。〔颂曰〕今医家治小儿慢惊。用天浆子（有虫者）、白僵蚕、干蝎三物各三枚，微炒捣末。煎麻黄汤，调服一字，日三服。加减大有效也。〔藏器曰〕雀瓮打破取汁，与小儿饮，令无疾。小儿病撮口者，渐渐口撮不得饮乳。但先剶口傍见血，以瓮研汁涂之。或同鼠妇生捣涂之。今人产子时，凡诸物皆令开口不令闭者，盖厌禳之也。

蚕（本经中品）

【校正】拾遗乌烂蚕及茧卤汁，嘉祐蚕退，今并为一。

【释名】自死者名白僵蚕。〔时珍曰〕蠶从朁，象其头身之形；从蚰，以其繁也。俗作蚕字者，非矣。蚕音腆，蚯蚓之名也。蚕病风死，其色自白，故曰白僵（死而不朽曰僵）。再养者曰原蚕。蚕之屎曰沙，皮曰蜕，瓮曰茧，蛹曰魁（音龟），蛾曰罗，卵曰蚼（音允），蚕初出曰妙（音苗），蚕纸曰连也。

【集解】〔时珍曰〕蚕，孕丝虫也。种类甚多，有大、小、白、乌、斑色之异。其虫属阳，喜燥恶湿，食而不饮，三眠三起，二十七日而老。自卵出而为妙，自虫少蜕而为蚕，蚕而茧，茧而蛹，蛹而蛾，蛾而卵，卵而复虫少。亦有胎生者，与母同老，盖神虫也。南粤有三眠、四眠、两生、七出、八出者。其茧有黄、白二色。一《尔雅》云：蟓，桑茧也。雔由，樗茧也。簟，萧茧也。棘茧、栾茧皆因所食之叶命名，而蟓即今桑上野蚕也。今之柘蚕与桑蚕并育，即棘茧是也。南海横州有枫茧，丝作钓缗。凡诸草木皆有蚯蠋之类。食叶吐丝，不如蚕丝可以衣被天下，故莫得并称。凡蚕类入药，俱用食桑者。

白僵蚕

【修治】〔别录曰〕生颖川平泽。四月取自死者。勿令中湿，有毒不可用。〔弘景曰〕人家养蚕时，有合箔皆僵者，即暴燥都不坏。今见小白似有盐度者为好。〔恭曰〕蚕自僵死，其色自白。云有盐度，误矣。〔颂曰〕所在养蚕处有之。不拘早晚，但用白色而条直、食桑叶者佳。用时去丝绵及子，炒过。〔宗奭曰〕蚕有两三番，惟头番僵蚕最佳，大而无蛆。〔敩曰〕凡使，先以糯米泔浸一日，待蚕桑涎出，如蜗涎浮水上，然后漉出，微火焙干，以布拭净黄肉、毛，并黑口甲了，捣筛如粉，入药。

【气味】咸、辛，平，无毒。〔甄权曰〕微温，有小毒。恶桑螺蛸、

蚕

蛾

茧

桔梗、茯苓、茯神、草薢。

【主治】小儿惊痫夜啼，去三虫，灭黑黯，令人面色好，男子阴痒病。本经。女子崩中赤白，产后腹痛，灭诸疮瘢痕。为末，封丁肿，拔根极效。别录。治口噤发汗。同白鱼、鹰屎白等分，治疮灭痕。药性。以七枚为末，酒服，治中风失音，并一切风痤，小儿客忤，男子阴痒痛，女子带下。日华。焙研姜汁调灌，治中风、喉痹欲绝，下喉立愈。苏颂。散风痰结核瘰疬，头风，风虫齿痛，皮肤风疹，丹毒作痒，痰疟症结，妇人乳汁不通，崩中下血，小儿疳蚀鳞体，一切金疮，疔肿风痔。时珍。

【发明】〔元素曰〕僵蚕性微温，味微辛，气味俱薄，轻浮而升，阳中之阳，故能去皮肤诸风如虫行。〔震亨曰〕僵蚕属火，兼土与金、木。老得金气，僵而不化。治喉痹者，取其清化之气，从治相火，散浊逆结滞之痰也。〔王贶曰〕凡咽喉肿痛及喉痹，用此下咽立愈，无不效也。大能救人。吴蜇内翰云：屡用得效。〔时珍曰〕僵蚕，蚕之病风者也。治风化痰，散结行经，所谓因其气相感，而以意使之者也。又人指甲软薄者，用此烧烟熏之则厚，亦是此义。盖厥阴、阳明之药，故又治诸血病、疟病、疳病也。

乌烂死蚕拾遗

【气味】有小毒。〔藏器曰〕此在簇上乌臭者。

【主治】蚀疮有根者，及外野鸡病，并傅之。白死者主白游疹，赤死者主赤游疹。藏器。

蚕蛹〔瑞曰〕缫丝后蛹子。今人食之，呼小蜂儿。〔思邈曰〕猘犬啮者，终身忌食，发则难免。

【主治】炒食，治风及劳瘦。研傅疬疮恶疮。大明。为末饮服，治小儿疳瘦，长肌退热，除蛔虫。煎汁饮，止消渴。时珍。

茧卤汁〔藏器曰〕此是茧中蛹汁，非碱卤也。于盐茧瓮下收之。

【主治】百虫人肉，蠹蚀瘙疥，及牛马虫疮。为汤浴小儿，疮疥，杀虫。以竹筒盛之，浸山蝾、山蛭入肉，蚊子诸虫咬毒。亦可预带一筒，取一蝾入中，并持干海苔一片，亦辟诸蛭。藏器。

【发明】〔藏器曰〕苏恭注蛭云：山人自有疗法。盖此法也。〔时珍曰〕山蛭见蛭条。山蝾（音余），蜘蛛也。啮人甚毒。

蚕茧已出蛾者。

【气味】甘，温，无毒。

【主治】烧灰酒服，治痈肿无头，次日即破。又疗诸疳疮，及下血血淋血崩。煮汁饮，止消渴反胃，除蛔虫。时珍。〔弘景曰〕茧瓮入术用。

【发明】〔时珍曰〕蚕茧方书多用，而诸家本草并不言及，诚缺文也。近世用治痈疽代针，用一枚即出一头，二枚即出二头，神效无比。煮汤治消渴，古方甚称之。丹溪朱氏言此物属火，有阴之用，能泻膀胱中相火，引清气上朝于口，故能止渴也。缫丝汤及丝绵煮汁，功并相同。又黄丝绢能补肝，锦灰止血，并见服器部。

蚕蜕

【释名】马明退嘉祐、佛退。

【气味】甘，平，无毒。

【主治】血病，益妇人。嘉祐。妇人血风。宗奭。治目中翳障及疳疮。时珍。

蚕连

【主治】吐血鼻洪，肠风泻血，崩中带下，赤白痢。傅疔肿疮。日华。治妇人血露。宗奭。牙宣牙痛，牙痛牙疳，头疮喉痹，风癫狂祟，蛊毒药雾，沙证腹痛，小便淋闷，妇人难产及吹乳疼痛。时珍。

【发明】〔禹锡曰〕蚕蜕，今医家多用初出蚕子（壳在纸上者），东方诸医用老蚕眠起所蜕皮，功用相近，当以蜕皮为正。入药微炒用。〔宗奭曰〕蚕蜕，当用眠起时所蜕皮。蚕连烧灰亦可用。〔时珍曰〕马明退、蚕连纸，功用相同，亦如蝉蜕、蛇蜕之义。但古方多用蚕纸者，因其易得耳。

缫丝汤

【主治】止消渴，大验。时珍。

原蚕（别录中品）

【释名】晚蚕日华、魏蚕方言、夏蚕广志、热蚕〔弘景曰〕原蚕是重养者，俗呼为魏蚕。〔宗奭曰〕原者有原复敏速之义，此是第二番蚕也。〔时珍曰〕按郑玄注《周礼云》：原，再也。谓再养者。郭璞注《方言》云：魏，细也。秦晋人所呼。今转为二蚕是矣。《永嘉记》云：郡蚕自三月至十月有八辈。谓蚕种为蜕，再养为珍，珍子为爱。

【集解】〔颂曰〕原蚕东南州郡多养之。此是重养者，俗呼为晚蚕。北人不甚养之。周礼禁原蚕。郑康成注云：蚕生于火而藏于秋，与马同气。物莫能两大，禁原蚕为其害马也。然害马亦一事耳。《淮南子》云：原蚕一岁再收，非不利也。而王法禁之者，为其残桑是也。人既稀养，货者多是早蛾，不可用也。〔弘景曰〕僵蚕为末涂马齿，即不能食草。以桑叶拭去，乃还食。此见蚕即马类也。〔时珍曰〕马与龙同气，故有龙马；而蚕又与马同气，故蚕有龙头、马头者。蜀人谓蚕之先为马头娘者以此。好事者因附会其说，以为马皮卷女，入桑化蚕，谬矣。北人重马，故禁之。南方无马，则有一岁至再、至三，及七出、八出者矣。然先王仁爱及物，盖不忍其一岁再致汤镬，且妨农事，亦不独专为害马、残桑而已。

雄原蚕蛾

【气味】咸，温，有小毒。〔时珍曰〕按徐之才《药对》云：热，无毒，入药炒，去翅、足用。

【主治】益精气，强阴道，交接不倦，亦止精。别录。壮阳事，止泄精、尿血，暖水脏，治暴风、金疮、冻疮、汤火疮，灭瘢痕。时珍。

【发明】〔宗奭曰〕蚕蛾用第二番，取其敏于生育也。〔时珍曰〕蚕蛾性淫，出茧即媾，至于枯槁乃已，故强阴益精用之。

【正误】〔颂曰〕今治小儿撮口及发噤者。用晚蚕蛾二枚，炙黄研末，蜜和涂唇内，便瘥。〔时珍曰〕此方出《圣惠》，乃是白僵蚕。苏氏引作蚕蛾，误矣。蚕蛾原无治惊之文，今正之。

原蚕沙〔颂曰〕蚕沙、蚕蛾，皆用晚出者良。〔时珍曰〕蚕沙用晒干，淘净再晒，可久收不坏。

【气味】甘、辛，温，无毒。〔时珍曰〕伏硇砂、焰硝、粉霜。

【主治】肠鸣，热中消渴，风痹瘾疹。别录。炒黄，袋盛浸酒，去风缓，诸节不随，皮肤顽痹，腹内宿冷，冷血瘀血，腰脚冷疼。炒热袋盛，熨偏风，筋骨瘫缓，手足不随，腰脚软，皮肤顽痹。藏器。治消渴症结，及妇人血崩，头风、风赤眼，去风除湿。时珍。

【发明】〔弘景曰〕蚕沙多入诸方，不但熨风而已。〔宗奭曰〕蚕屎饲牛，可以代谷。用三升醇酒，拌蚕沙五斗，甑蒸，于暖室中，铺油单上。令患风冷气痹及近感瘫风人，就以患处一边卧沙上，厚盖取汗。若虚人须防大热昏闷，令露头面。若未全愈，间日再作。〔时珍曰〕蚕属火，其性燥，燥能胜风去湿，故蚕沙主疗风湿之病。有人病风痹，用此熨法得效。按陈氏《经验方》：一抹膏：治烂弦风眼。以真麻油浸蚕沙二三宿，研细，以箸子涂患处。不问新旧，隔宿即愈。表兄卢少樊患此，用之而愈，亲笔于册也。时珍家一婢，病此十余年，拭用之，二三次顿瘥，其功亦在去风收湿也。又同桑柴灰淋汁，煮鳖肉作丸，治腹中癥结，见鳖条。李九华云：蚕沙煮酒，色味清美，又能疗疾。

石蚕（本经下品）

【校正】并入有名未用石蠹虫。

【释名】沙虱本经、石蠹虫别录、石下新妇拾遗。〔弘景曰〕沙虱乃东间水中细虫。人人水浴，着身略不可见，痛如针刺，挑亦得之。今此或名同而物异耳。〔时珍曰〕按吴普《本草》沙虱作沙蟀。

【集解】〔经曰〕石蚕生江汉池泽。〔宗奭曰〕石蚕在处山河中多有之。附生水中石上，作丝茧如钗股，长寸许，以藏其身。其色如泥，蚕在其中，故谓之石蚕，亦水中虫耳。方家用者绝稀。〔别录曰〕石蠹虫生石中。〔藏器曰〕石蠹虫一名石下新妇，今伊洛间水底石下有之。状如蚕，解放丝连缀小石如茧。春夏羽化作小蛾，水上飞。〔时珍曰〕本经石蚕，《别录》石蠹，今观陈、寇二说及主治功用，盖是一物无疑矣。又石类亦有石蚕，

石　蚕

与此不同。

【正误】〔弘景曰〕李当之云：石蚕江左不识，谓为草根。其实类虫，形如老蚕，生附石上。伧人得而食之，味咸微辛。所言有理，但江汉非伧地。大都是生气物，如海中蛤、蛎辈，附石生不动，皆活物也。今俗用草根，黑色，多角节，亦似蚕。恐未是实，方家不用。〔恭曰〕石蚕形似蚕，细小有角节，青黑色，生江汉侧石穴中。歧、陇间亦有，北人多不用，采者遂绝耳。〔韩保升曰〕李谓是草根，陶谓是生气物，苏恭之说，半似草，半似虫，皆妄矣。此虫所在水石间有之，取为钩饵。马湖石门最多，彼人啖之，云咸、微辛。〔颂曰〕石蚕，陶、苏都无定论，蜀本之说为是。今川、广中多有之。其草根之似蚕者，亦名石蚕，出福州。今信州山石上，四时常有之，亦采入药。详见菜部草百蚕下。

【附录】云师 雨虎〔时珍曰〕按《遁甲开山图》云：霍山有云师、雨虎。荣氏注云：云师如蚕，长六寸，有毛似兔。雨虎如蚕，长七八寸，似蛙。云雨则出在石内。可炙食之。此亦石蚕之类也。

【气味】咸，寒，有毒。〔保升曰〕咸、微。〔吴普曰〕雷公：咸，无毒。

【主治】五癃，破石淋堕胎。其肉：解结气，利水道，除热。本经。石蠹虫：主石癃，小便不利。别录。

【发明】〔宗奭曰〕石蚕谓之草者，谬也。《经》言肉解结气，注中更不辨定，何耶？〔时珍曰〕石蚕连皮壳用也，肉则去皮壳也。

九香虫（纲目）

九香虫

赤水卫

【释名】黑兜虫。

【集解】〔时珍曰〕九香虫，产于贵州永卫赤水河中。大如小指头，状如水黾，身青黑色。至冬伏于石下，土人多取之，以充人事。至惊蛰后即飞出，不可用矣。

【气味】咸，温，无毒。

【主治】膈脘滞气，脾肾亏损，壮元阳。时珍。

【发明】〔时珍曰〕摄生方：乌龙丸：治上证，久服益人，四川何卿总兵常服有效。其方：用九香虫一两（半生、焙），车前子（微炒）、陈橘皮各四钱，白术（焙）五钱，杜仲（酥炙）八钱。上为末，炼蜜丸梧桐子大。每服一钱五分，以盐白汤或盐酒服，早晚各一服。此方妙在此虫。

海蚕（海药）

【集解】〔李珣曰〕按《南州记》云：海蚕生南海山石间，状如蚕，大如拇指。其沙甚白，如玉粉状。每有节，难得真者，彼人以水搜葛粉、石灰，以流齿印成伪充之。纵服无益，反能损人，宜慎之。

沙

【气味】咸，大温，无毒。

【主治】虚劳冷气，诸风不遂。久服补虚羸，令人光泽，轻身延年不老。李珣。

雪蚕（纲目）

【释名】雪蛆。

【集解】〔时珍曰〕按叶子奇草木子云：雪蚕生阴山以北，及峨嵋山北，人谓之雪蛆。二山积雪，历世不消。其中生此，大如瓠，味极甘美。又王子年《拾遗记》云：员峤之山有冰蚕，长六七寸，黑色有鳞角。以霜雪覆之，则作茧，长一尺。抽五色丝，织为文锦，入水不濡，投火不燎。尧时海人献之，其质轻暖柔滑。按此，亦雪蚕之类也。

【气味】甘，寒，无毒。

【主治】解内热渴疾。时珍。

枸杞虫（拾遗）

【释名】蠋尔雅。

【集解】〔藏器曰〕此虫生枸杞上，食枸杞叶，状如蚕，作茧。为蛹时取之，曝干收用。〔时珍曰〕此《尔雅》所谓"蚅，乌蠋"也。其状如蚕，亦有五色者。老则作茧，化蛾孚子。诸草木上皆有之，亦各随所食草水之性。故《广志》云：藿蠋香，槐蠋臭。

枸杞虫

【气味】咸，温，无毒。

【主治】益阳道，令人悦泽有子。炙黄和地黄末为丸，服之，大起阳益精。藏器。治肾家风虚。时珍。普济方。

茉香虫（纲目）

【集解】〔时珍曰〕生茉香枝叶中。状如尺蠖，青色。

【主治】小肠疝气。时珍。

第四十卷　虫部二目录

虫之二（卵生类下二十二种）

上附方旧二十，新八十一。

第四十卷　虫部二

虫之二（卵生类下二十二种）

青蚨（拾遗）

【释名】蚨蝉　蚖蜗音谋瓜。蠮螉音敦隅。蒲虻音萌。鱼父　鱼伯

【集解】〔藏器曰〕青蚨生南海。状如蝉，其子着木。取以涂钱，皆归本处。《搜神记》云：南方有虫名蠮螉，形大如蝉，辛美可食。子着草叶上如蚕种。取其子，则母飞来。虽潜取之，亦知其处。杀其母涂钱，以子涂贯，用钱去则自还。《淮南子》万毕术云：青蚨还钱。高诱云：青蚨一名鱼父、鱼伯。以其子母各等置瓮中，埋东行垣下。三日开之，即相从。以母血涂八十一钱，子血涂八十一钱。留子用母，留母用子，皆自还也。〔李珣曰〕按《异物志》言：生南海诸山。雄雌常处，不相舍。青金色。人采得以法末之，用涂钱，以货易于人，昼用夜归。又能秘精、缩小便，亦人间难得之物也。

〔时珍曰〕按《异物志》云：青蚨形如蝉而长。其子如虾子，着草叶上，得其子则母飞来。煎食甚辛而美。峋嵝神书云：青蚨一名蒲虻，似小蝉，又如虻，青色有光。生于池泽，多集蒲叶上。春生子于蒲上，八八为行，或九九为行，如大蚕子而圆。取其母血及火炙子血涂钱，市物仍自还归，用之无穷，诚仙术也。其说俱仿佛。但藏器云子着木上，梢有不同。而许氏《说文》亦曰：青蚨，水虫也。盖水虫而产子于草木尔。

【附录】庞降〔时珍曰〕按刘恂《岭表录异》云：庞降生于岭南，

青　蚨
南海

多在橄榄树上。形如蜩蝉腹青而薄。其名自呼，但闻其声而鲜能得之。人以善价求为媚药。按此形状似蝉，可为媚药，与李珣海药青蚨雌雄不舍，秘精之说相符。恐亦青蛇之类，在木上者也。

【气味】辛，温，无毒。

【主治】补中，益阳道，去冷气，令人悦泽。藏器。秘精，缩小便。海药。

蛱蝶（纲目）

蛱　蝶

【释名】蝹蝶音叶。蝴蝶〔时珍曰〕蛱蝶轻薄，夹翅而飞，枼枼然也。蝶美于须，蛾美于眉，故又名蝴蝶，俗谓须为胡也。

【集解】〔时珍曰〕蝶，蛾类也。大曰蝶，小曰蛾。其种甚繁，皆四翅有粉，好嗅花香，以须代鼻，其交以鼻，交则粉退。《古今注》谓橘蠹化蝶，《尔雅翼》谓菜虫化蝶，《列子》谓乌足之叶化蝶，《尔雅》谓蔬菜化蝶，《酉阳杂俎》谓百合花化蝶，《北户录》谓树叶化蝶如丹青，野史谓彩裙化蝶，皆各据其所见而言尔。盖不知蠹蠋诸虫，至老俱各蜕而为蝶、为蛾，如蚕之必羽化也。朽衣物亦必生虫而化。草木花叶之化者，乃气化、风化也。其色亦各随其虫所食花叶，及所化之物色而然。杨慎《丹铅录》云：有草蝶、水蝶在水中。《岭南异物志》载：有人浮南海，见蛱蝶大如蒲帆，称肉得八十斤，啖之极肥美。

【气味】

【主治】小儿脱肛。阴干为末，唾调半钱涂手心，以瘥为度。时珍。

【发明】〔时珍曰〕胡蝶古方无用者，惟《普济方》载此方治脱肛，亦不知用何等蝶也。

蜻蛉（别录下品）

蜻　蛉

蜻蝏

【释名】蜻蝏音丁。蜻蜓亦作蝏。虰蛏音馨。负劳尔雅、蒽音葱。诸乘弘景、纱羊纲目、赤者名赤卒。〔时珍曰〕蜻、蒽，言其色青葱也。蛉、虰，言其状伶仃也，或云其尾如丁也。或云其尾好亭而挺，故曰蝏，曰蜓。俗名纱羊，言其翅如纱也。按崔豹《古今注》云：大而色青者曰蜻蜓；小而黄者，江东名胡黎，淮南名蟧蛴，鄱阳名江鸡；小而赤者，名赤卒，曰绛驺，曰赤衣使者，曰赤弁丈人；大而玄绀者，辽海名绀蟠，亦曰天鸡。陶氏谓胡黎为蜻蛉，未考此耳。

【集解】〔弘景曰〕蜻蛉有五六种，惟青色大眼（一名诸乘，俗呼为胡黎）者入药。道家云：眼可化为青珠。其余黄细及黑者，不入药。〔保升曰〕所在有之。好飞水际，六足四翼。〔宗奭曰〕蜻蜓中一种最大（汴人呼为马大头）者是也。身绿色。其雌者腰间有碧色一遭。入药用雄者。此物生于水中，故多飞水上。其类眼皆大，陶氏独言蜻蜓眼大何也？〔时珍曰〕蜻蛉大头露目，短颈长腰牌尾，翼薄如纱。食蚊虻，饮露水。《造化权舆》云：水蛆化蟌。罗愿云：水蛆化蜻蛉，蜻蛉仍交于水上，附物散卵，复为水蛆也。张华《博物志》亦言五月五日，埋蜻蛉头于户内，可化青珠，未知然否？古方惟用大而青者，近时房中术，亦有用红色者。崔豹云：辽海间有绀蟜虫，如蜻蛉而玄绀色，六七月群飞暗天。夷人食之，云海中青虾所化也。《云南志》云：澜沧蒲蛮诸地，凡土蜂、蜻蛉、蚱蜢之类，无不食之也。

【气味】微寒，无毒。

【主治】强阴，止精。别录。壮阳，暖水脏。日华。

樗鸡（本经中品）

【释名】红娘子纲目、灰花蛾。〔时珍曰〕其鸣以时，故得鸡名。《广雅》作樗鸠，广志作翥鸡，皆讹矣。其羽文彩，故俗呼红娘子、灰花蛾云。

【集解】〔别录曰〕生河内川谷樗树上。七月采，暴干。〔弘景曰〕今出梁州。形似寒螀而小。樗树似漆而臭，亦犹芫青、亭长在芫、葛上也。〔恭曰〕河内无此，今出岐州。此有二种：以五色具者为雄，入药良；其青黑质、白斑者是雌，不入药。〔宗奭曰〕汴洛诸界尤多。形类蚕蛾，但腹大，头足微黑，翅两重，外一重灰色，内一重深红，五色皆具。〔颂曰〕《尔雅》云：翰，天鸡。郭璞注云：小虫也，黑身赤头。一名莎鸡，又曰樗鸡。然今之莎鸡生樗木上，六月中出飞，而振羽索索作声，人或畜之樊中。但头方腹大，翅羽外青内红，而身不黑，头不赤，此殊不类郭说。樗上一种头翅皆赤者，乃如旧说，人呼为红娘子，然不名樗鸡，疑即是此，盖古今之称不同尔。〔时珍曰〕樗即臭椿也。此物初生，头方而扁，尖喙向下。六足重翼，黑色。及长则能飞，外翼灰黄有斑点，内翅五色相间。其居树上，布置成行。秋深生子在樗皮上。苏恭、寇宗奭之说得之。苏颂引郭璞以为莎鸡者，误矣。莎鸡居莎草间，蟋蟀之类，似蝗而斑，有翅数重，下翅正赤，六月飞而振羽有声。详见陆矶《毛诗疏义》。而罗愿《尔雅翼》以莎鸡为络纬，即俗名纺丝者。

【修治】〔时珍曰〕凡使去翅、足，以糯米或用面炒黄色，去米、面用。

【气味】苦，平，有小毒，不可近目。别录。

【主治】心腹邪气，阴痿，益精强志，生子好色，补中轻身。本经。腰痛下气，强阴多精。别录。通血闭，行瘀血。宗奭。主瘰疬，散目中结翳，辟邪气，疗猘犬伤。时珍。

【发明】〔弘景曰〕方药稀用，为大麝香丸用之。〔时珍曰〕古方辟瘟杀鬼丸中用之，近世方中多用，盖厥阴经药，能行血活血也。《普济方》治目翳拨云膏中，与芫青、斑蝥同用，亦是活血散结之义也。

樗鸡

红娘子

樗木

枣猫（纲目）

【集解】〔时珍曰〕枣猫，古方无考，近世方广丹溪心法附余，治小儿方用之。注云：生枣树上飞虫也。大如枣子，青灰色，两角。采得，阴干用之。

【主治】小儿脐风〔时珍曰〕按方广云：小儿初生，以绵裹脐带，离脐五六寸扎定，咬断。以鹅翎筒送药一二分，入脐大孔，轻轻揉散。以艾炷灸脐头三壮。结住勿打动，候其自落，永无脐风之患，万不失一。脐硬者用之，软者无病，不必用也。其法用阴干枣猫儿（研末）三个，珍珠（捶研）四十九粒。炒黄用五分、白枯矾、蛤粉、血竭、各五分，研匀，如上法用。脐有三孔，一大二小也。

斑蝥（本经下品）

【校正】陈藏器盘蝥虫系重出，今并为一。

【释名】斑猫本经、蟹蝥虫拾遗、龙蚝音刺、斑蚝〔时珍曰〕斑言其色，蝥刺言其毒，如矛刺也。亦作盘蝥，俗讹为斑猫，又讹斑蚝为斑尾也。吴普本草又名斑菌，日腆发，日晏青。

【集解】〔别录曰〕斑猫生河东山谷。八月取，阴干。〔吴普曰〕生河内山谷，亦生木石。〔保升曰〕斑猫所在有之，七八月大豆叶上甲虫也。长五六分，黄黑斑文，乌腹尖喙。就叶上采取，阴干用。〔弘景曰〕此一虫五变，主疗皆相似。二三月在芫花上，即呼为芫青；四五月在王不留行草上，即呼为王不留行虫；六七月在葛花上，即呼为葛上亭长；八九月在豆花上，即呼为斑蝥；九月、十月复还地蛰，即呼为地胆，此是伪地胆耳，为疗犹同也。其斑蝥大如巴豆，甲上有黄黑斑点；芫青，青黑色；亭长，身黑头赤。〔敩曰〕芫青、斑蝥、亭长、赤头四件，样各不同，所居、所食、所效亦不同。芫青嘴尖，背上有一画黄，在芫花上食汁；斑蝥背上一画黄，一画黑，嘴尖处有一小赤点，在豆叶上食汁；亭长形黄黑，在葛叶上食汁；赤头身黑，额上有大红一点也。〔颂曰〕四虫皆是一类，但随时变异。深师方云：四月、五月、六月为葛上亭长，七月为斑猫，九月、十月为地胆。今医家知用芫青、斑蝥，而地胆、亭长少使，故不得详也。〔恭曰〕本草、古今诸方，并无王不留行虫。若陶氏所言，则四虫专在一处。今地胆出幽州，芫青出宁州，亭长出雍州，斑蝥所在皆有。四虫出四处，可一岁周游四州乎？芫青、斑蝥，形段相似，地胆，状貌大殊。且采自草莱。陶盖浪言尔。〔时珍曰〕按《本经》《别录》，四虫采取时月，正与陶说相合。深师方用亭长，所注亦同。自是一类，随其所居、所出之时而命名尔。苏恭强辟，陶说亦自欠明。按《太平御览》引《神农本草经》云：春食芫花为芫青，夏食葛花为亭长，秋食豆花为斑蝥，冬入地中为地胆（黑头赤尾）。其说甚明，而唐、宋校正者反失收取，更致纷纭，何哉？陶氏之王不留行虫，雷氏之赤头，方药未有用者。要皆此类，固可理推。余见地胆。

【修治】〔敩曰〕凡斑蝥、芫青、亭长、地胆修事，并渍糯米、麻子相拌炒，至米黄黑色取出，去头、足两翅，以血余裹，悬东墙角上一夜用之，则毒去也。〔大明曰〕入药须去翅、足，糯米炒熟，不可生用，即吐泻人。〔时珍曰〕一法用麸炒过，醋煮用之也。

【气味】辛，寒，有毒。〔普曰〕神农：辛。岐伯：咸。扁鹊：甘，有大毒。马刀为之使，畏巴豆、丹参、空青，恶肤青、甘草、豆花。〔时珍曰〕斑猫、芫青、亭长、地胆之毒，靛汁、黄连、黑豆、葱、茶，皆能解之。

【主治】**寒热，鬼主蛊毒，鼠瘘，疮疽，蚀死肌，破石癃**。本经。**血积，伤人肌。治疥癣，堕胎**。别录。**治瘰疬，通利水道**。甄权。**疗淋疾，傅恶疮瘘烂**。日华。**治疝瘕，解疔毒、猘犬毒、沙虱毒、蛊毒、轻粉毒**。时珍。

【发明】〔宗奭曰〕妊娠人不可服之，为溃人肉。治淋方多用，极苦人，须斟酌之。〔时珍曰〕斑蝥，人获得之，尾后恶气射出，臭不可闻。故其入药亦专主走下窍，直至精溺之处，蚀下败物，痛不可当。葛氏云：凡用斑蝥，取其利小便，引药行气，以毒攻毒是矣。杨登甫云：瘰疬之毒，莫不有根，大抵以斑蝥、地胆为主。制度如法，能使其根从小便中出，或如粉片，或如血块，或如烂肉，皆其验也。但毒之行，小便必涩痛不可当，以木通、滑石、灯心辈导之。又葛洪《肘后方》云：席辩《刺史传》云：凡中蛊毒，用斑蝥虫四枚，去翅、足炙熟，桃皮五月初五日采取，去黑皮阴干，大戟去骨，各为末。如斑蝥一分，二味各用二分，合和枣核大，以米清服之，必吐出蛊。一服不瘥，十日更服。此蛊洪州最多，有老妪解疗之，一人获缣二十匹，秘方不传。后有子孙犯法，黄华公若于则时为都督，因而得之也。

芫青（别录下品）

【释名】青娘子〔时珍曰〕居芫花上而色青，故名芫青。世俗讳之，呼为青娘子，以配红娘子。

【集解】〔别录曰〕三月取，暴干。〔弘景曰〕二月、三月在芫花上，花时取之，青黑色。〔恭曰〕出宁州。〔颂曰〕处处有之，形似斑蝥，但色纯青绿，背上一道黄文，尖喙。三、四月芫花发时乃生，多就芫花上采之，暴干。〔时珍曰〕但连芫花茎叶采置地上，一夕尽自出也。余见斑蝥。

【修治】见斑蝥。

【气味】辛，微温，有毒。〔时珍曰〕芫青之功同斑蝥，而毒尤猛，盖芫花有毒故也。畏、恶同斑蝥。

【主治】**蛊毒、风疰、鬼疰，堕胎**。别录。**治鼠瘘**。弘景。**主疝气，利小水，消瘰疬，一下痰结，治耳聋目翳，猘犬伤毒。余功同斑蝥**。时珍。

芫青

葛上亭长（别录下品）

【释名】〔弘景曰〕此虫黑身赤头，如亭长之着玄衣赤帻，故名也。

葛上亭长

【集解】〔别录曰〕七月取，暴干。〔弘景曰〕葛花开时取之。身黑头赤，腹中有卵，自如米粒。〔恭曰〕出雍州。〔保升曰〕处处有之。五六月葛叶上采之。形似芫青而苍黑色。〔敩曰〕亭长形黑黄，在葛上食蔓胶汁。又有赤头，身黑色，额上有大红一点，各有用处。〔时珍曰〕陶言黑身赤头，故名亭长；而雷氏别出赤头，不言出处，似谬。

【修治】同斑蝥。

【气味】辛，微温。有毒。恶、畏同斑蝥。

【主治】蛊毒鬼疰，破淋结积聚，堕胎。别录。通血闭瘕块鬼胎。余功同斑蝥。时珍。

【发明】〔颂曰〕深师疗淋用亭长之说最详。云：取葛上亭长拆断腹，腹中有白子，如小米，三二分，安白板上阴二三日收之。若有人患十年淋，服三枚；八九年以还，服二枚。服时以水如枣许着小杯中，爪甲研之，当扁扁见于水中。仰面吞之，勿令近牙齿问。药虽微小，下喉自觉至下焦淋所。有顷，药作。大烦急不可堪者，饮干麦饭汁，则药势止也。若无干麦饭，但水亦可耳。老、小服三分之一，当下淋疾如脓血连连尔。石去者，或如指头，或青或黄，不拘男女皆愈。若药不快，淋不下，以意节度，更增服之。此虫五六月为亭长（头赤身黑），七月为斑蝥，九月为地胆，随时变耳。

地胆（本经下品）

【释名】**蚖青**本经、**青蟲携**〔弘景曰〕地胆是蚖青所化，故亦名妪青。用蚖字者，亦承误尔。〔时珍曰〕地胆者，居地中，其色如胆也。按《太平御览》引《尔雅》云：地胆、地要，青蝉也。又引吴普《本草》云：地胆一名杜龙，一名青虹。陶弘景以蟲字为蛙字，音乌娲切者，误矣。宋本因之，今俱厘政也。

【集解】〔经曰〕生汉山山谷。八月取之。〔弘景曰〕真地胆出梁州，状如大马蚁，有翼；伪者是斑蝥所化，状如大豆。大抵疗体略同，亦难得真耳。〔恭曰〕形如大马蚁者，今出邻州，三月至十月，草菜上采之，非地中也。状如大豆者，未见之，陶亦浪证尔。〔保升曰〕二月、三月、八月、九月，草菜上取之，形倍黑色，芫青所化也。〔时珍曰〕今处处有之，在地中或墙石内，盖芫青、亭长之类，冬月入蛰者，状如斑蝥。苏恭未见，

地胆

反非陶说，非也。《本经》别名芫青，尤为可证。既曰地胆，不应复在草菜上矣。盖芫青，青绿色；斑蝥，黄斑色；亭长，黑身赤头；地胆，黑头赤尾。色虽不同，功亦相近。

【修治】同斑蝥。

【气味】辛，寒，有毒

【主治】鬼疰寒热，鼠瘘恶疮死肌，破症瘤瘕，堕胎。本经。蚀疮中恶肉，鼻中息肉，散结气石淋。去子，服一刀圭即下。别录。宣拔瘰疬，从小便中出，上亦吐出。又治鼻衄。药性。治疝积疼痛。余功同斑蝥。时珍。

【发明】〔颂曰〕今医家多用斑蝥、芫青，而稀用亭长、地胆，盖功亦相类耳。〔时珍曰〕按杨氏《直指方》云：有癌疮颗颗累垂，裂如瞽眼，其中带青，由是簇头各类一舌，毒深穿孔，男则多发于腹，女则多发于乳，或项或肩，令人昏迷。急宜用地胆为君，佐以白牵牛、滑石、木通，利小便以宣其毒。更服童尿灌涤余邪，乃可得安也。

蜘蛛（别录下品）

【释名】次蠆秩。尔雅、蝃蝥属俞。方言、蚰蝥亦作蝃蝥，音拙谋。〔时珍曰〕按王安石《字说》云：设一面之网，物触而后诛之。知乎诛义者，故曰蜘蛛。《尔雅》作鼅鼄，从黾，黾者大腹也。杨雄《方言》云：自关而东呼为蝃蝥，侏儒语转也，北燕朝鲜之间，谓之蟷蜋。齐人又呼为杜公。蚰蚝见下。

【集解】〔弘景曰〕蜘蛛数十种，今入药惟用悬网如鱼罾者，亦名蚰蚝。赤斑者名络新妇，亦入方术家用。其余并不入药。〔颂曰〕蜘蛛处处有之，其类极多。《尔雅》云：次蠆、鼅鼄，蝃蝥也。土鼅鼄，草鼅鼄。蜏，长蚑。郭璞注云：今江东呼鼅鼄为蝃蝥。长脚者为蟢子。则陶云者，即蝃蝥也。〔藏器曰〕蚰蠆在孔穴中及草木上，陶言即蜘蛛，非矣。〔敩曰〕凡五色者，及大身有刺毛生者，并薄小者，并不入药。惟身小尻大，腹内有苍黄脓者为真。取屋西结网者，去头、足，研膏用。〔宗奭曰〕蜘蛛品多，皆有毒。今人多用人家檐角、篱头、陌巷之间，空中作圆网，大腹深灰色者耳。遗尿着人，令人生疮。〔恭曰〕剑南、山东，为此虫所啮，疮中出丝，屡有死者。〔时珍曰〕蜘蛛布网，其丝右绕。其类甚多，大小颜色不一，《尔雅》但分蜘蛛、草、土及蟏蛸四种而已。蜘蛛啮人甚毒，往往见于典籍。按刘禹锡《传信方》云：判官张延赏，为斑蜘蛛咬颈上，一宿有二赤脉绕项下至心前，头面肿如数斗，几至不救。一人以大蓝汁入麝香、雄黄，取一蛛投入，随化为水。遂以点咬处，两日悉愈。又云：贞元十年，崔从质员外言：有人被蜘蛛咬，腹大如孕妇，有僧教饮羊乳，数日而平。又李绛兵部手集云：蜘蛛咬人遍身成疮者，饮好酒至醉，则虫于肉中似小米自出也。刘郁《西域记》云：赤木儿城有虫如蛛，毒中人则烦渴，饮水立死，惟饮葡萄酒至醉吐则解。此与李绛所言蜘蛛毒人，

蜘蛛

饮酒至醉则愈之意同，盖亦蜘蛛也。郑晓吾学编云：西域赛蓝地方，夏秋间草生小黑蜘蛛，甚毒；啮人痛声彻地。土人诵咒以薄荷枝拂之，或以羊肝遍擦其体，经一日夜痛方止，愈后皮脱如蜕。牛马破伤辄死也。元稹《长庆集》云：巴中蜘蛛大而毒，甚者身边数寸，崎长数倍，竹木被网皆死。中人，疮痏痛痒倍常，惟以苦酒调雄黄涂之，仍用鼠负虫食其丝则愈。不急救之，毒及心能死人也。段成式《酉阳杂俎》云：深山蜘蛛有大如车轮者，能食人物。若此数说，皆不可不知。淮南万毕术言：赤斑蜘蛛食猪肪百日，杀以涂布，雨不能濡；杀以涂足，可履水上。《抱朴子》言：蜘蛛、水马，合冯夷水仙丸服，可居水中。皆方士幻诞之谈不足信也。

【气味】微寒，有小毒。〔大明曰〕无毒。畏蔓青、雄黄。〔时珍曰〕蛛入饮食不可食。

【主治】大人、小儿，及小儿大腹丁奚，三年不能行者。别录。蜈蚣、蜂、虿螫人，取置咬处，吸其毒。弘景。主蛇毒温疟，止呕逆霍乱。苏恭。取汁，涂蛇伤。烧啖，治小儿腹疳。苏颂。口㖞、脱肛、疮肿、胡臭、齿䘌。时珍。斑者，治疟疾疔肿。日华。

【发明】〔颂曰〕别录言蜘蛛治痛。张仲景治阴狐疝气，偏有大小，时时上下者，蜘蛛散主之。蜘蛛十四枚（炒焦），桂半两，为散。每服八分，日再。或以蜜丸亦通。〔恭曰〕蜘蛛能制蛇，故治蛇毒，而本条无此。〔时珍曰〕《鹤林玉露》载：蜘蛛能制蜈蚣，以溺射之，节节断烂。则陶氏言蜘蛛治蜈蚣伤，亦相伏尔。沈括《笔谈》载：蛛为蜂螫，能啮芋梗，磨创而愈。今蛛又能治蜂、蝎螫，何哉？又刘义庆《幽明录》云，张甲与司徒蔡谟有亲。谟昼寝梦甲曰：忽暴病，心腹痛，胀满不得吐下，名干霍乱，惟用蜘蛛生断脚吞之则愈。但人不知，甲某时死矣。谟觉，使人验之，甲果死矣。后用此治干霍乱辄验也。按此说虽怪，正合唐注治呕逆霍乱之文，当亦不谬。盖蜘蛛服之，能令人利也。

蜕壳
【主治】虫牙、牙疳。时珍。

网
【主治】喜忘，七月七日取置衣领中，勿令人知。别录。以缠疣赘，七日消落，有验。苏恭。疗疮毒；止金疮血出。炒黄研末，酒服，治吐血。时珍。出圣惠方。

【发明】〔时珍曰〕按侯延赏退斋闲录云：凡人卒暴吐血者，用大蜘蛛网搓成小团，米饮吞之，一服立止。此乃孙绍先所传方也。又《酉阳杂俎》云：裴旻山行，见蜘蛛结网如匹布，引弓射杀，断其丝数尺收之。部下有金疮者，剪方寸贴之，血立止也。观此，则蛛网盖止血之物也。

草蜘蛛（拾遗）

【正误】旧标作蛶蚗，今据尔雅改作草蜘蛛。见下。

【集解】〔藏器曰〕蚰蜒在孔穴中，及草木稠密处，作网如蚕丝为蒂，就中开一门出入，形段微似蜘蛛而斑小。陶言即蜘蛛，误矣。〔时珍曰〕《尔雅》：鼅鼌，蠾蝓也。草鼅鼌，在草上络幕者。据此则陶氏所谓蚰蜒，正与《尔雅》相合；而陈氏所谓蚰蜒，即《尔雅》之草蜘蛛也。今改正之。然草上亦有数种，入药亦取其大者尔。有甚毒者，不可不知。李氏《三元书》云：草上花蜘蛛丝最毒，能缠断牛尾。有人遗尿，丝缠其阴至断烂也。又沈存中《笔谈》，言草上花蜘蛛咬人，为天蛇毒，则误矣。详见鳞部天蛇下。

【主治】出疗肿根，捣膏涂之。藏器。

丝

【主治】去瘤赘疣子，禳疟疾。时珍

壁钱（拾遗）

【释名】壁镜〔时珍曰〕皆以窠形命名也。

【集解】〔藏器曰〕壁钱虫似蜘蛛，作白幕如钱，贴墙壁间，北人呼为壁茧。〔时珍曰〕大如蜘蛛，而形扁斑色，八足而长，亦时蜕壳，其膜色光白如茧。或云其虫有毒，咬人至死。惟以桑柴灰煎取汁，调白矾末傅之，妙。

【气味】无毒。

【主治】鼻衄，及金疮出血不止，捺取虫汁，注鼻中及点疮上。亦疗五野鸡病下血。藏器。治大人、小儿急疳，牙蚀腐臭，以壁虫同人中白等分烧研贴之。又主喉痹。时珍。出圣惠等方。

窠幕

【主治】小儿呕逆，取二七枚煮汁饮之。藏器。产后咳逆，三五日不止欲死者。取三五个煎汁呷之，良。又止金疮，诸疮出血不止，及治疮口不敛，取茧频贴之。止虫牙痛。时珍。

蝃蝥（拾遗）

【释名】蚝蝎尔雅、颠当虫拾遗、蚝母纲目、土蜘蛛〔藏器曰〕蝃蝥（音窒当）尔雅作蚝蝎（音迭汤），今转为颠当虫，河北人呼为蝃蝥（音侄唐）。鬼谷子谓之蚝母。

【集解】〔藏器曰〕蝃蝥是处有之。形似蜘蛛，穴土为窠，穴上有盖覆穴口。〔时

螲 蟷
土蜘蛛

珍曰〕蛈蟷，即《尔雅》土蜘蛛也，土中布网。按段成式《酉阳杂俎》云：斋前雨后多颠当窠，深如蚓穴，网丝其中，土盖与地平，大如榆荚。常仰捍其盖，伺蝇、蠖过，辄翻盖捕之。才入复闭，与地一色，无隙可寻，而蜂复食之。秦中儿谣云：颠当颠当牢守门，蠮螉寇汝无处奔。

【气味】有毒。

【主治】一切疔肿、附骨疽蚀等疮，宿肉赘瘤，烧为末，和腊月猪脂傅之。亦可同诸药傅疔肿、出根为上。藏器。

蝎（开宝）

蝎

【释名】蝍蛆音伊祁。**主簿虫**开宝、**杜伯**广雅、**虿尾虫**〔志曰〕段成式《酉阳杂俎》云：江南旧无蝎，开元初有主簿，以竹筒盛过江，至今往往有之，故俗称为主簿虫。〔时珍曰〕按《唐史》云：剑南本无蝎，有主簿将至，遂呼为主簿虫。又张揖《广雅》云：杜伯，蝎也。陆玑《诗疏》云：蚕一名杜伯，幽州人谓之蝎。观此，则主簿乃杜伯之讹，而后人遂傅会其说。许慎云：蝎，虿尾虫也。长尾为虿，短尾为蝎。葛洪云：蝎前为螫，后为虿。古语云：锋、虿垂芒，其毒在尾。今人药有全用者，谓之全蝎；有用尾者，谓之蝎梢，其力尤紧。

【集解】〔志曰〕蝎出青州。形紧小者良。段成式云：鼠负虫巨者，多化为蝎，蝎子多负于背，子色白，才如稻粒。陈州古仓有蝎，形如钱，螫人必死。蜗能食之，先以迹矩之，不复去也。〔宗奭曰〕今青州山中石下捕得，慢火逼之，或烈日中晒，至蝎渴时，食青泥；既饱，以火逼杀之，故其色多赤，欲其体重而售之也。用者当去其土。〔颂曰〕今汴洛、河陕州郡皆有之。采无时，以火逼干死。陶隐居集验方言：蝎有雄雌：雄者螫人痛止在一处，用井泥傅之；雌者痛牵诸处、用尾沟下泥傅之。皆可画地作十字取土，水服方寸匕，或在手足以冷水渍之，微暖即易；在身以水浸布揾之，皆验。又有咒禁法，亦验。〔时珍曰〕蝎形如水龟，八足而长尾，有节色青。今捕者多以盐泥食之，入药去足焙用。《古今录验》云：被蝎螫者，但以木碗合之，神验不传之方也。

【气味】甘，辛，平，有毒。

【主治】诸风瘾疹，及中风半身不遂，口眼㖞斜，语涩，手足抽掣。开宝。小儿惊痫风搐，大人痃疟，耳聋疝气，诸风疮，女人带下阴脱。时珍。

【发明】〔宗奭曰〕大人、小儿通用，惊风尤不可阙。〔颂曰〕古今治中风抽掣，及小儿惊搐方多用之。《箧中方》，治小儿风痫有方。〔时珍曰〕蝎产于东方，色青属木，足厥阴经药也，故治厥阴诸病。诸风掉眩搐掣，疟疾寒热，耳聋无闻，皆属厥阴风木。故东垣李杲云：凡疝气、带下，皆属于风。蝎乃治风要药，俱宜加而用之。

水蛭（本经下品）

水蛭

【释名】蚑与蛭同。《尔雅》作虬。至掌别录、**大者名马蜞**唐本、**马蛭**唐本、**马蟥**衍义、**马鳖**衍义。〔时珍曰〕方音讹蛭为痴，故俗有水痴、草痴之称。〔宗奭曰〕汴人谓大者为马鳖，腹黄者为马蟥。

【集解】〔别录曰〕水蛭生雷泽池泽。五月、六月采，暴干。〔弘景曰〕处处河池有之。蚑有数种，以水中马蜞得啮人、腹中有血者，干之为佳。山蚑及诸小者，皆不堪用。〔恭曰〕有水蛭、草蛭，大者长尺许，并能咂牛马、人血。今俗多取水中小者，用之大效，不必食人血满腹者。其草蛭在深山草上，人行即着胫股，不觉入于肉中，产育为害，山人自有疗法。〔保升曰〕惟采水中小者用之。别有石蛭生石上，泥蛭生泥中，二蛭头尖腰粗色赤。误食之，令人眼中如生烟，渐致枯损。〔时珍曰〕李石《续博物志》云：南方水痴似鼻涕，闻人气闪闪而动，就人体成疮，惟以麝香、朱砂涂之即愈。止即草蛭也。

【修治】〔保升曰〕采得，以篛竹筒盛，待干，用米泔浸一夜，暴干，以冬猪脂煎令焦黄，然后用之。〔藏器曰〕收干蛭，当展其身令长，腹中有子者去之。性最难死，虽以火炙，亦如鱼子烟熏经年，得水尤活也。〔大明曰〕此物极难修治，须细锉，以微火炒，色黄乃熟。不尔，入腹生子为害。〔时珍曰〕昔有途行饮水，及食水菜，误吞水蛭入腹，生子为害，唼咂脏血，肠痛黄瘦者。惟以田泥或擂黄土水饮数升，则必尽下出也。盖蛭在人腹，忽得土气而下尔。或以牛、羊热血一二升，同猪脂饮之，亦下也。

【气味】咸、苦，平，有毒。〔别录曰〕微寒，畏石灰、食盐。

【主治】**逐恶血瘀血月闭，破血症积聚，无子，利水道**。本经。**堕胎**。别录。**治女子月闭，欲成血劳**。药性。**咂赤白游疹，及痈肿毒肿**。藏器。**治折伤坠扑畜血有功**。寇宗奭。

【发明】〔成无己曰〕咸走血，苦胜血。水蛭之咸苦，以除畜血，乃肝经血分药，故能通肝经聚血。〔弘景曰〕楚王食寒菹，见蛭吞之，果能去结积。虽曰阴祐，亦是物性兼然。〔藏器曰〕此物难死，故为楚王之病也。〔时珍曰〕按贾谊《新书》云：楚惠王食寒菹得蛭，恐监食当死，遂吞之，腹有疾而不能食。令尹曰：天道无亲，准德是辅。王有仁德，病不为伤。王果病愈。此楚王吞蛭之事也。王充《论衡》亦云：蛭乃食血之虫，楚王殆有积血之病，故食蛭而病愈也。与陶说相符。

蚁（纲目）

【释名】**玄驹**亦作蚼。**蚍蜉**〔时珍曰〕蚁有君臣之义，故字从义。亦作螘。大者为蚍蜉，亦曰马蚁。赤者名蚍，飞者名蚅。扬雄《方言》云：齐鲁之间谓之蚼蚁，梁益之间谓之玄蚼，幽燕谓之蚁蛘。夏小正云：十二月，玄蚼奔。谓蚁入蛰也。大蚁喜醋战，故有马蚼之称；而崔豹《古今注》遂以蚁妖附会其说，谬矣。今不取。

【集解】〔时珍曰〕蚁处处有之。有大、小、黑、白、黄、赤数种，穴居卵生。其居有等，其行有队。能知雨候，春生冬蛰。壅土成封，曰蚁封，以及蚁垤、蚁蝼、蚁冢，壮其如封、垤、蝼、冢也。其卵名蚳（音迟），山人掘之，有至斗石者。古人食之，故内则、周官馈食之豆有蚳醢也。今惟南夷食之。刘恂《岭表录异》云：交广溪峒间酋长，多取蚁卵，淘净为酱，云味似肉酱，非尊贵不可得也。又云：岭南多蚁，其窠如薄絮囊。连带枝叶，彼人以布袋贮之，卖与养柑子者，以辟蠹虫。《五行记》云：后魏时，兖州有赤蚁与黑蚁斗，长六七步，广四寸，赤蚁断头死。则《离骚》所谓南方"赤蚁若象，玄蜂若壶"者，非寓言也。又按陈藏器言：岭南有独脚蚁，一足连树根下，止能动摇，不能脱去。亦一异者也。

【附录】白蚁〔时珍曰〕白蚁，即蚁之白者，一名蟗，一名飞蚁。穴地而居，蠹木而食，因湿营土，大为物害。初生为蚁螽，至夏遗卵，生翼而飞，则变黑色，寻亦陨死。性畏焊炭、桐油、竹鸡云。焊音铅。

蚁蛭土　白蚁泥并见土部。

独脚蚁

【主治】疗肿疽毒，捣涂之。藏器。

青腰虫（拾遗）

【集解】〔藏器曰〕虫大如中蚁，赤色，腰中青黑，似狗猬，一尾而尖，有短翅能飞，春夏有之也。

【主治】有大毒。着人皮肉，肿起。剥人面皮，除印字至骨者亦尽。食恶疮息肉，杀癣虫。藏器。

蛆（纲目）

【释名】〔时珍曰〕蛆行趑趄，故谓之蛆。或云沮洳则生，亦通。

【集解】〔时珍曰〕蛆，蝇之子也。凡物败臭则生之。古法治酱生蛆，以草乌切片投之。张子和治痈疽疮疡生蛆，以木香槟榔散末傅之。李楼治烂痘生蛆，以嫩柳叶铺卧引出之；高武用猪肉片引出，以藜芦、贯众、白芨为末，用真香油调傅之也。

【气味】寒，无毒。

【主治】粪中蛆：治小儿诸疳积疳疮，热病谵妄，毒痢作吐。

泥中蛆：治目赤，洗净晒研贴之。

马肉蛆：治针、箭入肉中，及取虫牙。

蛤蟆肉蛆：治小儿诸疳。并时珍。

蝇（纲目）

【释名】〔时珍曰〕蝇飞营营，其声自呼，故名。

【集解】〔时珍曰〕蝇处处有之。夏出冬蛰，喜暖恶寒。苍者声雄壮，负金者声清括，青者粪能败物。巨者首如火，麻者茅根所化。蝇声在鼻，而足喜交。其蛆胎生。蛆入灰中蜕化为蝇，如蚕、蝎之化蛾也。蝇溺水死，得灰复活。故《淮南子》云：烂灰生蝇。古人憎之，多有辟法。一种小蟏蛛，专捕食之，谓之蝇虎者是也。

【主治】拳毛倒睫，以腊月蛰蝇干研为末，以鼻频嗅之，即愈。时珍。

【发明】〔时珍曰〕蝇古方未见用者，近时普济方载此法，云出海上名方也。

狗蝇（纲目）

【集解】〔时珍曰〕狗蝇生狗身上，状如蝇，黄色能飞，坚皮利喙，啖咂狗血，冬月则藏狗耳中。

【气味】

【主治】痰疟不止，活取一枚，去翅、足，面裹为丸，衣以黄丹。发日早，米饮吞之，得吐即止。或以蜡丸酒服亦可。又擂酒服，治痘疮倒靥。时珍。

【发明】〔时珍曰〕狗蝇古方未见用者，近世医方大成载治疟方，齐东野语载托痘方，盖亦鼠负、牛、虻之类耳。周密云：同僚括苍陈坡，老儒也。言其孙三岁时，发热七日痘出而倒靥，色黑，唇口冰冷，危证也。遍试诸药不效，因求卜。遇一士，告以故。士曰：恰有药可起此疾，甚奇。因为经营少许，持归服之，移时即红润也。常恳求其方，乃用狗蝇七枚擂细，和醅酒少许调服尔。夫痘疮固是危事，然不可扰。大要在固脏气之外，任其自然尔。然或有变证，则不得不资于药也。

【附录】壁虱〔时珍曰〕即臭虫也。状如酸枣仁，咂人血食，与蚤皆为床榻之害。古人多于席下置麝香、雄黄，或菖蒲末，或蒴藋末，或楝花末，或蓼末；或烧木瓜烟，黄蘗烟，牛角烟，马蹄烟，以辟之也。

牛虻（纲目）

【释名】牛蜚音卑。〔时珍曰〕蜚亦作蜱。按吕忱《字林》云：蜚，啮牛虻也。

【集解】〔时珍曰〕牛虱生牛身上，状如蓖麻子，有白、黑二色。唼血满腹时，自坠落也。入药用白色者。

【主治】预解小儿痘疹毒，焙研服之。时珍。

【发明】〔时珍曰〕牛虱古方未见用者，近世预解痘毒方时或用之。按高仲武《痘疹管见》云：世俗用牛虱治痘，考之《本草》不载。窃恐牛虱唼血，例比虻虫，终非痘家所宜，而毒亦未必能解也。

人虱 (拾遗)

【释名】虱〔时珍曰〕蝨从卂，从䖵。䖵音迅，䖵音昆，蝨行迅疾而昆繁故也。俗作虱。

【集解】〔慎微曰〕按《酉阳杂俎》云：人将死，虱离身。或云取病人虱于床前，可卜病。如虱行向病者，必死也。荆州张典兵曾扪得两头虱也〔时珍曰〕人物皆有虱，但形各不同。始由气化，而后乃遗卵出蚤也。《草木子》言其六足，行必向北。《抱朴子》云：头虱黑，着身变白；身虱白，看头变黑，所渐然也。又有虱癥、虱瘤诸方法，可见虱之为害非小也。《千金方》云：有人唼虱在腹中，生长为癥，能毙人。用败篦败梳，各以一半烧末，一半煮汤调服，即从下部出也。徐铉稽神录云：浮梁李生背起如盂，惟痒不可忍。人皆不识。医士秦德立云：此虱瘤也。以药傅之，一夕瘤破，出虱斗余，即日体轻；但小窍不合，时时虱出无数，竟死。予记唐小说载滑台一人病此。贾魏公言：惟千年木梳烧灰，及黄龙浴水，乃能治之也。洪迈《夷坚志》云：临川有人颊生瘤，痒不可忍，惟以火炙。一医剖之，出虱无数，最后出二大虱，一白一黑，顿愈，亦无瘢痕。此虱瘤也。又今人阴毛中多生阴虱，痒不可当，肉中挑出，皆八足而扁，或白或红。古方不载。医以银杏擦之，或银朱熏之皆愈也。

【气味】咸，平，微毒。畏水银、银朱、百部、菖蒲、虱建草、水中竹叶、赤龙水、大空。

【主治】人大发头热者，令脑缝裂开，取黑虱三五百捣傅之。又治疔肿，以十枚置疮上，用荻箔绳作炷，灸虱上，即根出也。又治脚指间肉刺疮，以黑虱傅之，根亦出也。藏器。眼毛倒睫者。拔去毛，以虱血点上，数次即愈。时珍。

第四十一卷　虫部三目录

虫之三（化生类三十一种）

本草纲目

蝼蛄 本经

萤火 本经

衣鱼 本经

鼠妇 本经　丹戬附

䗪虫 本经

蜚蠊 本经

行夜 别录

灶马 纲目　促织附

皇蚉 拾遗　吉丁虫、金龟子、媚蝶、腆颗虫、叩头虫附

木虻 本经

蜚虻 本经　（即虻虫）　扁前、蚊子、蚋子附

竹虱 纲目

上附方旧二十四，新一百零四。

第四十一卷　虫部三

第四十一卷　虫部三

虫之三（化生类三十一种）

蛴螬（本经中品）

【释名】**蟦蛴**蛴音坟。本经、**�蛴**音肥。别录、**乳齐**弘景**地蚕**郭璞、**应条**吴普。〔时珍曰〕蛴螬，方言作蟦蟧，象其蠹物之声。或谓是齐人曹氏之子所化，盖谬说也。蟦、蠹，言其状肥也。乳齐，言其通乳也；《别录》作勃齐，误矣。

【集解】〔别录曰〕蛴螬生河内平泽，及人家积粪草中。取无时，反行者良。〔弘景曰〕大者如足大趾。以背滚行，乃快于脚。杂猪蹄作羹于乳母，不能别之。〔时珍曰〕其状如蚕而大，身短节促，足长有毛。生树根及粪土中者，外黄内黑；生旧茅屋上者，外白内黯。皆湿热之气熏蒸而化，宋齐丘所谓"燥湿相育，不母而生"是矣。久则羽化而去。

【正误】〔弘景曰〕诗云：领如蝤蛴。今以蛴字在下，恐倒尔。〔恭曰〕此虫一名蝤蛴。有在粪聚中，或在腐木中。其在腐柳中青，内外洁白；粪土中者，皮黄内黑黯。形色既异，土木又殊，当以木中者为胜。宜冬月采之。〔宗奭曰〕诸腐木根下多有之。枸木津甘，故根下尤多。亦有生于粪土中者，虽肥大而腹中黑；不若木中者，虽瘦而稍白，研汁可用。〔敩曰〕蛴螬须使桑树、柏树中者妙。〔韩保升曰〕按《尔雅》注云：蟦，蛴螬，在粪土中。蝤蛴，蝎。蝎，蛣崛。又云：蝎，桑蠹。并木中蠹也。正与《本经》蟦蛴生积粪草中相合。苏恭言当以木中者为胜，则此外恐非也，切谓不然。今诸朽树中蠹虫，通谓之蝎，莫知其主疗；惟桑树中者，

蛴螬

诸螬同

近方用之。而有名未用、曾用未识类中，有桑蠹一条即此也。盖生产既殊，主疗亦别。虽有毒、无毒易见，而相使、相恶难知。且蝎不号蛴螬，不名蛣螬，自当审之。〔藏器曰〕蛴螬居粪土中，身短足长，背有毛筋。但从夏入秋，蜕而为蝉，飞空饮露，能鸣高洁。蝤蛴一名蝎，一名蠹，在朽木中食木心，穿木如锥。身长足短，口黑无毛，节慢。至春雨后化为天牛，两角如水牛，色黑，背有白点，上下缘木，飞腾不遥。出处既殊，形质又别，陶、苏乃混注之，盖千虑一失也。惟郭璞注《尔雅》，谓蛴螬在粪土中，蝤蛴（桑蠹）在木中，啮桑，似蜗牛长角，喜啮桑树者，为是也。〔颂曰〕今医家与蓐妇下乳药用粪土中者，其效殊速，乃知苏恭之说不可据也。

【修治】〔敩曰〕凡收得后阴干，与糯米同炒，至米焦黑取出，去米及身上、口畔肉毛并黑尘了，作三四截，研粉用之。〔时珍曰〕诸方有干研及生取汁者，又不拘此例也。

【气味】咸，微温，有毒。〔别录曰〕微寒。〔之才曰〕蜚蠊为之使，恶附子。

【主治】恶血血瘀，痹气破折，血在胁下坚满痛，月闭，目中淫肤、青翳、白膜。本经。疗吐血在胸腹不去，破骨踒折血结，金疮内塞，产后中寒，下乳汁。别录。取汁滴目，去翳障。主血止痛。药性。傅恶疮。日华。汁主赤白游疹，疹擦破涂之。藏器。取汁点喉痹，得下即开。苏颂。主唇紧口疮，丹疹，破伤风疮，竹木入肉，芒物眯目。时珍。

【发明】〔弘景曰〕同猪蹄作羹食，甚下乳汁。〔颂曰〕张仲景治杂病，大蟅虫丸方中用之，取其去胁下坚满也。〔时珍曰〕许学士本事：治筋急养血，地黄丸中用之，取其治血瘀痹也。按陈氏《经验方》云：《晋书》：吴中书郎盛冲母王氏失明。婢取蛴螬蒸熟与食，王以为美。冲还知之，抱母恸哭，母目即开。与本草治目中青翳白膜、药性论汁滴目中去翳障之说相合。予尝以此治人得验，因录以传人。又按鲁伯嗣婴童百问云：张太尹传，治破伤风神效方：用蛴螬，将驼脊背捏住，待口中吐水，就取抹疮上，觉身麻汗出，无有不活者。子弟额上跌破，七日成风，依此治之，时间就愈。此又符疗踒折、傅恶疮、金疮内塞、主血止痛之说也。盖此药能行血分，散结滞，故能治已上诸病。

乳虫（纲目）

【释名】土蛹。

【集解】〔时珍曰〕按白獭髓云：广中韶阳属邑乡中，有乳田。其法：掘地成窖，以粳米粉铺入窖中，盖之以草，壅之以粪。候雨过气蒸则发开，而米粉皆化成蛹，如蛴螬状。取蛹作汁，和粳粉蒸成乳食，味甚甘美也。此亦蛴螬之类，出自人为者。《淮南万毕术》所谓"置黍沟中，即生蛴螬"，《广雅》所谓"土蛹，蚩虫"者，皆此物也。服食用此代蛴螬，更觉有功无毒。

【气味】甘，温，无毒。

【主治】补虚羸，益胃气，温中明目。时珍。

木蠹虫（拾遗）

【释名】蝎音曷。蟠蛴音囚齐。蛣蚰音乞屈。蛀虫〔时珍曰〕蠹古又作蠧，食木虫也，会意。尔雅丢：蟠蛴，蝎也。蝎，蛣蚰也。郭璞云：凡木中蠧虫，通名为蝎。但所居各异耳。

【集解】〔藏器曰〕木蠹一如蟠蛴，节长足短，生腐木中，穿木如锥，至春雨化为天牛。苏恭以为蟠蛴，深误矣。详蟠蛴下。〔时珍曰〕似蚕而在木中食木者，为蝎；似蚕而在树上食叶音，为蠖；似蝎而小，行则首尾相就，屈而后伸者，为尺蠖；似尺蠖而青小者，为螟蛉。三虫皆不能穴木，至夏俱羽化为蛾。惟穴木之蠹，宜入药用。

【气味】辛，平，有小毒。

【主治】血瘀劳损，月闭不调，腰脊痛，有损血，及心腹间疾。藏器。

【发明】〔时珍曰〕各木性味，良毒不同，而蠹亦随所居、所食而异，未可一概用也。古方用蠹，多取桑、柳、构木者，亦各有义焉。

桑蠹虫（别录）

【校正】自有名未用移入此。

【释名】桑蝎音曷。

【气味】甘，温，无毒。

【主治】心暴痛，金疮肉生不足。别录。胸下坚满，障翳瘀肿，治风疹。日华。治眼得效。蜀本。去气，补不足，治小儿乳霍。藏器。小儿惊风，口疮风疳，妇人崩中，漏下赤白，堕胎下血，产后下痢。时珍。

粪

【主治】肠风下血。妇人崩中产痢，小儿惊风胎癣，咽喉骨鲠。时珍。

柳蠹虫（纲目）

【集解】〔时珍曰〕柳蠹生柳木中甚多，内外洁白，至春夏化为天牛。诸家注蟠蛴多取之，亦误矣。

【气味】甘、辛，平，有小毒。

【主治】瘀血，腰脊沥血痛，心腹血痛，风疹风毒，目中肤翳，功同桑蠹。时珍。

粪

【主治】肠风下血，产后下痢，口疮耳肿，齿龈风毒。时珍。

桃蠹虫（日华）

【校正】本经原附桃核仁下，今分入此。

【集解】〔别录曰〕食桃树虫也。〔藏器曰〕桑蠹去气，桃蠹辟鬼，皆随所出而各有功也。

【气味】辛，温，无毒。

【主治】杀鬼，邪恶不祥。本经。食之肥人，悦颜色。日华。

粪

【主治】辟温疫，令不相染。为末，水服方寸匕。伤寒类要。

桂蠹虫（纲目）

【集解】〔藏器曰〕此桂树中虫，辛美可啖。〔时珍曰〕按《汉书·陆贾传》：南越尉佗献桂蠹二器。又《大业拾遗录》云：隋时始安献桂蠹四瓶，以蜜渍之，紫色，辛香有味，啖之去痰饮之疾。则此物自汉、隋以来，用充珍味矣。

【气味】辛，温，无毒。

【主治】去冷气。藏器。除寒痰澼饮冷痛。时珍。

粪

【主治】兽骨哽，煎醋漱咽。时珍。

柘蠹虫（拾遗）

【集解】〔藏器曰〕陶注詹糖云：伪者以柘虫屎为之。此即柘蠹在木间食木之屎也。詹糖烧之香，而此屎不香。既不相似，亦难为之。

屎

【主治】破血。藏器。

枣蠹虫（纲目）

【集解】〔时珍曰〕此即蝤蛴之在枣树中者。

屎

【主治】聤耳出脓水。研末，同麝香少许吹之。时珍。普济。

竹蠹虫（纲目）

【集解】〔时珍曰〕竹蠹生诸竹中，状如小蚕，老则羽化为硬翅之蛾。

【主治】小儿蜡梨头疮。取慈竹内者，捣和牛溺涂之。时珍。

【发明】〔时珍曰〕竹蠹虫，古方未见用者，惟袖珍方治小儿蜡梨用之。按《淮南万毕术》云：竹虫饮人，自言其诚。高诱注云：以竹虫三枚，竹黄十枚，和匀。每用一大豆许，烧入酒中，令人饮之，勿至大醉。叩问其事，必得其诚也。此法传自古典，未试其果验否，姑载之。

蛀末

【主治】聤耳出脓水，汤火伤疮。时珍。

芦蠹虫（拾遗）

【集解】〔藏器曰〕出芦节中。状如小蚕。

【气味】甘，寒，无毒

【主治】小儿饮乳后，吐逆不入腹，取虫二枚煮汁饮之。呕逆与观乳不同，乳饱后观出者，为觊乳也。藏器。

苍耳蠹虫（纲目）

【释名】麻虫。

【集解】〔时珍曰〕苍耳蠹虫，生苍耳梗中，状如小蚕。取之但看梗有大蛀眼者，以刀截去两头不蛀梗，多收，线缚挂檐下，其虫在内经年不死。用时取出，细者以三条当一用之。

【主治】疔肿恶毒，烧存性研末，油调涂之，即效。或以麻油浸死收贮，每用一二枚捣傅，即时毒散，大有神效。时珍。

【发明】〔时珍曰〕苍耳治疔肿肿毒，故虫亦与之同功。古方不见用，近时方法每用之。

青蒿蠹虫

【集解】〔时珍曰〕此青蒿节间虫也。状如小蚕，久亦成蛾。

【主治】急慢惊风。用虫捣，和朱砂、汞粉各五分，丸粟粒大。一岁一丸，乳汁服。时珍。

【发明】〔时珍曰〕古方不见用者。保婴集用治惊风，云十不失一。其诗云：一半朱砂一半雪，其功只在青蒿节。任教死去也还魂，服时须用生人血。

皂荚蠹虫（纲目）

【气味】辛。

【主治】蝇入人耳害人。研烂，同鳝鱼血点之。危氏。

茶蛀虫（纲目）

【集解】〔时珍曰〕此装茶笼内蛀虫也。取其屎用。

蛀屑

【主治】聤耳出汁。研末。日日缴净掺之。时珍。出圣惠。

蚱蝉（本经中品）

【释名】蜩音调。齐女〔时珍曰〕按王充《论衡》云：蛴螬化腹蜟，腹蜟拆背出而为蝉。则是腹蜟者，育于腹也。蝉者，变化相禅也。蚱音窄，蝉声也。蜩，其音调也。崔豹《古今注》言：齐王后怨王而死，化为蝉故蝉名齐女。此谬说也。按诗人美庄姜为齐侯之子，螓首蛾眉。螓亦蝉名，人隐其名，呼为齐女，义盖取此。其品甚多，详辨见下。

【集解】〔别录曰〕蚱蝉生杨柳上。五月采，蒸干之，勿令蠹。〔弘景曰〕蚱蝉，哑蝉，雌蝉也。不能鸣。蝉类甚多，此云柳上，乃诗云"鸣蜩嘒嘒"者，形大而黑，五月便鸣。俗云：五月不鸣，婴儿多灾。故其治疗亦专主小儿。昔人噉之，故礼有雀、鷃、蜩、范，而伛偻丈人掇之也。其四五月鸣而小紫青色者，蟪蛄也。庄子云"蟪蛄不知春秋"是矣。离骚误以蟪蛄为寒螀尔。寒螀九月、十月中鸣，声甚凄急。七八月鸣而色青者，名蛁蟟。二月中便鸣者，名蝘母，似寒螀而小。〔恭曰〕蚱蝉，鸣蝉也。诸虫皆以雄为良，陶云雌蝉非矣。〔颂曰〕

按玉篇云：蚱蝉声也，正与月令"仲夏蝉始鸣"相合，恭说得之。尔雅云：蝒，马蜩。乃蝉之最大者，即此也。蝉类虽众，独此一种入药。医方多用蝉壳，亦此壳也。本生土中，云是蜣蜋所转丸，久而化成此虫，至夏登木而蜕。〔宗奭曰〕蚱蝉，夏月身与声俱大，始终一般声。乘昏夜，出土中，升高处，拆背壳而出。日出则畏人，且畏日炙干其壳，不能蜕也。至时寒则坠地，小儿畜之，虽数日亦不饮食。古人言其饮风露，观其不粪而溺，亦可见矣。〔时珍曰〕蝉，诸蜩总名也。皆自蛴螬、腹蜟变而为蝉（亦有转丸化成者），皆三十日而死。俱方首广额，两翼六足，以胁而鸣，吸风饮露，溺而不粪。

古人食之，夜以火取，谓之耀蝉。《尔雅》《淮南子》《扬雄方言》、陆玑《草木疏》、陈藏器《本草》诸书所载，往往混乱不一。今考定于左，庶不误用也。夏月始鸣，大而色黑者，蚱蝉也。又曰蜩（音绵），曰马蜩，幽诗"五月鸣蜩"秆是也。头上有花冠，曰螗蜩，曰螇，曰胡蝉，荡诗"如蜩如螗"者是也。具五色者，曰蜋蜩，见夏小正。并可入药用。小而有文者，曰螓，曰麦蚻。小而色青绿者，曰茅蜩，曰茅蜩。秋月鸣而色青紫者，曰蟪蛄，曰蛁蟟，曰蜓蚞，曰螇螰，曰蛥蚗（音舌决）。小而色青赤者，曰寒蝉，曰寒蜩，曰寒蜩，曰蜺；未得秋风，则瘖不能鸣，谓之哑蝉。亦曰瘖。二三月鸣，而小于寒蜩者，曰宁母。并不入药。

蚱蝉

【气味】咸、甘，寒，无毒。〔甄权曰〕酸。

【主治】小儿惊痫夜啼，癫病寒热。本经。**惊悸，妇人乳难，胞衣不出，能堕胎。别录。小儿痫绝不能言。苏恭。小儿惊哭不止，杀疳虫，去壮热，治肠中幽幽作声。**药性。

【发明】〔藏器曰〕本功外，其脑煮汁服之，主产后胞衣不下，自有正传。〔时珍曰〕蝉主产难、下胞衣，亦取其能退蜕之义。《圣惠》治小儿发痫，有蚱蝉汤、蚱蝉散、蚱蝉丸等方。今人只知用蜕，而不知用蝉也。

蝉蜕

【释名】蝉壳、枯蝉、腹蜟并别录金牛儿

【修治】〔时珍曰〕凡用蜕壳，沸汤洗去泥土、翅、足，浆水煮过，晒干用。

【气味】咸、甘，寒，无毒。

【主治】小儿惊痫，妇人生子不下。烧灰水服，治久痢。别录。**小儿壮热惊痫，止渴。**药性。**研末一钱，井华水服，治哑病。**藏器。除目昏障翳。以水煎汁服，治小儿疮疹出不快，甚良。宗奭。**治头风眩运，皮肤风热，痘疹作痒，破伤风及丁肿毒疮，大人失音，小儿噤风天吊，惊哭夜啼，阴肿。**时珍。

【发明】〔好古曰〕蝉蜕去翳膜，取其蜕义也。蝉性蜕而退翳，蛇性窜而祛风，因其性而为用也。〔时珍曰〕蝉乃土木余气所化，饮风吸露，其气清虚。故其主疗，皆一切风热之证。古人用身，后人用蜕。大抵治脏腑经络，当用蝉身；治皮肤疮疡风热，当用蝉蜕，各从其类也。又主哑病、夜啼者，取其昼鸣而夜息也。

蝉花（证类）

【释名】冠蝉礼注、**胡蝉**毛诗、**螗蜩**同上、**螇**〔时珍曰〕花、冠，以象名也。胡，其状如胡也。唐，黑色也。古俗谓之胡蝉，江南谓之螗，蜀人谓之蝉花。

【集解】〔慎微曰〕蝉花所在有之，生苦竹林者良。花出头上，七月采。〔颂曰〕出蜀中。其蝉头上有一角，如花冠状，谓之蝉花。彼人赍蜕至都下。医工云：入药最奇。〔宗奭曰〕乃是蝉在壳中又出而化为花，自顶中出也。〔时珍曰〕蝉花，即冠蝉也，礼记所谓"萤则冠而蝉有矮"者是矣。矮音藧，冠缨也。陆云《寒蝉赋》云：蝉有五德：头上有帻，文也；含气吸露，清也；黍稷不享，廉也；处不巢居，俭也；应候有常，信也。陆佃《埤雅》云：螗首方广有冠，似蝉而小，鸣声清亮。宋祁《方物赞》云：蝉之不蜕者，至秋则花。其头长一二寸，黄碧色。并指此也。

【气味】甘，寒，无毒。

【主治】小儿天吊，惊痫，夜啼心悸。慎微。功同蝉蜕，又止疟。时珍。

蜣螂（本经下品）

【释名】蛣蜣音诘羌。推丸弘景、推车客纲目、黑牛儿同上、铁甲将军同上、夜游将军〔弘景曰〕《庄子》云：蛣蜣之智，在于转丸。喜入粪土中取屎丸而推却之，故俗名推丸。〔时珍曰〕崔豹《古今注》谓之转丸、弄丸，俗呼推车客，皆取此义也。其虫深目高鼻，状如羌胡，背负黑甲，状如武士，故有蜣螂、将军之称。

【集解】〔别录曰〕蜣螂生长沙池泽。〔弘景曰〕其类有三四种，以大而鼻头扁者为真。〔韩保升曰〕此类多种，所在有之。以鼻高目深者入药，名胡蜣螂。〔宗奭曰〕蜣螂有大、小二种：大者名胡蜣螂，身黑而光，腹翼下有小黄，子附母而飞，昼伏夜出，见灯光则来，宜入药用，小者身黑而暗，昼飞夜伏。狐并喜食之。小者不堪用，惟牛马胀结，以三十枚研水灌之，绝佳。〔时珍曰〕蜣螂以土包粪，转而成丸，雄曳雌推，置于坎中，覆之而去。数日有小蜣螂出，盖孚乳于中也。

【修治】〔别录曰〕五月五日采取蒸藏之，临用（去足）火炙。勿置水中，令人吐。

【气味】咸，寒，有毒。〔好古曰〕酸。〔之才曰〕畏羊角、羊肉、石膏。

【主治】小儿惊痫瘈疭，腹胀寒热，大人癫疾狂阳。本经。手足端寒，肢满贲豚。捣丸塞下部，引痔虫出尽，永瘥。别录。治小儿疳蚀。药性。能堕胎。治痊忤。和干姜傅恶疮，出箭头。日华。烧末，和醋傅蜂漏。藏器。去大肠风热。权度。治大小便不通，下痢赤白，脱肛，一切痔瘘疔肿，附骨疽疮，疬疡风，灸疮出血不止，鼻中息肉，小儿重舌。时珍。

蜣　螂

【发明】〔时珍曰〕蜣螂乃手足阳明、足厥阴之药，故所主皆三经之病。《总微论》言：古方治小儿惊痫，蜣螂为第一。而后医未见用之，盖不知此义耳。〔颂曰〕箭镞入骨不可移者，杨氏家藏方：用巴豆微炒，同蜣螂捣涂。斯须痛定，必微痒，忍之。待极痒不可忍，乃憾动拔之立出。此方传于夏侯郓。郓初为阆州录事参军，有人额有箭痕，问之。云：

从马侍中征田悦中箭，侍中与此药立出，后以生肌膏傅之乃愈。因以方付郐，云：凡诸疮皆可疗也。郐至洪州逆旅，主人妻患疮呻吟，用此立愈。《翰院丛记》云：李定言：石藏用，近世良医也。有人承檐溜浣手，觉物入爪甲内，初若丝发，数日如线，伸缩不能，始悟其为龙伏藏也。乃叩藏用求治。藏用曰：方书无此，以意治之耳。末蜣螂涂指，庶免震厄。其人如其言，后因雷火绕身，急针桃之，果见一物跃出，亦不为灾。医说亦载此事。

心

【主治】疗疮。〔颂曰〕按刘禹锡纂柳州救三死方云：元和十一年得丁疮，凡十四日益笃，善药傅之莫效。长乐贾方伯教用蜣螂心，一夕百苦皆已。明年正月食羊肉，又大作，再用如神验。其法：用蜣螂心，在腹下度取之，其肉稍白是也。贴疮半日许，再易，血尽根出即愈。蜣螂畏羊肉，故食之即发。其法盖出葛洪《肘后方》。

转丸见土部。

【附录】蜉蝣〔时珍曰〕蜉蝣一名渠略，似蛣蜣而小，大如指头，身狭而长，有角，黄黑色，甲下有翅能飞。夏月雨后丛生粪土中，朝生暮死。猪好啖之。人取炙食，云美于蝉也。盖蜣螂、蜉蝣、腹蜟、天牛，皆蛴螬、蠹、蝎所化。此亦蜣螂之一种，不可不知也。或曰：蜉蝣，水虫也。状似蚕蛾，朝生暮死。

天社虫〔别录有名，未用，曰〕味甘，无毒。主绝孕，益气。虫状如蜂，大腰，食草木叶，三月采。〔时珍曰〕按张揖《广雅》云：天社，蜣螂也。与此不知是一类否？

天牛（纲目）

【释名】天水牛纲目、八角儿同上、一角者名独角仙〔时珍曰〕此虫有黑角如八字，似水牛角，故名。亦有一角者。

【集解】藏器注蛴螬云：蝎蠹，在朽木中，食木心，穿如锥刀，口黑，身长足短，节慢无毛。至春雨后化为天牛，两角状如水牛（亦有一角者），色黑，背有白点，上下缘木，飞腾不远。〔时珍曰〕天牛处处有之。大如蝉，黑甲光如漆，甲上有黄白点，甲下有翅能飞。目前有二黑角甚长，前向如水牛角，能动。其喙黑而扁，如钳甚利，亦似蜈蚣喙。六足在腹，乃诸树蠹虫所化也。夏月有之，出则主雨。按《尔雅》：蠰，啮桑也。郭璞注云：状似天牛长角，体有白点，善啮桑树，作孔藏之，江东呼为啮发。此以天牛、啮桑为二物也。而苏东坡《天水牛诗》云：两角徒自长，空飞不服箱。为牛竟何益，利吻穴枯桑。此则谓天牛即啮桑也。大抵在桑树者，即为啮桑尔。一角者，名独角仙。入药，并去甲、翅、角、足用。

天牛

【气味】有毒。

【主治】疟疾寒热，小儿急惊风，及疗肿箭镞入肉，去痣靥。时珍。

【发明】〔时珍曰〕天牛、独角仙，《本草》不载。宋、金以来，方家时用之。《圣惠》治小儿急惊风吹鼻定命丹，宣明方点身面痣黶芙蓉膏中，俱用独角仙，盖亦毒物也。药多不录。蝎化天牛有毒，蛴螬化蝉无毒，又可见蛴螬与蝎之性味良恶也。

【附录】飞生虫拾遗〔藏器曰〕状如啮发，头上有角。其角无毒，主难产，烧末水服少许，亦可执之。〔时珍曰〕此亦天牛别类也。与鼺鼠同功，故亦名飞生。

蝼蛄（本经下品）

【释名】蟪蛄本经、天蝼本经、螜音斛。本经、蝼蝈月令、仙姑古今注、石鼠古今注、梧鼠荀子、土狗俗名。〔时珍曰〕《周礼》注云：蝼，臭也。此虫气臭，故得蝼名。曰姑，曰婆，曰娘子，皆称虫之名。蟪蛄同蝉名，蝼蝈同蛙名，石鼠同硕鼠名，梧鼠同飞生名，皆名同物异也。

蝼　蛄

土狗

【集解】〔别录曰〕蝼蛄生东城平泽。夜出者良。夏至取，暴干。〔弘景曰〕此物颇协鬼神。昔人狱中得其力，今人夜见多打杀之，言为鬼所使也。〔颂曰〕今处处有之。穴地粪壤中而生，夜则出外求食。荀子所谓梧鼠五技而穷，蔡邕所谓硕鼠五能不成一技者，皆指此也。魏诗硕鼠乃大鼠，与此同名而技不穷，固不同耳。五技者：能飞不能过屋，能缘不能穷木，能游不能度谷，能穴不能掩身，能走不能免人。〔宗奭曰〕此虫立夏后至夜则鸣，声如蚯蚓，月令"蝼蝈鸣"者是矣。〔时珍曰〕蝼蛄穴土而居，有短翅四足。雄者善鸣而飞，雌者腹大羽小，不善飞翔。吸风食土，喜就灯光。入药用雄。或云用火烧地赤，置蝼于上，任其跳死，覆者雄，仰者雌也。类从云：磨铁致蛄，汗鞋引兔。物相感也。

【气味】咸，寒，无毒。〔日华曰〕凉，有毒。去翅、足，炒用。

【主治】产难，出肉中刺，溃痈肿，下哽噎，解毒，除恶疮。本经。水肿，头面肿。日华。利大小便，通石淋，治瘰疬骨哽。时珍。治口疮甚效。震亨。

【发明】〔弘景曰〕自腰以前甚涩，能止大小便；自腰以后甚利，能下大小便。〔朱震亨曰〕蝼蛄治水甚效，但其性急，虚人戒之。〔颂曰〕今方家治石淋导水，用蝼蛄七枚，盐二两，新瓦上铺盖焙干，研末。每温酒服一钱匕，即愈也。

萤火（本经下品）

【释名】夜光本经、熠耀音煜跃。即熠音照。夜照　景天　救火　据火挟火并吴普、宵烛古今注、丹鸟。〔宗奭曰〕萤常在大暑前后飞出，是得大火之气而化，故明照如此。〔时珍曰〕萤从荧省。荧，小火也，会意。《豳风》：熠耀宵行。宵行乃虫名，熠耀其光也。《诗》注及《本草》，皆误以熠耀为萤名矣。

萤火

蠲

【集解】〔别录曰〕萤火生阶地池泽。七月七日取，阴干。〔弘景曰〕此是腐草及烂竹根所化。初时如蛹，腹下已有光，数日变而能飞。方术家捕置酒中令死，乃干之。俗用亦稀。〔时珍曰〕萤有三种：一种小而宵飞，腹下光明，乃茅根所化也，吕氏月令所谓"腐草化为萤"者是也；一种长如蛆蝎，尾后有光，无翼不飞，乃竹根所化也，一名蠲，俗名萤蛆，明堂月令所谓"腐草化为蠲"者是也，其名宵行，茅竹之根，夜视有光，复感湿热之气，遂变化成形尔；一种水萤，居水中，唐李子卿水萤赋所谓"彼何为而化草，此何为而居泉"是也。入药用飞萤。

【气味】辛，微温，无毒。

【主治】明目。本经。疗青盲甄权。小儿火疮伤，热气蛊毒鬼疰，通神精。本经。

【发明】〔时珍曰〕萤火能辟邪明目，盖取其照幽夜明之义耳。《神仙感应篇》载，务成萤火丸事迹甚详；而庞安常总病论，亦极言其效验。云：曾试用之，一家五十余口俱染疫病，惟四人带此者不病也。许叔微《伤寒歌》亦称之，予亦恒欲试之，因循未暇耳。庞翁为苏、黄器重友，想不虚言。《神仙感应篇》云：务成子萤火丸，主辟疾病，恶气百鬼，虎狼蛇虺，蜂虿诸毒，五兵白刃，盗贼凶害。昔汉冠军将军武威太守刘子南，从道士尹公受得此方。永平十二年，于北界与虏战败绩，士卒略尽。子南被围，矢下如雨，未至子南马数尺，矢辄坠地。虏以为神，乃解去。子南以方教子弟，为将皆未尝被伤也。汉末青牛道士得之，以传安定皇甫隆，隆以传魏武帝，乃稍有人得之。故一名冠军丸，又名武威丸。用萤火、鬼箭羽、蒺藜各一两，雄黄、雌黄各二两，羚羊角（煅存性）一两半，矾石（火烧二两，铁锤柄入铁处烧焦一两半），俱为末。以鸡子黄、丹雄鸡冠一具和捣干下，丸如杏仁。作三角绛囊盛五丸，带于左臂上（从军系腰中，居家挂户上），甚辟盗贼也。

衣鱼（本经下品）

【释名】白鱼本经、蟫鱼罩、淫、寻三音。蛃鱼郭璞、壁鱼图经、蠹鱼〔宗奭曰〕衣鱼生久藏衣帛中，及书纸中。其形稍似鱼，其尾又分二歧，故得鱼名。〔时珍曰〕白，其色也；壁，其居也；蟫，其状态也；丙，其尾形也。

【集解】〔别录曰〕衣鱼生成阳平泽。〔颂曰〕今处处有之，衣中乃少，而书卷中甚多。身白有厚粉，以手触之则落。段成式云：补阙张周封见壁上瓜子化为壁鱼，因知列子"朽瓜化鱼"之言不虚也。俗传壁鱼入道经中，食神仙字，则身有五色。人得吞之，可致神仙。唐张褐之少子，乃多书神仙字，碎剪置瓶中，取壁鱼投之，冀其蠹食

衣鱼

而不能得，遂致心疾。书此以解俗说之惑。〔时珍曰〕衣鱼甚蠹衣帛书画，始则黄色，老则有白粉，碎之如银，可打纸笺。按段成式言：何讽于书中得一发长四寸，卷之无端，用力绝之，两端滴水。《一方士》云：此名脉望，乃衣鱼三食神仙字，则化为此。夜持向天，可以坠星，求丹。又异于吞鱼致仙之说。大抵谬妄，宜辩正之。

【气味】咸，温，无毒。〔甄权曰〕有毒。〔大明曰〕畏芸草、莽草、莴苣。

【主治】妇人疝瘕，小便不利，小儿中风项强，背起摩之。本经。疗淋涂疮，灭瘢堕胎。别录。小儿淋闭，以摩脐及小腹即通。陶弘景。合鹰屎、僵蚕，同傅疮瘢即灭。苏颂。主小儿脐风撮口，客忤天吊，风痫口喎，重舌，目翳目眯，尿血转胞，小便不通。时珍。

【发明】〔时珍曰〕衣鱼乃太阳经药，故所主中风项强，惊痫天吊，目翳口喎，淋闭，皆手、足太阳经病也。范汪方治小便不利，取二七枚捣，分作数丸，顿服即通。《齐书》云：明帝病笃，敕台省求白鱼为药。此乃神农药，古方盛用，而今人罕知也。

鼠妇（本经下品）

【释名】鼠负弘景、负蟠烦。尔雅、鼠姑弘景、鼠粘蜀本、蜲蠑别录、蚜伊威。本经、湿生虫图经、地鸡纲目、地虱。〔弘景曰〕鼠妇，《尔雅》作鼠负，言鼠多在坎中，背粘负之，故曰鼠负。今作妇字，殊似乖理。〔韩保升曰〕多在瓮器底及土坎中，常惹着鼠背，故名。俗亦谓之鼠粘，犹枲耳名羊负来也。〔时珍曰〕按陆佃《埤雅》云：鼠负，食之令人善淫，故有妇名。又名鼠姑，犹鼠妇也。鼠粘，犹鼠负也。然则妇、负二义俱通矣。因湿化生，故俗名湿生虫。曰地鸡、地虱者，象形也。

【集解】〔别录曰〕鼠妇生魏郡平谷，及人家地上。五月五日采。〔颂曰〕今处处有之，多在下湿处、瓮器底及土坎中。《诗》云：蜲蟌在室。郑玄言家无人则生故也。〔宗奭曰〕湿生虫多足，大者长三四分，其色如蚓，背有横纹蹙起，用处绝少。〔时珍曰〕形似衣鱼稍大，灰色。

【气味】酸，温，无毒。〔大明曰〕无毒。

【主治】气癃不得小便，妇人月闭血瘕，痈痉寒热，利水道，堕胎。日华。治久疟寒热，风虫牙齿疼痛，小儿撮口惊风，鹅口疮，痘疮倒靥，解射工毒、蜘蛛毒，蚰蜒入耳。时珍。

【发明】〔颂曰〕张仲景治久疟，大鳖甲丸中用之，以其主寒热也。〔时珍曰〕古方治惊、疟、血病多用之，盖厥阴经药也。《太平御览》载葛洪治疟方：用鼠负虫十四枚，各以糟酿之，丸十四丸，发时水吞下便愈。而葛洪《肘后方》治疟疾寒热，用鼠妇四枚，糖。裹为丸，水下便断。又用鼠负、豆豉各十四枚，捣丸芡子大，未发前日汤服二丸，

鼠　妇

将发时再服二丸便止也。又蜘蛛毒人成疮，取此虫食其丝即愈。详蜘蛛下。

【附录】丹戬〔别录有名未用曰〕味辛，有毒。主心腹积血。生蜀郡。状如鼠负，青股赤头。七月七日采。一名飞龙。

䗪虫（音庶。本经中品）

䗪　虫

土鳖

【释名】地鳖本经、土鳖别录、地蜱虫纲目、簸箕虫衍义、蚵蚾虫纲目、过街〔弘景曰〕形扁扁如鳖，故名土鳖。〔宗奭曰〕今人呼为簸箕虫，亦象形也。〔时珍曰〕按陆农师云：䗪逢申日则过街，故名过街。袖珍方名蚵蚾虫。鲍氏方名地蜱虫。

【集解】〔别录曰〕生河东川泽及沙中，人家墙壁下土中湿处。十月采，暴干。〔弘景曰〕形扁如鳖，有甲不能飞，小有臭气。〔恭曰〕此物好生鼠壤土中，及屋壁下。状似鼠妇，而大者寸余，形小似鳖，元甲而有鳞。小儿多捕以负物为戏。〔时珍曰〕处处有之，与灯蛾相牝牡。

【气味】咸，寒，有毒。〔甄权曰〕咸、苦。〔之才曰〕畏皂荚、菖蒲、屋游。

【主治】心腹寒热洗洗。音洒。血积症瘕，破坚，下血闭。生子大良。本经。月水不通，破留血积聚。药性。通乳脉，用一枚，擂水半合，滤服。勿令知之。宗奭。产后血积，折伤瘀血。治重舌木舌口疮，小儿腹痛夜啼。时珍。

【发明】〔颂曰〕张仲景治杂病方及久病积结，有大黄䗪虫丸，又有大鳖甲丸，及妇人药并用之，以其有破坚下血之功也。

蜚蠊（音廉　本经中品）

【释名】石姜唐本、卢，蜰青肥。负盘唐本、滑虫唐本、茶婆虫纲目、香娘子。〔弘景曰〕此有两种，以作廉姜气者为真，南人唉之，故名。〔恭曰〕此虫辛臭，汉中人食之，名石姜，亦名卢蜰，一名负盘。南人谓之滑虫。〔时珍曰〕蜚蠊、行夜、䖪螽三种，西南夷皆食之，混呼为负盘。俗又讹盘为婆，而讳称为香娘子也。

【集解】〔别录曰〕生晋阳山泽，及人家屋间。形似蚕蛾，腹下赤。二月、八月及立秋采。〔弘景曰〕形似䗪虫，而轻小能飞。本生草中，八九月知寒，多入人家屋里逃尔。〔保升曰〕金州、房州等处有之。多在林树间，百十为聚。山人唉之，谓之石姜。郭璞注《尔雅》所谓"蜰即负盘、臭虫"也。〔藏器曰〕状如蝗，蜀人食之，左传"蜚不能灾"者，

蜚　蠊
行夜同

即此。〔时珍曰〕今人家壁间、灶下极多，甚者聚至千百。身似蚕蛾，腹背俱赤，两翅能飞，喜灯火光，其气甚臭，其屎尤甚。罗愿云：此物好以清旦食稻花，日出则散也。水中一种酷似之。

【气味】咸，寒，有毒。〔恭曰〕辛辣而臭。

【主治】瘀血癥坚寒热，破积聚，喉咽闭，内寒无子。本经。通利血脉。别录。食之下气。苏恭。

【发明】〔时珍曰〕徐之才《药对》云："立夏之日，蜚蠊先生，为人参、茯苓使，主腹中七节，保神守中。"则西南夷食之亦有谓也。又吴普《本草》载神农云："主妇人症坚寒热"，尤为有理。此物乃血药，故宜于妇人。

行夜（别录）

【校正】并入拾遗负盘。

【释名】负盘别录、屁盘虫弘景、屁蟚〔弘景曰〕行夜，今小儿呼屁盘虫，或曰屁蟚，即此也。〔藏器曰〕屁盘有短翅，飞不远，好夜中行，人触之即气出。虽与蜚蠊同名相似，终非一物。戎人食之，味极辛辣。苏恭所谓"巴人重负蟚"是也。〔时珍曰〕负盘有三：行夜、蜚蠊、蟗螽皆同名而异类。夷人俱食之，故致混称也。行夜与蜚蠊形状相类，但以有廉姜气味者为蜚蠊，触之气出者为屁盘，作分别尔。张杲医说载：鲜于叔明好食负盘臭虫。每散，令人采取三五升，浮温水上，泄尽臭气，用酥及五味熬作饼食，云味甚佳。即此物也。

【气味】辛，温，有小毒。

【主治】腹痛寒热，利血。别录。

灶马（纲目）

【释名】灶鸡俗。

【集解】〔时珍曰〕灶马处处有之，穴灶而居。按《酉阳杂俎》云：灶马状如但织，稍大脚长，好穴灶旁。俗言灶有马，足食之兆。

【主治】竹刺人肉，取一枚捣傅。时珍。

【附录】促织〔时珍曰〕促织，蟋蟀也。一名蛬，一名蜻蛚。陆玑诗义疏云：似蝗而小，正黑有光泽如漆，有翅及角，善跳好斗，立秋后则夜鸣。《豳风》云："七月在野，八月在宇，九月在户，十月蟋蟀入我床下"是矣。古方未用，附此以俟。

灶马

促织

蛗螽（音负终 拾遗）

【校正】并入拾遗蚱蜢。

【释名】负蠜音烦。蚱蜢〔时珍曰〕此有数种，蛗螽总名也。江东呼为蚱蜢，谓其瘦长善跳，窄而猛也。螽亦作蟓。

【集解】〔藏器曰〕蛗螽状如蝗虫。有异斑者，与蚯蚓异类同穴为雌雄，得之可入媚药。〔时珍曰〕蛗螽，在草上者曰草螽，在土中者曰土螽，似草螽而大者曰螽斯，似螽斯而细长者曰蟿螽。《尔雅》云：蛗螽，蠜也。草螽，负蠜也。斯螽，蜙蝑也。蟿螽，螇蚸也。土螽，�螇也。数种皆类蝗，而大小不一。长角，修股善跳，有青、黑、斑数色，亦能害稼。五月动股作声，至冬入土穴中。芒部夷人食之。蔡邕《月令》云：其类乳于土中，深埋其卵，至夏始出。陆佃云：草虫鸣于上风，蚯蚓鸣于下风，因风而化。性不忌而一母百子。故《诗》云：喓喓草虫，趯趯蛗螽。蝗亦螽类，大而方首，首有王字，诊气所生，蔽天而飞，性畏金声。北人炒食之。一生八十一子。冬有大雪，则入土而死。

【气味】辛，有毒。

【主治】五月五日候交时收取，夫妇佩之，令相爱媚。藏器。

【附录】吉丁虫拾遗。〔藏器曰〕甲虫也。背正绿，有翅在甲下。出岭南宾、澄诸州。人取带之，令人喜好相爱，媚药也。**金龟子**〔时珍曰〕此亦吉丁之类，媚药也。大如刀豆，头面似鬼，其甲黑硬如龟状，四足二角，身首皆如泥金装成，盖亦蠹虫所化者。段公路《北户录》云：金龟子，甲虫也。出岭南。五六月生草蔓上，大如榆荚，背如金贴，行则成双，死则金色随灭，故以养粉，令人有媚也。竺法真罗浮山疏云：山有金花虫，大如斑蝥，文采如金，形似龟，可养玩数日。宋祁益部记云：利州山中有金虫，其体如蜂，绿色，光若泥金，俚人取作妇女钗钗之饰。郑樵《通志》云：《尔雅》：蛂，蟥蛢也。甲虫，大如虎豆，绿色似金。四书所载皆一物也。南土诸山中亦时有之。**腆颗虫**拾遗〔藏器曰〕出岭南。状似屁盘，褐色身扁。带之令人相爱也，彼人重之。**叩头虫**〔时珍曰〕虫大如斑蝥而黑色，按其后则叩头有声。能入人耳，灌以生油则出。刘敬叔《异苑》云：叩头虫，形色如大豆，咒令叩头，又令吐血，皆从所教。杀之不祥，佩之令人媚爱。晋傅成有赋。**媚蝶**〔时珍曰〕《北户录》云：岭表有鹤子草，蔓花也。当夏开，形如飞鹤，翅、羽、觜、距皆全。云是媚草，采曝以代面靥。蔓上春生双虫，食叶。收入粉奁，以叶饲之，老则蜕而为蝶，赤黄色。女子收而佩之，如细鸟皮，令人媚悦，号为媚蝶。《洞冥记》云：汉武时勒毕国献细鸟，大如蝇，状如鹦鹉，可候日晷，后皆自死。宫人佩其皮者，辄蒙爱幸也。

木虻（音萌　本经中品）

【释名】魂常本经〔时珍曰〕虻以翼鸣，其声虻虻，故名。陆佃云：蝱害民，故曰蝱；虻害盳亡，故曰虻。亦通。

【集解】〔别录曰〕木虻生汉中川泽，五月取之。〔颂曰〕今处处有之，而襄、汉近地尤多。〔弘景曰〕此虻状似虻而小，不喥血。近道草中不见有之，市人亦少卖者，方家惟用蜚虻耳。〔恭曰〕虻有数种，并能喥血，商浙以南江岭间大有。木虻，长大绿色，殆如蜩蝉，咂牛马或至颠仆。蜚虻，状如蜜蜂，黄黑色，今俗多用之。又一种小者名鹿虻，亦名牛虻，大如蝇，啮牛马亦猛。市人采卖之，三种同体，以疗血为本；虽小有异同，用之不为嫌。木虻倍大，而陶云似虻而小，不喥血，盖未之识耳。〔藏器曰〕木虻从木叶中出，卷叶如子，形圆，着叶上。破之初出如白蛆，渐大子化，拆破便飞，即能啮物。塞北亦有，岭南极多，如古度化蚁耳。木虻是叶内者，蜚虻是已飞者，正如蚕蛹与蛾，总是一物，不合重出；应功用不同，后人异注耳。〔时珍曰〕金幼孜《北征录》云：北房长乐镇草间有虻，大者如蜻蜓，拂人面嘬嘈。元稹《长庆集》云：巴蜀山谷间，春秋常雨，五六月至八九月则多虻，道路群飞，咂牛马血流，啮人毒剧。而毒不留肌，故无治术。据此，则藏器之说似亦近是。又段成式云：南方溪涧中多水蛆，长寸余，色黑。夏末变为虻，螫人甚毒。观此，则虻之变化，有木有水，非一端也。

【气味】苦，平，有毒。

【主治】目赤痛，肌伤泪出，瘀血血闭，寒热酸惭，无子。本经。

蜚虻（本经中品）

【释名】虻虫蜚与飞同。

【集解】〔别录曰〕蜚虻生江夏川谷。五月取。腹有血者良。〔弘景曰〕此即方家所用虻虫，喥牛马血者。伺其腹满，掩取干之。〔恭曰〕水虻、蜚虻、鹿虻，俱食牛马血，非独此也。但得即堪用之，何假血充。应如养鹰，饥即为用。若伺其饱，何能除疾？〔宗奭曰〕蜚虻今人多用之。大如蜜蜂，腹凹褊，微黄绿色。雄、霸州、顺安军、沿塘泺界河甚多。以其惟食牛马等血，故治瘀血血闭也。〔时珍曰〕采用须从陶说。苏恭以饥鹰为喻，比拟殊乖。

【修治】入丸散，去翅、足，炒熟用。

【气味】苦，微寒，有毒。〔之才曰〕恶麻黄。

【主治】逐瘀血，破血积，坚痞症瘕，寒热，通利血脉及九窍。本经。女子月水不通，积聚，除贼血在胸腹五脏者，及喉痹结塞。别录。破症结，消积脓，堕胎。日华。

【发明】〔颂曰〕《淮南子》云：虻破积血，斲木愈龋。此以类推也。〔时珍曰〕按刘河间云：虻食血而治血，因其性而为用也。成无己云：苦走血。血结不行者，以苦攻之。故治畜血用虻虫，乃肝经血分药也。古方多用，今人稀使。

【附录】扁前〔别录有名，未用，曰〕味甘，有毒。主鼠瘘、癃闭，利水道。生山陵中。状如牛虻，赤翼。五月、八月采之。**蚊子**〔时珍曰〕蚊处处有之。冬蛰夏出，昼伏夜飞，细身利喙，咂人肤血，大为人害。一名白鸟，一名暑蠓。或作蟁民，谬矣。化生于木叶及烂灰中。产子于水中，为孑孓虫，仍变为蚊也。龟、鳖畏之，荧火、蝙蝠食之。故煮鳖入数枚，即易烂也。〔藏器曰〕冷南有蚊子木，叶如冬青，实如枇杷，熟则蚊出。塞北有蚊母草，叶中有血虫，化而为蚊。江东有蚊母鸟，一名鹢，每吐蚊一二升也。**蚋子**〔时珍曰〕按元稹《长庆集》去：蜀中小蚊名蚋子，又小而黑者为蟆子，微不可见与尘相浮上下者为浮尘子，皆巢于巴蛇鳞中，能透衣人人肌肤，啮成疮毒，人极苦之。惟捣楸叶傅之则瘥。又祝穆《方舆胜览》云：云南乌蒙峡中多毒蛇，鳞中有虫名黄蝇，有毒，啮人成疮。但勿搔，以冷水沃之，擦盐少许，即愈。此亦蚋、蟆之类也。

竹虱（纲目）

【释名】竹佛子纲目天厌子。

【集解】〔时珍曰〕竹虱生诸竹，及草木上皆有之。初生如粉点，久便能动，百十成簇。形大如虱，苍灰色。或云湿热气化，或云虫卵所化。古方未有用者。惟南宫从《岣嵝神书》云：江南、巴邛、吴越、荆楚之间，春秋竹内有虫似虱而苍，取之阴干，可治中风。即此也。

【气味】有毒。

【主治】中风，半身不遂，能透经络，追涎。时珍。

竹　虱

第四十二卷　虫部四目录

虫之四（湿生类二十三种附录七种）

蛔虫_{拾遗}

风驴肚内虫_{纲目}

蛊虫_{拾遗}

金蚕_{纲目}

附录诸虫　纲目一种　拾遗一种　别录五种

唛腊虫　灰药　黄虫　地防　梗鸡　益符

蜚厉

上附方旧二十九，新一百零六。

第四十二卷　虫部四

虫之四（湿生类二十三种　附录七种）

蟾蜍（别录下品）

【释名】鼀𪓰（音蹙秋）、鼀𪓰（音施）、鼀𪓰苦蠪（音笼）、蚵蚾（何皮）、癞蛤蟆　〔时珍曰〕蟾蜍，《说文》作詹诸。云：其声詹诸，其皮鼀𪓰，其行𪓡爸。《诗》云：得此𪓰𪓡。韩《诗注》云：戚施，蟾蜍也。戚音蹴。后世名苦蠪，其声也。蚵蚾，其皮礧砢也。

【集解】〔别录曰〕蟾蜍生江湖池泽。五月五日取东行者，阴干用。〔弘景曰〕此是腹大，皮上多痱磊者。其皮汁甚有毒，犬啮之，口皆肿。五月五日取东行者五枚，反缚着密室中闭之。明旦视自解者，取为术用，能使人缚亦自解。〔萧炳曰〕腹下有丹书八字，以足画地者，真蟾蜍也。〔颂曰〕今处处有之。别录谓蛤蟆一名蟾蜍，以为一物，非也。按《尔雅》：鼀𪓰，蟾蠩也。郭璞云：似蛤蟆居陆地。则非一物明矣。蟾蜍多在人家下湿处。形大，背上多痱磊，行极迟缓，不能跳跃，亦不解鸣。蛤蟆多在陂泽间。形小，皮上多黑斑点，能跳接百虫，举动极急。二物虽一类，而功用小别，亦当分而用之。蟾蜍屎，谓之土槟榔，下湿处往往有之，亦能主疾。〔宗奭曰〕世传三足者为蟾，人遂为三足枯蟾以罔众。但以水沃半日，其伪自见，盖无三足者也。〔时珍曰〕蟾蜍锐头皤腹，促眉浊声，土形，有大如盘者。《自然论》云：蟾蜍吐生，掷粪自其口出也。《抱朴子》云：蟾蜍千岁，头上有角，腹下丹书，名曰肉芝，能食山精。人得食之可仙。术家取用以起雾祈雨，辟兵解缚。今有技者，聚蟾为戏，能听指使。物性有灵，于此可推。许氏《说文》谓三足者为蟾，而寇氏非之，固是；但龟、鳖皆有三足，则蟾之三足非怪也。若谓入药必用三足，则谬矣。《峋嵝神书》载蟾宝之法：用大蟾一枚，以长尺铁钉四个钉脚，四下以炭火自早炙至午，去火，放水一盏于前，当吐物如皂荚子大，有金光。人吞之，

蟾　蜍

可越江湖也。愚谓纵有此术，谁敢吞之？方技讹说，未足深信。漫记于此，以备祛疑。

【修治】〔蜀图经曰〕五月五日取得，日干或烘干用。一法：去皮、爪，酒浸一宿，又用黄精自然汁浸一宿，涂酥，炙干用。〔时珍曰〕今人皆于端午日捕取，风干，黄泥故^①济，煅性存用之。永类钤方云：蟾目赤，暖无八字者不可用。崔实四民月令云：五月五日取蟾蜍，可治恶疮。即此也。亦有酒浸取肉者。钱仲阳治小儿冷热疳泻，如圣丸，用干者，酒煮成膏丸药，亦一法也。

【气味】辛，凉、微毒。

【主治】阴蚀，疽疬恶疮，猘犬伤疮，能合玉石。别录烧灰傅疮，立验。又治温病发斑困笃者，去肠，生捣食一二枚，无不差者。弘景。〔藏器曰〕捣烂绞汁饮，或烧末服。杀疳虫，治鼠漏恶疮。烧灰，傅一切有虫恶痒滋胤疮。药性 治疳气，小儿面黄癖气，破症结。烧灰油调，傅恶疮。日华 主小儿劳瘦疳疾，最良。苏颂 治一切五疳八痢，肿毒，破伤风病，脱肛。时珍。

【发明】〔时珍曰〕蟾蜍，土之精也。上应月魄而性灵异，穴土食虫，又伏山精，制蜈蚣；故能入阳明经，退虚热，行湿气，杀虫蟨，而为疳病痈疽诸疮要药也。《别录》云"治猘犬伤"，《肘后》亦有方法。按沈约《宋书》云：张收^②为猘犬所伤，人云宜啖蛤蟆脍，食之遂愈。此亦治痈疽疔肿之意，大抵是物能攻毒拔毒耳。古今诸方所用蛤蟆，不甚分别，多是蟾蜍。读者当审用之，不可因名迷实也。

头

【主治】功同蟾蜍。

蟾酥〔采治〕〔宗奭曰〕眉间白汁，谓之蟾酥。以油单纸裹眉裂之，酥出纸上，阴干用。〔时珍曰〕取蟾酥不一：或以手捏眉棱，取白汁于油纸上及桑叶上，插背阴处，一宿即白干白，安置竹筒内盛之，真者轻浮，入口味甜也；或以蒜及胡椒等辣物纳口中，则蟾身白汁出，以竹篦刮下，面和成块，干之。其汁不可入人目，令人赤、肿、盲。或以紫草汁洗点，即消。

【气味】甘、辛，温，有毒。

【主治】小儿疳疾、脑疳。〔甄权曰〕端午日取眉脂，以朱砂、麝香为丸，如麻子大，治小孩子疳瘦，空心服一丸。如脑疳，以奶汁调，滴鼻中，甚妙。酥同牛酥，或吴茱萸苗汁调，摩腰眼、阴囊，治腰肾冷，并助阳气。又疗虫牙。日华 治齿缝出血及牙疼，以纸姃少许按之，立止。宗奭。发背、疔疮，一切恶肿。时珍。

蛤蟆（本经下品）

〔释名〕螫蟆（螫音惊，又音加）。〔时珍曰〕按王荆公《字说》云：俗言虾蟇怀土，取置远处，一夕复还其所。虽或遇之，常慕而返，故名虾蟇或作蛤蟆，蛤言其声，蟆言其斑也。《尔雅》作螫蟆。

---

① 故：张本作"固"。
② 收：江西本作"牧"。

蛤蟆

【集解】〔藏器曰〕《别录》，蛤蟆一名蟾蜍，误矣。蛤蟆、蟾蜍，二物各别。陶代以蟾蜍注蛤蟆，遂致混然无别，今药家亦以蟾蜍当蛤蟆矣。蛤蟆在陂泽中，黄有黑点，身小能跳接百虫，解作呷呷声，举动极急。蟾蜍在人家湿处，身大，青黑无点，多痦瘟，不能跳，不解作声，行动迟缓。又有竈蛤、蝼蝈、长肱、石榜、蠼子之类，或在水田中，或在沟渠侧，未见别功。《周礼》蝈氏掌去蛙尾，焚牡菊以灰洒之则死。牡菊乃无花菊也。〔敩曰〕蛤蟆有多般，勿误用。有黑虎，身小黑，嘴脚小斑。有蚼黄，前脚大，后脚小，斑色，有尾子一条。有黄蚼，遍身黄色，腹下有脐带长五七分，住立处，带下有自然汁出。有蝼蝈，即夜鸣，腰细口大，皮苍黑色者。有蟾，即黄斑，头上有肉角。其蛤蟆，皮上腹下有斑点，脚短，即不鸣叫者是也。〔时珍曰〕蛤蟆亦能化鹑，出《淮南子》。蛤蟆、青蛙畏蛇，而制蜈蚣。三物相值，彼此皆不能动。故关尹子云：蝍蛆食蛇，蛇食蛙，蛙食蝍蛆，或云：《月令》"蝼蝈鸣，反舌无声"，皆谓蛤蟆也。〔吴瑞曰〕长肱，石鸡也，一名锦袄子，六七月山谷间有之，性味同水鸡。

【修治】〔敩曰〕凡使蛤蟆，先去皮并肠及爪子，阴干。每个用真牛酥一分涂，炙干。若使黑虎，即连头、尾、皮、爪并阴干，酒浸三日，漉出焙用。

【气味】辛，寒，有毒。〔大明曰〕温，无毒。

【主治】邪气，破症坚血，痈肿阴疮。服之不患热病。本经　主百邪鬼魅，涂痈肿及热结肿。药性　治热狂，贴恶疮，解烦热，治犬咬。日华。

【发明】〔颂曰〕蛤蟆、蟾蜍，二物虽同一类，而功用小别，亦当分而用之。〔时珍曰〕古方多用蛤蟆，近方多用蟾蜍，盖古人通称蟾为蛤蟆耳。今考二物功用亦不甚远，则古人所用多是蟾蜍，且今人亦只用蟾蜍有效，而蛤蟆不复入药矣。按张杲《医说》载摭青杂说云：有人患脚疮，冬月顿然无事，夏月臭烂，痛不可言。遇一道人云：尔因行草上，惹蛇交遗沥，疮中有蛇儿，冬伏夏出故也。以生蛤蟆捣傅之，日三四换。凡三日，一小蛇自疮中出，以铁钳取之。其病遂愈。〔朱震亨曰〕蛤蟆属土与水，味甘性寒，南人喜食之。《本草》言服之不患热病，由是病人亦煮食之。《本草》之意，或炙，或干，或烧，入药用之，非若世人煮羹入椒盐而啜其汤也。此物本湿化，大能发湿，久则湿化热。此乃土气厚，自然生火也。

肝

【主治】蛇螫人，牙人肉中，痛不可堪，捣傅之，立出。时珍。出肘后。

胆

【主治】小儿失音不语，取汁点舌上，立愈。时珍。出孙氏集效方。

脑

【主治】青盲，明目。别录。

蛙（别录下品）

【释名】长股别录、田鸡纲目、青鸡同上、坐鱼同上、蛤鱼〔宗奭曰〕蛙后脚长，故善跃。大其声则曰蛙，小其声则曰蛤。〔时珍曰〕蛙好鸣，其声自呼。南人食之，呼为

蛙

田鸡，云肉味如鸡也。又曰坐鱼，其性好坐也。按《尔雅》蟾、黾俱列鱼类，而《东方朔传》云：长安水多蛙鱼，得以家给人足。则古昔关中已常食之如鱼，不独南人也。鼀亦作蛙字。

【集解】〔别录曰〕蛙生水中，取无时。〔弘景曰〕凡蜂、蚁、蛙、蝉，其类最多。大而青脊者，俗名土鸭，其鸣甚壮。一种黑色者，南人名蛤子，食之至美。一种小形善鸣者，名蛙子，即此也。〔保昇曰〕蛙，蛤蟆之属，居陆地，青脊善鸣，声作蛙者，是也。〔颂曰〕今处处有之。似蛤蟆而背青绿色，尖嘴细腹，俗谓之青蛙。亦有背作黄路者，谓之金线蛙。陶氏所谓土鸭，即《尔雅》所谓"在水曰黾"者，是也，俗名石鸭。所谓蛤子，即今水鸡是也，闽、蜀、浙东人以为佳馔。〔时珍曰〕田鸡、水鸡、土鸭，形称虽异，功用则一也。四月食之最美，五月渐老，可采入药。《考工记》云：以脰鸣者，蛙黾之属。农人占其声之早晚大小，以卜丰歉。故唐人章孝标诗云：田家无五行，水旱卜蛙声。蛙亦能化为鹑，见《列子》。

【气味】甘，寒，无毒。〔宗奭曰〕平。〔时珍曰〕按延寿书云：蛙骨热，食之小便苦淋。妊娠食蛙，令子寿夭。小蛙食多，令人尿闭，脐下酸痛，有至死者。擂车前水饮可解。〔吴瑞曰〕正月出者名黄蛤，不可食。

【主治】小儿赤气，肌疮脐伤，止痛，气不足。别录。小儿热疮，杀尸疰病虫，去劳劣，解热毒。日华。食之解劳热。宗奭。利水消肿。烧灰，涂月蚀疮。时珍。馔食，调疳瘦，补虚损，尤宜产妇。捣汁服，治蛤蟆瘟病。嘉谟。

【发明】〔颂曰〕南人食蛙蛤，云补虚损，尤宜产妇。〔时珍曰〕蛙产于水，与螺、蚌同性，故能解热毒，利水气。但系湿化之物，其谓性复热，而今人食者，每同辛辣及脂油煎炸，是抱薪救火矣，安能求其益哉？按戴原礼《证治要诀》云：凡浑身水肿，或单腹胀者，以青蛙一二枚，去皮炙食之，则自消也。〔嘉谟曰〕时行面赤项肿，名蛤蟆瘟。以金线蛙捣汁，水调，空腹顿饮，极效，曾活数人。

蝌斗（拾遗）

【释名】活师山海经、活东尔雅、玄鱼古今注、悬针同上、水仙子俗名、蛤蟆台〔时珍曰〕蝌斗，一作蛞斗（音阔）。按罗愿《尔雅翼》云：其状如鱼，其尾如针，又并其头、尾观之，有似斗形。故有诸名。玄鱼言其色，悬针状其尾也。

蝌　　斗

【集解】〔藏器曰〕活师即蛤蟆儿，生水中，有尾如鲹鱼，渐大则脚生尾脱。〔时珍曰〕蝌斗生水中，蛤蟆、青蛙之子也。二三月蛙、蟆曳肠于水际草上，缠缴如索，日见黑点渐，至春水时，鸣以聒之，则蝌斗皆出，谓之聒子，所谓"蛤蟆声抱"是矣。蝌斗状如河豚，头圆，身上青黑色，始出有尾无足，稍大则足生尾脱。崔豹云"闻雷尾脱"，亦未必然。陆农师云：月大尽则先生前两足，小尽则先生后两足。

【主治】火飙热疮及疥疮，并捣碎傅之。又染髭发，取青胡桃子上皮，和捣为泥染之，一染不变也。藏器。

【发明】〔时珍曰〕俚俗三月三日，皆取小蝌斗以水吞之，云不生疮，亦解毒治疮之意也。按危氏得效方：染髭发，用蝌斗、黑桑椹各半斤，瓶密封，悬屋东百日化泥，取涂须发，永黑如漆也。又《峋嵝神书》云：三月三日，取蝌斗一合阴干，候椹熟时取汁一升浸，埋东壁下，百日取出，其色如漆。以涂髭发，永不白也。

卵

【主治】明目。藏器。

溪狗（拾遗）

【集解】〔藏器曰〕溪狗生南方溪涧中。状似蛤蟆，尾长三四寸。

【气味】有小毒。

【主治】溪毒及游蛊，烧末，水服一二钱匕。藏器。

山蛤（宋图经）

【校正】原附蛤蟆下，今分出。

【集解】〔颂曰〕山蛤在山石中藏蛰，似蛤蟆而大，黄色。能吞气，饮风露，不食杂虫。山人亦食之。

【主治】小儿劳瘦，及疳疾。最良。苏颂。

山 蛤

田父（宋图经）

【校正】原附蛤蟆下，今分出。

【释名】蛇音论。

【集解】〔颂曰〕按《洽闻记》云：蛤蟆大者名田父，能食蛇。蛇行被逐，殆不能去。因衔其尾，久之蛇死，尾后数寸皮不损，肉已尽矣。世传蛇唉蛙，今此乃食蛇。其说颇怪，当别是一种也。〔时珍曰〕按《文字集略》云：蛇，蛤蟆也，大如屦，能食蛇。此即田父也。窃谓蛇吞鼠，而有食蛇之鼠；蛇制豹，而有唉蛇之貘，则田父伏蛇，亦此类耳，非怪也。

【主治】蚕咬，取脊背上白汁，和蚁子灰，涂之。苏颂。出韦宙独行方。

蜈蚣（本经下品）

【释名】蒺藜尔雅、**蝍蛆**尔雅、**天龙**〔弘景曰〕《庄子》：蝍蛆甘带。《淮南子》云：螣蛇游雾而殆于蝍蛆。蝍蛆，蜈蚣也，性能制蛇。见大蛇，便缘上啖其脑。〔恭曰〕山东人呼蜘蛛一名蝍蛆，亦能制蛇，而蜘蛛条无制蛇之说。庄子、淮南并谓蜈蚣也。〔颂曰〕按《尔雅》：蒺藜，蝍蛆也。郭注云：似蝗而大腹角，能食蛇脑。乃别似一物。〔时珍曰〕按张揖《广雅》及《淮南子》注，皆谓蝍蛆为蜈蚣，与郭说异。许慎以蝍蛆为蟋蟀；能制蛇；又以蝍蛆为马蚿，因马蚿有蛆蟝之名，并误矣。

【集解】〔别录曰〕蜈蚣生大吴川谷及江南。头、足赤者良。〔弘景曰〕今赤足者，多出京口、长山、高丽山、茅山，于腐烂积草处得之，勿令伤，暴干。黄足者甚多而不堪用，人以火炙令赤当之，非真也。蜈蚣啮人，以桑汁、白盐涂之即愈。〔蜀图曰〕生山南川谷，及出襄、邓、随、唐等州土石间，人家屋壁中亦有。形似马陆，身扁而长。黑头赤足者良。七八月采之。〔宗奭曰〕蜈蚣背光，黑绿色，足赤腹黄。有被毒者，以乌鸡屎，或大蒜涂之，效。性畏蛞蝓，不敢过所行之路，触其身即死，故蛞蝓能治蜈蚣毒。〔时珍曰〕蜈蚣西南处处有之。春出冬蛰，节节有足，双须歧尾。性畏蜘蛛，以溺射之，即断烂也。南方有极大者，而本草失载。按段成式《酉阳杂俎》云：绥定县蜈蚣，大者能以气吸蛇及蝎蜥，相去三四尺，骨肉自消。沈怀远《南越志》云：南方晋安有山出蜈蚣。大者长丈余，能啖牛。俚人然炬遂得以皮鞭鼓，肉曝为脯，美于牛肉。葛洪《遐观赋》云：南方蜈蚣大者长百步，头如车箱，肉白如瓠，越人争买为羹炙。张采[1]

明道杂志云：黄州歧亭有拘罗山，出大蜈蚣，衮丈尺。土人捕得熏干，商人贩入北方货之，有致富者。蔡绦丛话[2]云：峤南蜈蚣大者二三尺，螫人至死。惟见托胎虫，则局缩不敢行。虫乃登首，陷其脑而食之。故被蜈蚣伤者，捣虫涂之，痛立止也。珍按：托胎虫即蛞蝓也。蜈蚣能制龙、蛇、蝎蜥，而畏蛤蟆、蛞蝓、蜘蛛，亦《庄子》所谓物畏其天，《阴符经》所谓禽之制在气也。

【修治】〔敩曰〕凡使勿用千足虫，真相似，只是头上有白肉，面并嘴尖。若误用，并把着，腥臭气入顶，能致死也。凡治蜈蚣，先以蜈蚣木末〔或柳蛀末〕于土器中炒，令木末焦黑，去木末，以竹刀刮去足、甲用。〔时珍曰〕蜈蚣木不知是何木也。今人惟以火炙去头、足用，或去尾、足，以薄荷叶火煨用之。

【气味】辛，温，有毒。〔时珍曰〕畏蛞蝓、蜘蛛、鸡屎、桑皮、白盐。

【主治】鬼疰蛊毒，啖诸蛇、虫、鱼毒，杀鬼物老精温疟，去三虫。 本经。

---

① 采：本书卷一引据经史百家书目作"来"。
② 话：四库总·子部·小说家类二作"谈"。本书卷一引据经史百家书目作"话"。

疗心腹寒热积聚，堕胎，去恶血。别录。治瘕癖。日华。小儿惊痫风搐，脐风口噤，丹毒秃疮瘰疬，便毒痔漏，蛇瘕蛇瘴蛇伤。时珍。

【发明】〔颂曰〕《本经》云"疗鬼疰"，故胡洽方治尸疰、恶气、痰嗽诸方多用之。今医家治小儿口噤不开，不能乳者，以东走蜈蚣去足炙研，用猪乳二合调半钱，分三四服，温灌之，有效。〔时珍曰〕盖行而疾者，惟风与蛇。蜈蚣能制蛇，故亦能截风，盖厥阴经药也。故所主诸证，多属厥阴。按杨士瀛《直指方》云：蜈蚣有毒，惟风气暴烈者可以当之。风气暴烈，非蜈蚣能截能擒亦不易止，但贵药病相当耳。设或过剂，以蚯蚓、桑皮解之。又云：瘰疮一名蛇瘴，蛮烟瘴雨之乡，多毒蛇气。人有不伏水土风气而感触之者，数月以还，必发蛇瘴。惟赤足蜈蚣最能伏蛇为上药，白芷次之。又《圣济总录》云：岭南朴蛇瘴，一名锁喉瘴，项大肿痛连喉。用赤足蜈蚣一二节研细，水下即愈。据此，则蜈蚣之治蛇蛊、蛇毒、蛇瘕、蛇伤诸病，皆此意也。然蜈蚣又治痔漏、便毒、丹毒等病，并陆羽《茶经》载枕中方治瘰疬一法，则蜈蚣自能除风攻毒，不独治蛇毒而已也。

马陆 （本经下品）

【释名】百足本经、百节衍义、千足炮炙论、马蚿（音弦）、马蠸（音拳）、马蠲郭璞、马轴别录、马蛟尔雅、飞蚿虫李当之、刀环虫苏恭、蚐〔弘景曰〕此虫^②甚多，寸寸断之，亦便寸行。故鲁连子云："百足之虫，死而不僵"，《庄子》"蚿怜蛇"是矣。

【集解】〔别录曰〕马陆生玄菟川谷。〔弘景曰〕李当之云：此虫长五六寸，状如大蛩，夏月登树鸣，冬则入蛰，今人呼为飞蚿虫。今有一种细黄虫，状如蜈蚣而甚长，俗名土虫。鸡食之，醉闷至死。方家既不复用，市人亦无取者，未详何者的是？〔恭曰〕此虫大如细笔管，长三四寸，斑色，亦如蚰蜒。襄阳人名为马蚿，亦呼马轴，又名刀环虫，以其死侧卧，状如刀环也。有人自毒，服一枚便死也。〔敩曰〕千足虫头上有白肉，面而嘴尖。把着，腥臭气入人顶，能致死也。〔宗奭曰〕百节，身如槎，节节有细蹙文起，紫黑色，光润，百足，死则侧卧如环，长二三寸，大者如小指。古墙壁中甚多，入药至鲜。〔时珍曰〕马蚿处处有之。形大如蚯蚓，紫黑色，其足比比至百，而皮极硬，节节有横文如金线，首尾一般大。触之即侧卧局缩如环，不必死也。能毒鸡犬。陶氏所谓土虫，乃蚰蜒也，死亦侧蜷如环，鸡喜食之。当以李当之说为准。

【正误】〔藏器曰〕按土虫无足，如一条衣带，长四五寸，身扁似韭叶，背上有黄黑裥，头如铲于，行处有白涎，生湿地，鸡吃即死。陶云："土虫似蜈蚣"者，乃蚰蜒，

---

① 东走：大观、政和本草卷二十二蜈蚣条作"赤足"。

② 虫：《大观本草》、《政和本草》卷二十二马陆条下有"足"字。

非土虫，亦非马陆也。苏云："马陆如蚰蜒"，亦误矣。按蚰蜒色黄不斑，其足无数。〔时珍曰〕按段成式《西阳杂俎》云：度古俗呼土蛊，身形似衣带，色类蚯蚓，长一尺余，首如铲，背上有黄黑裥，稍触即断。常趁蚓掩之，则蚓化为水，有毒，鸡食之辄死。据此，则陈藏器所谓土虫者，盖土蛊也。陶氏误以蚰蜒为马陆，陈氏亦误以土为土虫矣。

【修治】〔雷曰〕凡收得马陆，以糠头炒，至糠焦黑，取出去糠，竹刀刮去头、足，研末用。

【气味】辛，温，有毒。

【主治】腹中大坚症，破积聚息肉，恶疮白秃。本经。疗寒热痞结，胁下满。别录。辟邪疟。时珍。

【发明】〔时珍曰〕马陆系神农药，雷氏备载炮炙之法，而古方鲜见用者，惟《圣惠》逐邪丸用之。其方：治久疟发歇无时。用百节虫四十九枚，湿生虫四十九枚，砒霜三钱，粽子角七枚。五月五日日未出时，于东南上寻取两般虫，至午时向南研匀，丸小豆大。每发日早，男左女右，手把一丸，嗅之七遍，立效。修时忌孝子、妇人、师、尼、鸡、犬见之。亦合别录疗寒热之说。大抵毒物止可外用，不敢轻入丸散中。

山蛩虫（拾遗）

【集解】〔藏器曰〕生山林间。状如百足而大，乌斑色，长二三寸。更有大如指者，名马陆，能登木群吟，已见《本经》。〔时珍曰〕按《本经》，马陆一名百足，状如大蛩，而此云状如百足而大，更大者为马陆，则似又指百足为一物矣。盖此即马陆之在山而大者耳，故曰山蛩。鸡、犬皆不敢食之。

【气味】有大毒。

【主治】人嗜酒不已，取一节烧灰，水服，便不喜闻酒气。过一节则毒人至死。又烧黑傅恶疮，亦治蚕病白僵，烧灰粉之。藏器。

【附录】蚰蜒拾遗〔藏器曰〕状如蜈蚣而甚，色正黄不斑，大者钗股，其足无数，好脂油香，故人人耳及诸窍中。以驴乳灌之，即化为水。〔时珍曰〕处处有之，墙屋烂草中尤多。状如小蜈蚣，而身圆不扁，尾后秃而无歧，多足，大者长寸余，死亦蜷屈如环，故陶弘景误以为马陆也。其入人耳，用龙脑、地龙、硇砂，单吹之皆效。或以香物引之。《淮南子》云："菖蒲去蚤虱而来蛉蛩"，即此虫也。扬雄《方言》云：一名入耳，一名蚨虶，一名蚰荼，一名蜻蚂。又一种草鞋虫，形亦相似而身扁，亦能入人耳中。蠷螋《拾遗》音瞿搜。〔藏器曰〕状如小蜈蚣，色青黑，长足。能溺人影，令人发疮，如热痱而大，若绕腰匝不可疗，山中者溺毒更猛。惟扁豆叶傅之即瘥，诸方大有治法。〔时珍曰〕蠷螋喜伏氍毹之下，故得此名。或作球螋，按《周礼》赤茇氏，凡隙屋，除其狸虫蛃螋之属，乃求而搜之也。其虫隐居墙壁及器物下，长不及寸，状如小蜈蚣，青黑色，二须六足，足在腹前，尾有叉歧，能夹人物，俗名搜夹子。其溺射人影，令人生疮，身作寒热。古方用犀角汁、鸡肠草汁、马鞭草汁、梨叶汁、茶叶末、紫草末、羊髭灰、鹿角末、燕窠土，但得一品涂之皆效。孙真人《千金方》云：予曾六月中得此疮，经五六日治不愈。有人教画地作蟥蝼形、以刀细取腹中土，以唾和涂之，再涂即愈。方知万物相感，莫晓其由。

蚯蚓（本经下品）

【释名】蝼蟥（音顷引）、胸朐（音蠢闿）、坚蚕（音遣杀）、蜿蟺（音阮善）、曲蟺土蟺纲目、土龙别录、地龙子药性、寒獦、寒蚓、附蚓吴普、歌女〔时珍曰〕蚓之行也，引而后申，其蝼如丘，故名蚯蚓。《尔雅》谓之蝼蟥，巴人谓之胸朐，皆方音之转也。蜿蟺、曲蟺，象其状也。东方虬《赋》云：乍逶迤而鳝曲，或宛转而蛇行。任性行止，击物便曲。是矣。术家言蚓可兴云，又知阴晴，故有土龙、龙子之名。其鸣长吟，故曰歌女。〔大明曰〕路上踏杀者，名干人踏，入药更良。

【集解】〔别录曰〕白颈蚯蚓，生平土。三月取，暴干。〔弘景曰〕入药用白颈，是其老者。取得去土盐之，日暴须臾成水，道术多用。其屎呼为蚓蝼〔亦曰六一泥〕，以其食细泥，无沙石，入合丹泥釜用。〔时珍曰〕今处处平泽膏壤地中有之。孟夏始出，仲冬蛰结。雨则先出，晴则夜鸣。或云结时能化为百合也。与皀荚同穴为雌雄。故郭璞赞云：蚯蚓土精，无心之虫。交不以分，睡于皀荚。是矣。今小儿阴肿，多以为此物所吹。经验方云：蚯蚓咬人，形如大风，眉须皆落，惟以石灰水浸之良。昔浙江将军张韶病此，每夕蚯蚓鸣于体中。有僧教以盐汤浸之，数遍遂瘥。〔宗奭曰〕此物有毒。崇宁末年，陇州兵士暑月跣足，为蚯蚓所中，遂不救。后数日，又有人被其毒。或教以盐汤浸之，并饮一杯，乃愈也。

【修治】〔弘景曰〕若服干蚓，须熬作屑。〔敩曰〕凡收得，用糯米泔浸一夜，漉出，以无灰酒浸一日，焙干切。每一两，以蜀椒、糯米各二钱半同熬，至米熟，拣出用。〔时珍曰〕入药有为末，或化水，或烧灰者，各随方法。

白颈蚯蚓

【气味】咸，寒，无毒。〔权曰〕有小毒。〔之才曰〕畏葱、盐。

【主治】蛇瘕，去三虫伏尸，鬼疰蛊毒，杀长虫。本经。化为水，疗伤寒，伏热狂谬，大腹黄疸。别录。温病，大热狂言，饮汁皆瘥。炒作屑，去蛔虫。去泥，盐化为水，主天行诸热，小儿热病癫痫，涂丹毒，傅漆疮。藏器。葱化为汁，疗耳聋。苏恭。治中风、痫疾、喉痹。日华。解射罔毒。蜀本。炒为末，主蛇伤毒。药性。治脚风。苏颂。主伤寒疟疾，大热狂烦，及大人、小儿小便不通，急慢惊风、历节风痛，肾脏风注，头风齿痛，风热赤眼，木舌喉痹，鼻广聤耳，秃疮瘰疬，卵肿脱肛，解蜘蛛毒，疗蚰蜒入耳。时珍。

【发明】〔弘景曰〕干蚓熬作屑，去蛔虫甚有效。〔宗奭曰〕肾脏

蚯　蚓

风下注病，不可阙也。〔颂曰〕脚风药必须此物为使，然亦有毒。有人因脚病药中用此，果得奇效，病愈服之不辍，至二十余日，觉躁愦，但欲饮水不已，遂致委顿。大抵攻病用毒药，中病即当止也。〔震亨曰〕蚯蚓属土，有水与木，性寒，大解热毒，行湿病。〔时珍曰〕蚓在物应土德，在星禽为轸水。上食槁壤，下饮黄泉，故其性寒而下行。性寒故能解诸热疾，下行故能利小便、治足疾而通经络也。术家云："蚓血能柔弓弩"，恐亦诳言尔。诸家言服之多毒，而郭义恭《广志》云："闽越山蛮啖蚯蚓为馐"，岂地与人有不同欤？

蚯蚓泥见上部。

蜗牛（瓜、娲、涡三音　别录中品）

【释名】**蠡牛蠡**（音螺）药性、**蚹蠃尔雅**（音附螺）、**蜬蝓**尔雅（音移俞）、**山蜗**弘景、**蜗螺**山海经作倮蠃、**蜒蚰蠃**俗名、**土牛儿**。〔弘景曰〕蜗牛，山蜗也。形似瓜字，有角如牛，故名，庄子所谓"战于蜗角"是矣〔时珍曰〕其头偏戾如喎，其形盘旋如涡，故肩娲、涡二者，不独如瓜字而已。其行延引，故曰蜒蚰。《尔雅》谓之蚹蠃。孙炎注云：以其负蠃壳而行，故名蚹蠃。

【集解】〔弘景曰〕蜗牛生山中及人家。头形如蛞蝓，但背负壳耳。〔大明曰〕此即负壳蜒蚰也。〔保升曰〕蜗牛生池泽草树间。形似小螺，白色。头有四黑角，行则头出，惊则首尾俱缩入壳中。〔颂曰〕凡用蜗牛，以形圆而大者为胜。久雨乍晴，竹林池沼间多有之。其城墙阴处，一种扁而小者，无力，不堪用。〔时珍曰〕蜗身有涎，能制蜈、蝎。夏热则自悬叶下，往往升高，涎枯则自死也。

蜗牛

【气味】咸，寒，有小毒。畏盐。

【主治】贼风喎僻，踠跌，大肠脱肛，筋急及惊痫。别录。生研汁饮，止消渴。甄权。治小儿脐风撮口，利小便，消喉痹，止鼻衄，通耳聋，治诸肿毒痔漏，制蜈蚣、蝎虿毒，研烂涂之。时珍。

【发明】〔颂曰〕入婴孩药最胜。〔时珍曰〕蜗牛所主诸病，大抵取其解热消毒之功耳。

蜗壳

【主治】一切疳疾。颂。牙𧏾，面上赤疮，鼻上酒齇，久利下脱肛。时珍。

蛞蝓（音阔俞　本经中品）

【释名】陵蠡（音螺）本经、附蜗别录、土蜗同、托胎虫俗、鼻涕虫俗、蜒蚰螺详下文。

蜗牛蛞蝓

蛞蝓

【集解】〔别录曰〕蛞蝓生太山池泽及阴地沙石垣下。八月取之。〔弘景曰〕蛞蝓无壳，不应有蜗名。附蜗，即蜗牛也。岂以其头形似蜗牛，故亦名蜗欤？〔保升曰〕蛞蝓即蜗牛也，而《别录》复有蜗牛一条。虽数字不同，而主疗无别，是后人误出。正如草部有鸡肠，而复出繁缕也。按《尔雅》云：蚹蠃，螔蝓。郭注云：蜗牛也。《玉篇》亦云：螔蝓，蜗牛也。此则一物明矣。形似小螺，白色，生池泽草树间。头有四角，行则角出，惊之则缩，首尾俱能藏人壳中。苏恭以蛞蝓为无壳蜗牛，非矣，今《本经》一名陵蠡，《别录》又有土蜗之名。蜗蠡皆螺壳之属，不应无壳也。今下湿处有一种虫，大于蜗牛，无壳而有角者，云是蜗牛之老者也。〔宗奭曰〕蛞蝓、蜗牛，二物也。蛞蝓二角，身肉止一段。蜗牛四角；背上别有肉，以负壳行。若为一物，经中焉得分为二条？《蜀本》又谓蛞蝓为蜗牛之老者，甚无谓也。〔时珍曰〕按《尔雅》无蛞蝓，止云：蚹蠃，螔蝓。郭注云：蜗牛也。别录无螔蝓，止云：蛞蝓，一名附蜗。据此，则螔蝓是，蛞蝓是附蜗。盖一类二种，如蛤蟆与蛙。故其主治功用相似，而皆制蜈、蝎；名谓称呼相通，而俱曰蜗与蜒蚰螺也。或以为一物，或以为二物者，皆失深考。惟许慎《说文》云：蚹蠃背负壳者曰蜗牛，无壳者曰蛞蝓。一言决矣。

【正误】〔弘景曰〕蛞蝓人三十六禽限，又是四种角虫之类，营室星之精。方家无复用者。〔恭曰〕陶说误矣。三十六禽亥上有壁水貐，乃豪猪，毛如猬簪。《山海经》云：貐，彘身人面，音如婴儿。《尔雅》云：貐貐类貙，迅走食人。三者并非蛞蝓。蛞蝓乃无壳蜗蠡也。

【气味】咸，寒，无毒。

【主治】贼风㖞僻，轶筋及脱肛，惊痫挛缩。本经。㖞，苦乖切，口戾也。轶音跌，车转也。蜈蚣、蝎毒。衍义。**肿毒焮热，热疮肿痛。**时珍。

【发明】〔宗奭曰〕蜈蚣畏蛞蝓，不①过所行之路，触其身即死，故人取以治蜈蚣毒。〔时珍曰〕按蔡绦《铁围丛话》云：峤南地多蜈蚣，大者二三尺，螫人觅死，惟见托胎虫则局促不行。虫乃登其首，陷其脑而死。故人以此虫生捣涂蜈蚣伤，立时疼痛止也。又大全良方云：痔热肿痛者，用大蛞蝓一个研泥，入龙脑一字，燕脂坯子半钱，同傅之。先以石薜煮水熏洗尤妙。五羊大帅赵尚书夫人病此，止以蛞蝓京墨研涂亦妙。大抵与蜗牛同功。

缘桑螺（类证）

【释名】桑牛、天螺纲目。

【集解】〔慎微曰〕此螺全似蜗牛，黄色而小，雨后好缘桑叶。〔时珍曰〕此螺诸木上皆有，独取桑上者，正如桑螵蛸之意。

【气味】缺。

【主治】大肠脱肛，烧研和猪脂涂之，立缩。慎微出范汪方。**治小儿惊风，用七枚焙研，米饮服。**时珍。出宫气方。

---

① 不：《本草衍义》下七及《政和本草》二十二蜈蚣条此后有"敢"字。

【发明】〔震亨曰〕小儿惊风，以蜜丸通圣散服之，间以桑树上牛儿阴干，焙研为末服之，以平其风。〔时珍曰〕桑牛、蜗牛、蛞蝓三物，皆一类而形略殊，故其性味功用皆相仿佛。而桑牛治惊，又与僵蚕、螵蛸同功。皆食桑者，其气能入肝平风也。

溪鬼虫（拾遗）

【释名】**射工**拾遗、**射影**诗疏、**水弩**同、**抱枪**杂俎、含沙诗注、**短狐**广雅、**水狐**玄记、**蜮**音或〔时珍曰〕此虫足角如弩，以气为矢，因水势含沙以射人影成病，故有射弩诸名。《酉阳杂俎》谓之抱枪。云：大如蛣蜣，腹下足刺似枪，螫人有毒也。《玄中记》云：视其形，虫也；见其气，鬼也；其头、喙如狐也。《五行传》云：南方淫惑之气所生，故谓之蜮。诗云：如鬼如蜮，则不可得。即此物也。

射 工

溪毒

【集解】〔藏器曰〕射工出南方有溪毒处山林间。大如鸡子，形似蛣蜣，头有一角长寸余，角上有四歧，黑甲下有翅能飞。六七月取之。沙气多，短狐则生，鹨、鸬、鹈、鹭之属治之。〔慎微曰〕《玄中记》云：水狐虫长三四寸，其色黑，广寸许，背上有甲，厚三分。其口有角，向前如弩，以气射人，去二三步即中人，十死六七也。《博物志》云：射工，江南山溪水中甲虫也。长一二寸，口有弩形，以气射人影，令人发疮，不治杀人。《周礼》：壶涿氏掌除水虫，以抱①土之鼓驱之，以禁②石投之。即此物也。〔时珍曰〕射工长二三寸，广寸许，形扁，前阔后狭，颇似蝉状，故《抱朴子》言其状如鸣蜩也。腹软背硬，如鳖负甲，黑色，故陆玑言其形如鳖也。六七月甲下有翅能飞，作铋铋声、阔头尖喙，有二骨眼。其头目丑黑如狐如鬼，喙头有尖角如爪，长一二分。有六足如蟹足：二足在喙下，大而一爪；四足在腹下，小而歧爪。或时双屈前足，抱拱其喙，正如横弩上矢之状。冬则蛰于谷间，所居之处，大雪不积，气起如蒸。掘下一尺可得，阴干留用。蟾蜍、鸳鸯能食之，鹅、鸭能辟之。故《禽经》云：鹅飞则蜮沉。又有水虎，亦水狐之类；有鬼弹，乃溪毒之类。葛洪所谓"溪毒似射工而无物"者，皆此属也。并附之。

【附录】水虎〔时珍曰〕《襄沔记》云：中庐县有涑水，注沔。中有物，如三四岁小儿，甲如鲮鲤，射不能入。秋曝沙上，膝头似虎，掌爪常没水，出膝示人。小儿弄之，便咬人。人生得者，摘其鼻，可小小使之。名曰水虎。鬼弹又按《南中志》云：永昌郡有禁水，惟十一二月可渡，余月则杀人。其气有恶物作声，不见其形，中人则青烂，名曰鬼弹。

角

【主治】带之辟溪毒。藏器。阴干为末佩之，亦辟射工毒。时珍。出抱朴子。

【发明】〔时珍曰〕按葛洪《肘后方》云：溪毒中人，一名中水，一名中溪，一名

---

① 抱：《周礼·秋官·壶涿氏》及《政和本草》卷二十二溪鬼条均作"炮"。

② 禁：《周礼·秋官·壹涿氏》作"焚"。

水病，似射工而无物，春月多病之，头痛恶寒，状如伤寒。二三日则腹中生虫，食人下部，渐蚀五脏，注下不禁，虽良医不能疗也。初得则下部若有疮，正赤如截肉，为阳毒，最急；若疮如虫啮，为阴毒，小缓。皆杀人，不过二十日。方家用药，与伤寒、温病相似，或以小蒜煮汤浴之，及诸药方。又云：江南射工毒虫，在山间水中。人行或浴，则此虫含沙射人形影则病。有四种（初得皆如伤寒，或似中恶）：一种遍身有黑黡子，四边悉赤，犯之如刺；一种作疮，久即穿陷；一种突起如石；一种如火灼熛疮也。疗之并有方法。王充论衡云：短狐含太阳毒气而生，故有弓矢射人，中人如火的也。

沙虱（纲目）

【释名】蜫蝼（音梗旋）广雅、蓬活万毕术、地牌①。

【集解】〔时珍曰〕按郭义恭《广志》云：沙虱在水中，色赤，大不过虮，入人皮中杀人。葛洪抱朴子云：虱，水陆皆有之。雨后人晨暮践沙，必着人，如毛发刺人，便入皮里。可以针挑取之，正赤如丹。不挑，入肉能杀人。凡遇有此虫处，行还，以火炙身，则虫随火去也。又《肘后方》云：山水间多沙虱，甚细，略不可见。人入水中，及阴行草中，此虫多着人，钻入皮里，令人皮上如芒针刺，赤如黍豆。刺三日之后，寒热发疮。虫渐入骨，则杀人。岭南人初有此，以茅叶或竹叶挑刮去之，仍涂苦荁汁；已深者，针挑取虫子，正如疥虫也。愚按溪毒、射工毒、沙虱毒，三者相近，俱似伤寒，故有挑沙、刮沙之法。今俗病风寒者，皆以麻及桃柳枝刮其遍身，亦曰刮沙，盖始于刮沙病也。沙病亦曰水沙、水伤寒，初起如伤寒，头痛、壮热、呕恶，手足指末微厥。或腹痛闷乱，须臾杀人者，谓之搅肠沙也。

【附录】沙虫〔时珍曰〕按《录异记》云：潭、袁、处、吉等州有沙虫，即毒蛇鳞甲中虫。蛇被苦，每入急水中碾出。人中其毒，三日即死。此亦沙蝨之类也。

水黾（拾遗）

【释名】水马拾遗。

【集解】〔藏器曰〕水黾群游水上，水涸即飞。长寸许，四脚。非海马②之水马也。〔时珍曰〕水虫甚多，此类亦有数种。今有一种水爬虫。扁③身大腹而背硬者，即此也。水爬，水马之讹耳。一种水蛩，长身如蝎，能变蜻蜓。

水黾

---

① 牌：《太平御览》卷九五。沙虱条引《淮南万毕术》作"脾"。

② 非少马：《政和本草》卷二十二水黾条作"亦名水马，非海中主难产"。

③ 扁：原作"遍"，据张本改。

【气味】有毒。

【主治】令人不渴，杀鸡犬。藏器。

鼓虫（拾遗）

【释名】鼓母虫。

【集解】〔时珍曰〕陈藏器拾遗有鼓虫，而不言出处形状。按葛洪肘后方云：江南有射工虫，在溪涧中射人影成病，或如伤寒，或似中恶，或口不能语，或恶寒热，四肢拘急，身体有疮。取水上浮走鼓母虫一枚，口中含之便瘥，已死亦活。此虫正黑，如大豆，浮游水上也。今有水虫，大如豆而光黑，即此矣。名鼓母者，亦象豆形也。

【气味】有毒。

【主治】杀禽兽，蚀蛔肉，傅恶疮。藏器。白梅裹含之，除射工毒。时珍。

砂挼子（拾遗）

【释名】倒行狗子拾遗、睡虫同上。

【集解】〔藏器曰〕是处有之。生砂石中，作旋孔。大如大豆，背有刺，能倒行。性好睡，亦呼为睡虫。

【气味】有毒。

【主治】生取置枕中，令夫妇相好。合射罔用，能杀飞禽走兽。藏器。

蛔虫（拾遗）

【释名】蛕音回。俗作蛔。并与蚘同。人龙纲目。

【集解】〔时珍曰〕蛔，人腹中长虫也。按巢元方病源云：人腹有九虫：伏虫长四分，群虫之主也；蛔虫长五六寸至一尺，发则心腹作痛上下，口喜吐涎及清水，贯伤心则死；白虫长一寸，色白头小，生育转多，令人精气损弱，腰脚疼，长一尺，亦能杀人；肉虫状如烂杏，令人烦闷。肺虫状如蚕，令人咳嗽，成劳杀人；胃虫状如蛤蟆，令人呕逆喜哕；弱虫又名膈虫，状如瓜瓣，令人多唾；赤虫状如生肉，动作腹鸣；蛲虫至微，形如菜虫，居胴肠中，令人生痈疽、疥癣、瘑疬、痔瘘、疳䘌、龋齿诸病。诸虫皆依肠胃之间，若人脏腑气实，则不为害；虚则侵蚀，变生诸疾也。又有尸虫，与人俱生，为人大害。其状如犬、马尾，或如薄筋，依脾而居，三寸许，有头尾。凡服补药，必须先去此虫，否则不得药力。凡一切症瘕，久皆成虫。紫庭真人云：九虫之中，六虫传变为劳瘵，而胃、蛔、寸白三虫不传。其虫传变，或如婴儿，如鬼形，如蛤蟆，如守宫，如蜈蚣，如蝼蚁，如蛇如鳖，如猬如鼠，如蝠如虾，如猪肝，如血汁，如乱发、乱丝等状。凡虫在腹，上旬头向上，中旬向中，下旬向下。服药须于月初四五日五更时，则易效也。张子和云：巢氏之衍九虫详矣。然虫之变不可胜究，要之皆以湿热为主。虫得木气乃生，得雨气乃化，岂非风木主热，雨泽主湿耶？故五行之中皆有虫。诸木有蠹，诸果有蟱，诸菽有蚄，五谷有螟螣、蝥、蟊。麦朽蛾飞，栗破虫出，草腐萤化，皆木之虫也。烈火有鼠，烂灰生蝇；皆火之虫也。穴蚁、墙蝎，田蝼、石蜴，皆土之虫也。蝌斗、马蛭、鱼、鳖、蚊、龙，皆水之虫也。昔有冶工破一釜，见其断处臼中，有一虫如米虫，色正赤，此则金中亦有虫也。

【气味】大寒。

【主治】目中肤赤热痛，取大者洗净断之，令汁滴目中，三十年肤赤亦瘥。藏器。治一切眼疾，及生肤翳赤白膜，小儿胎赤、风赤眼，烧末傅之。或以小儿吐出者阴干为末，入汞粉少许，唾津调涂之。又治一切冷瘘。时珍。

风驴肚内虫（纲目）

【集解】〔时珍曰〕凡人、畜有风病、疮病，肠肚内必有虫也。圣惠方治目翳用此物，云以乌驴者为良也。

【主治】目中肤翳。取三七枚曝干，入石胆半钱同研，瓷盒收，勿令见风。每日点三五次，其翳自消。圣惠。

蛊虫（拾遗）

【释名】〔时珍曰〕造蛊者，以百虫置皿中，俾相啖食，取其存者为蛊。故字从虫，从皿。皿，器也。

【集解】〔藏器曰〕古人愚质，造蛊图富，皆取百虫入瓮中，经年开之，必有一虫尽食诸虫，即此名为蛊，能隐形似鬼神，与人作祸，然终是虫鬼。咬人至死者，或从人诸窍中出，信候取之，曝干。有患蛊人，烧灰服之，亦是其类自相伏耳。又云：凡蛊虫疗蛊，是知蛊名即可治之。如蛇蛊用蜈蚣蛊虫，蜈蚣蛊用蛤蟆蛊虫，蛤蟆蛊用蛇蛊虫之类，是相伏者，乃可治之。〔时珍曰〕按蛊毒不一，皆是变乱元气，多因饮食行之。与人为患，则蛊主吉利，所以小人因之造。南方又有蜥蜴蛊、蜣蜋蛊马蝗蛊、金蚕蛊、草蛊、挑生蛊等毒，诸方大有主治之法，不能悉纪。

【主治】蛊毒，烧灰服少许，立愈。藏器。

金蚕（纲目）

【释名】食锦虫。

【集解】〔时珍曰〕按陈藏器云：故锦灰疗食锦虫蛊毒。注云：虫屈如指环，食故绯帛锦，如蚕之食叶也。今考之，此虫即金蚕也。蔡绦《丛话》云：金蚕始于蜀中，近及湖、广、闽、粤浸多。状如蚕，金色，日食蜀锦四寸。南人畜之，取其粪置饮食中以毒人，人即死也。蚕得所欲，日置他财，使人暴富。然遣之极难，水火兵刃所不能害。必倍其所致金银锦物，置蚕于中，投之路傍。人偶收之，蚕随以往，谓之嫁金蚕。不然能入人腹，残啮肠胃，完然而出，如尸虫也。有人守福清，民讼金蚕毒，治求不得。或令取两刺猬，入其家捕之必获，猬果于榻下墙隙擒出。夫金蚕甚毒，若有鬼神，而猬能制之何耶？又《幕府燕闲录》云：池州进士邹阆家贫，一日启户，获一小笼，内有银器，持归。觉股上有物，蠕蠕如蚕，金色烂然，遂拔去之，仍复在旧处。践之斫之，投之水火，皆即如故。阆以问友人。友人曰：此金蚕也。备告其故。阆归告妻云：吾事之不可，送之家贫，何以生为？遂吞之。家人谓其必死。寂无所苦，竟以寿终。岂至诚之盛，妖不胜正耶？时珍窃谓金蚕之蛊，为害甚大。故备书二事，一见此蛊畏猬，一见至诚胜邪也。《夷坚志》言：中此蛊者，吮白矾味甘，嚼黑豆不腥，以石榴根皮煎汁吐之。《医学正传》用樟木屑煎汁吐之，亦一法也。愚意不若以猬皮治之，为胜其天。

附录诸虫

（纲目一种，拾遗一种，别录五种）

喽腊虫〔时珍曰〕按裴渊《广州记》云：林任县有甲虫，嗜臭肉。人死，食之都尽，纷纷满屋，不可驱。张华博物志云：广州西南数郡，人将死，便有飞虫，状如麦，集入舍中，人死便食，不可断遣，惟残骨在乃去。惟以锌板作器，则不来。林邑国记云：广西南界有喽腊虫，食死人。惟豹皮覆尸，则不来。此三说皆一物也。其虫虽不入药，而为人害，不可不知。

灰药拾遗〔藏器云〕出岭南陶家。状如青灰，以竹筒盛之，云是蛔所作。凡以拭物，令人喜好相爱。置家中，损小儿、鸡、犬也。

黄虫〔别录有名未用曰〕味苦。主寒热。生地上。赤头长足有角，群居。七月七日采之。

地防〔又曰〕令人不饥不渴。生黄陵。状如蠕，居土中。

梗鸡〔又曰〕味甘，无毒。主治痹。

益符〔又曰〕主闭。一名无舌。

蜚厉〔又曰〕主妇人寒热。

第四十三卷　鳞部一、二目录

李时珍曰：鳞虫有水、陆二类，类虽不同，同为鳞也。是故龙蛇灵物，鱼乃水畜，种族虽别，变化相通，是盖质异而感同也。鳞属皆卵生。而蝮蛇胎产；水族皆不瞑，而河豚目眨。蓝蛇之尾，解其头毒；沙鱼之皮，还消鲙积。苟非知者，孰能察之？唐宋《本草》，虫鱼不分。今析为鳞部，凡九十四种，分为四类：曰龙，曰蛇，曰鱼，曰无鳞鱼。旧凡五十八种。

神农本草经七种梁·陶弘景注。

名医别录一十种梁·陶弘景注。

唐本草一种唐·苏恭。

本草拾遗二十八种唐·陈藏器。

食疗本草六种宋·孟诜、张鼎。

开宝本草一十一种唐·马志。

嘉本草一种宋·掌禹锡。

日华本草一种宋·人大明。

食鉴本草一种明·宁源。

本草纲目二十八种明·李时珍。

【附注】魏《吴普本草》

李当之《药录》

宋·雷敩《炮炙论》

齐·徐之才《药对》

唐·甄权《药性》

孙思邈《千金食治》

唐·李珣《海药》

杨损之《删繁》

南唐·陈士良《食性》

蜀·韩保升《重注》

宋·苏颂《图经》

唐·慎微《证类》

宋·寇宗奭《衍义》

陈承《别说》

金·张元素《珍珠囊》

元·李杲《法象》

王好古《汤液》

吴瑞《日用》

元·朱震亨《补遗》

明·汪颖《食物》

汪机《会编》

明·陈嘉谟《蒙筌》

鳞之一 （龙类九种）

龙本经

吊拾遗（即紫梢花）

蛟龙纲目　蜃附

鼍龙本经

鲮鲤别录（即穿山甲）

石龙子本经（即蜥蜴）

守宫纲目十二时虫附

蛤蚧开宝

盐龙纲目

上附方旧十九，新四十五。

鳞之二 （蛇类九种）

蛇蜕本经

蚺蛇别录

鳞蛇纲目

白花蛇开宝

本草纲目

乌蛇开宝

金蛇开宝银蛇附

水蛇纲目

蛇婆拾遗

黄颔蛇纲目　赤楝蛇附

上附方旧十六，新六十。

第四十三卷　鳞部一、二

第四十三卷 鳞部一、二

鳞之一（龙类九种）

龙（本经上品）

【释名】〔时珍曰〕按许慎《说文》，龙字篆文象形。《生肖论》云：龙耳亏聪，故谓之龙。梵书名那伽。

【集解】〔时珍曰〕按罗愿《尔雅翼》云：龙者鳞虫之长。王符言其形有九似：头似驼，角似鹿，眼似兔，耳似牛，项似蛇，腹似蜃，鳞似鲤，爪似鹰，掌似虎，是也。其背有八十一鳞，具九九阳数。其声如戛铜盘。口旁有须髯，颔下有明珠，喉下有逆鳞。头上有博山，又名尺木，龙无尺木不能升天。呵气成云，既能变水，又能变火。陆佃《埤雅》云：龙火得湿则焰，得水则燔，以人火逐之即息。故人之相火似之。龙，卵生思抱，雄鸣上风，雌鸣下风，因风而化。《释典》云：龙交则变为二小蛇。又小说载龙性粗猛，而爱美玉、空青，喜嗜燕肉，畏铁及菵草、蜈蚣、楝叶、五色丝。故食燕者忌渡水，祈雨者用燕，镇水患者用铁，激龙者用菵草，祭屈原者用楝叶、色丝裹粽投江。医家用龙骨者，亦当知其性之爱恶如此。

龙骨〔别录曰〕生晋地川谷，及太山岩水岸土穴中死龙处。采无时。〔弘景曰〕今多出梁、益、巴中。骨欲得脊脑，作白地锦文，舐之着舌者良。齿小强，犹有齿形。角强而实。皆是龙蜕，非实死也。〔敩曰〕剡州、沧州、太原者为上。其骨细文广者是雌，骨粗文狭者是雄。五色具者上，白色、黄色者中，黑色者下。凡经落不净，及妇人采者，不用。〔普曰〕色青白者良。〔恭曰〕今并出晋地。生硬者不好，五色具者良。其青、黄、

龙　骨

龙

赤、白、黑，亦应随色与脏腑相合，如五芝、五石英、五石脂，而《本经》不论及。〔颂曰〕今河东州郡多有之。李肇《国史补》云：春水时至，鱼登龙门，蜕骨甚多。人采为药，有五色者。龙门是晋地，与《本经》合，岂龙骨即此鱼之骨乎？又孙光宪《北梦琐言》云：五代时镇州斗杀一龙，乡豪曹宽取其双角。角前一物如蓝色，文如乱锦，人莫之识。则龙亦有死者矣。〔宗奭曰〕诸说不一，终是臆度。曾有崖中崩出一副，支体头角皆备，不知蜕耶毙耶？谓之蜕毙，则有形之物，不得生见，死方可见；谓之化，则其形独不可化欤？〔机曰〕经文言死龙之骨，若以为蜕，终是臆说。〔时珍曰〕龙骨，《本经》以为死龙，陶氏以为蜕骨，苏、寇诸说皆两疑之。窃谓龙，神物也，似无自死之理。然观苏氏所引斗死之龙，及《左传》云：豢龙氏醢龙以食；《述异记》云：汉和帝时大雨，龙堕宫中，帝命作羹赐群臣；《博物志》云，张华得龙肉酢，言得醋则生五色等说，是龙固有自死者矣，当以《本经》为正。

【修治】〔敩曰〕凡用龙骨，先煎香草汤浴两度，捣粉，绢袋盛之。用燕子一只，去肠肚，安袋于内，悬井面上，一宿取出，研粉。入补肾药中，其效如神。〔时珍曰〕近世方法，但煅赤为粉。亦有生用者。《事林广记》云：用酒浸一宿，焙干研粉，水飞三度用。如急用，以酒煮焙干。或云：凡入药，须水飞过晒干。每斤用黑豆一斗，蒸一伏时，晒干用。否则着人肠胃，晚年作热也。

【气味】甘，平，无毒。〔别录曰〕微寒。〔权曰〕有小毒。忌鱼及铁器。〔之才曰〕得人参、牛黄良，畏石膏。〔时珍曰〕许洪云：牛黄恶龙骨，而龙骨得牛黄更良，有以制伏也。其气收阳中之阴，入手、足少阴、厥阴经。

【主治】心腹鬼疰，精物老魅，咳逆，泄痢脓血，女子漏下，症瘕坚结，小儿热气惊痫。本经。心腹烦满，恚怒气伏在心下，不得喘息，肠痈内疽阴蚀，四肢痿枯，夜卧自惊，汗出止汗，缩小便溺血，养精神，定魂魄，安五脏。白龙骨：主多寐泄精，小便泄精。别录。逐邪气，安心神，止夜梦鬼交，虚而多梦纷纭，止冷痢，下脓血，女子崩中带下。甄权。怀孕漏胎，止肠风下血，鼻洪吐血，止泻痢渴疾，健脾，涩肠胃。日华。益肾镇惊，止阴疟，收湿气脱肛，生肌敛疮。时珍。

【发明】〔敩曰〕气入丈夫肾脏中，故益肾药宜用之。〔时珍曰〕涩可去脱。故成氏云：龙骨能收敛浮越之正气，固大肠而镇惊。又主带脉为病。

龙齿

【修治】同龙骨。或云以酥炙。

【气味】涩，凉，无毒。〔当之曰〕大寒。〔之才曰〕平。得人参、牛黄良。畏石膏、铁器。

【主治】杀精物。大人惊痫诸痉，癫疾狂走，心下结气，不能喘息。小儿五惊、十二痫。本经。小儿身热不可近，大人骨间寒热，杀蛊毒。别录。镇心，安魂魄。甄权。治烦闷、热狂、鬼魅。日华。

【发明】〔时珍曰〕龙者东方之神，故其骨与角、齿皆主肝病。许叔微云：肝藏魂，能变化，故魂游不定者，治之以龙齿。即此义也。

龙角

【修治】同骨。

【气味】甘，平，无毒。〔之才曰〕畏干漆、蜀椒、理石。

【主治】惊痫瘈疭，身热如火，腹中坚及热泄。久服轻身，通神明，延年。别录。小儿大热。甄权。心热风痫，以烂角磨浓汁二合，食上服，日二次。苏颂。出韦丹方。

【发明】〔颂曰〕骨、齿医家常用，角则稀使，惟深师五邪丸用之，云无角用齿，而千金治心病有角、齿同用者。

龙脑

【主治】其形肥软，能断痢。陶弘景。

龙胎

【主治】产后余疾，女人经闭。〔弘景曰〕比来巴中数得龙胞，形体具存。云治产后余疾，正当末服。〔颂曰〕许孝宗箧中方言：龙胎出蜀中山涧，大类干鱼鳞，煎时甚腥臊。治女经积年不通。同瓦松、景天各少许，以水两盏，煎一盏，去滓，分二服。少顷，腹中转动便下。按此物方家罕知，而昔人曾用，世当有识者。〔时珍曰〕胞胎俱出巴蜀，皆主血疾，盖一物也。

龙涎

〔机曰〕龙吐涎沫，可制香。〔时珍曰〕龙涎，方药鲜用，惟入诸香，云能收脑、麝数十年不散。又言焚之则翠烟浮空。出西南海洋中。云是春间群龙所吐涎沫浮出。番人采得货之，每两千钱。亦有大鱼腹中剖得者。其状初若脂胶，黄白色；干则成块，黄黑色，如百药煎而腻理；久则紫黑，如五灵脂而光泽。其体轻飘，似浮石而腥臊。

吊（拾遗）

【释名】吉吊〔时珍曰〕吊，旧无正条。惟苏颂《图经》载吉吊脂，云龙所生也。陈藏器《拾遗》有予脂一条，引《广州记》云：予，蛇头鳖身，膏主蛭刺云云。今考广州记及《太平御览止》云：吊，蛇头鼍身，膏至轻利等语。并无所谓蛇头鳖身、予膏主蛭刺之说。盖吊字似予，鼍字似鳖，至轻利三字似主蛭刺，传写讹误，陈氏遂承其误耳。吊既龙种，岂当有鳖身？病中亦无蛭刺之证，其误可知，今改正之。精名紫梢花。

【集解】〔藏器曰〕裴渊《广州记》云：吊生岭南，蛇头鼍身，水宿，亦木栖。其膏至轻利，以铜及瓦器盛之浸出，惟鸡卵壳盛之不漏，其透物甚于醍醐。摩理毒肿大验。〔颂曰〕姚和众延龄至宝方云：吉吊脂出福、建州，甚难得。须以琉璃瓶盛之，更以樟木盒重贮之，不尔则透气失去也。孙光宪《北梦琐言》云：海上人言：龙每生二卵，一为吉吊。多与鹿游，或于水边遗沥，值流槎则粘着木枝，如蒲槌状。其色微青黄，复似灰色，号紫梢花，坐汤多用之。〔时珍曰〕按裴、姚二说相同，则吊脂即吉吊脂无疑矣。又陈自明《妇人良方》云：紫梢花生湖泽中，乃鱼虾生卵于竹木之上，状如糖徹，去木用之。此说与孙说不同。近时房中诸术，多用紫梢花，皆得于湖泽，其色灰白而轻松，恐非真者。当以孙说为正。或云紫梢花与龙涎相类，未知是否？

吊脂一名吊膏。

【气味】有毒。

【主治】风肿痛毒，瘾疹赤瘭，瘑疥痔瘘，皮肤顽痹，踠跌折伤。内损瘀血。以脂涂上，炙手热摩之，即透。藏器。治聋耳，不问年月。每日点入半杏仁许，便差。苏颂。出延龄方。

紫梢花

【气味】甘，温，无毒。

【主治】益阳秘精，疗真元虚惫，阳痿遗精，余沥白浊如脂，小便不禁，囊下湿痒，女人阴寒冷带，入丸散及坐汤用。时珍。又和剂玉霜丸注云：如无紫梢花，以木贼代之。

蛟龙（纲目）

【释名】〔时珍曰〕按任昉《述异记》云：蛟乃龙属，其眉交生，故谓之蛟。有鳞曰蛟龙，有翼曰应龙，有角曰虬龙，无角曰螭龙也。梵书名宫毗罗。

【集解】〔时珍曰〕按裴渊《广州记》云：蛟长丈余，似蛇而四足，形广如楯。小头细颈，颈有白婴。胸前赭色，背上青斑，胁边若锦，尾有肉环。大者数围，其卵亦大。能率鱼飞，得鳖可免。王子年《拾遗录》云：汉昭帝钓于渭水，得白蛟若蛇，无鳞甲，头有软角，牙出唇外。命大官作鲊食甚美，骨青而肉紫。据此，则蛟亦可食也。

【附录】蜃之刃切。〔时珍曰〕蛟之属有蜃，其状亦似蛇而大，有角如龙状，红鬣，腰以下鳞尽逆。食燕子。能吁气成楼台城郭之状，将雨即见，名蜃楼，亦曰海市。其脂和蜡作烛，香闻百步，烟中亦有楼阁之形。《月令》云：雉入大水为蜃。陆佃云：蛇交龟则生龟，交雉则生蜃，物异而感同也。类书云：蛇与雉交而生子曰蟂，似蛇四足，能害人。陆禋云：蟂，音枭，即蛟也，或曰蜃也。又鲁至刚云：正月蛇与雉交生卵，遇雷即入土数丈为蛇形，经二三百年，乃能升腾。卵不入土，但为雉尔。观此数说，则蛟、蜃皆是一类，有生有化也。一种海蛤与此同名，罗愿以为雉化之蜃，未知然否？详介部车螯下。

精

【气味】有毒。〔时珍曰〕按张仲景《金匮要略》云：春夏二时，蛟龙带精入芹菜中，人食之，则病蛟龙症，痛不可忍。治以硬糖，日服二三升，当吐出如蜥蜴状也。唐医周顾治此，用雄黄、朴硝煮服下之。

髓

【主治】傅面，令人好颜色。又主易产。时珍。出《东方朔别传》。

鼍龙（本经中品）

【释名】鮀鱼本经、土龙〔藏器曰〕本经鮀鱼，合改作鼍。鼍形如龙，声甚可畏。长一丈者，能吐气成云致雨。既是龙类，宜去其鱼。〔时珍曰〕鼍字象其头、腹、足、尾之形，故名。《博物志》谓之土龙。鮀乃鱼名，非此物也。今依陈氏改正之。

【集解】〔别录曰〕鮀鱼甲生南海池泽，取无时。〔弘景曰〕即鼍甲也，皮可冒鼓。性至难死，沸汤沃口，入腹良久乃剥之。〔藏器曰〕鼍性嗜睡，恒闭目。力至猛，能攻江岸。人于穴中掘之，百人掘，须百人牵之；一人掘，亦一人牵之。不然，终不可出。〔颂曰〕今江湖极多。形似守宫、鲮鲤辈，而长一二丈，背尾俱有鳞甲。夜则鸣吼，舟人畏之。〔时珍曰〕鼍穴极深，渔人以篾缆系饵探之，候其吞钩，徐徐引出。性能横飞，不能上腾。其声如鼓，夜鸣应更，谓之鼍鼓，亦曰鼍更，俚人听之以占雨。其枕莹净，胜于鱼枕。生卵甚多至百，亦自食之。南人珍其肉，以为嫁娶之敬。陆佃云：鼍身具十二生肖肉，惟蛇肉在尾最毒也。

鼍甲

【修治】酥炙，或酒炙用。

【气味】酸，微温，有毒。〔权曰〕甘，平，有小毒。〔日华曰〕无毒。蜀漆为之使。畏芫花、甘遂、狗胆。

【主治】心腹症瘕，伏坚积聚，寒热，女子小腹阴中相引痛，崩中下血五色，及疮疥死肌。本经。五邪涕泣时惊，腰中重痛，小儿气癃眦溃。别录。小腹气疼及惊恐。孟诜。除血积，妇人带下，百邪魍魉。甄权。疗牙齿疳蜃宣露。日华。杀虫，治瘰疬瘘疮，风顽瘙疥恶疮。炙烧，酒浸服之，功同鳖甲。藏器。治阴疟。时珍。

【发明】〔时珍曰〕鼍甲所主诸证，多属厥阴，其功只在平肝木，治血杀虫也。《千金方》治风癞，有鼍甲汤。今药肆多悬之。云能辟蠹，亦杀虫之意。

肉

【气味】甘，有小毒。〔颂曰〕肉色似鸡，而发冷气痼疾。〔藏器曰〕梁·周兴嗣嗜此肉，后为鼍所喷，便生恶疮。此物有灵，不食更佳。其涎最毒。〔陶曰〕肉至补益，亦不必食。

【主治】少气吸吸，足不立地。别录。湿气邪气，诸虫腹内症瘕，恶疮。藏器。

脂

【主治】摩风及恶疮。张鼎。

肝

【主治】五尸病。用一具炙，熟，同蒜虀食。肘后。

鲮鲤（别录下品）

【释名】龙鲤郭璞。穿山甲图经。石鲮鱼〔时珍曰〕其形肖鲤，穴陵而居，故曰鲮鲤，而俗称为穿山甲，郭璞赋谓之龙鲤。《临海水土记》云：尾刺如三角菱。故谓石鲮。

【集解】〔颂曰〕鲮鲤即今穿山甲也。生湖广、岭南，及金、商、均、房诸州，深山大谷中皆有之。〔弘景曰〕形似鼍而短小，又似鲤而有四足，黑色，能陆能水。日中出岸，张开鳞甲如死状，诱蚁入甲，即闭而入水，开甲蚁皆浮出，因接而食之。〔时珍曰〕鲮鲤状如鼍而小，背如鲤而阔，首如鼠而无牙，腹无鳞而有毛，长舌尖喙，尾与身等。尾鳞尖厚，有三角，腹内脏腑俱全，而胃独大，常吐舌诱蚁食之。曾剖其胃，约蚁升许也。

甲

【修治】〔时珍曰〕方用或炮，或烧，或酥炙、醋炙、童便炙，或油煎、土炒、蛤粉炒，当各随本方，未有生用者。仍以尾甲乃力胜。

【气味】咸，微寒，有毒。

【主治】五邪，惊啼悲伤。烧灰，酒服方寸匕。别录。小儿惊邪，妇人鬼魅悲泣，及疥癣痔漏。大明。疗蚁瘘、疮癞，及诸疰疾。弘景。烧灰傅恶疮。又治山岚瘴疟。甄权。除痰疟寒热，风痹强直疼痛，通经脉，下乳汁，消痈肿，排脓血，通窍杀虫。时珍。

【发明】〔弘景曰〕此物食蚁，故治蚁瘘。〔时珍曰〕穿山甲入厥阴、阳明经。古方鲜用，近世风疟、疮科、通经、下乳，用为要药。盖此物穴山而居，寓水而食，出阴入阳，能窜经络，达于病所故也。按刘伯温《多能鄙事》云：凡油笼渗漏，剥穿山甲里面肉靥投入，自至漏处补住。又《永州记》云：此物不可于隄岸上杀之，恐血入土，则隄岸渗漏。观此二说，是山可使穿，隄可使漏，而又能至渗处，其性之走窜可知矣。谚曰：穿山甲，王不留，妇人食了乳长流。亦言其迅速也。李仲南言其性专行散，中病即止，不可过服。又按《德生堂经验方》云：凡风湿冷痹之证，因水湿所致，浑身上下，强直不能屈申，痛不可忍者，于五积散加穿山甲七片，看病在左右手足，或臂胁疼痛处，即于鲮鲤身上取甲炮熟，同全蝎（炒）十一个，葱、姜同水煎，入无灰酒一匙，热服，取汗、避风，甚良。

肉

【气味】甘，涩，温，有毒。〔时珍曰〕按张杲医说云：鲮鲤肉最动风。风疾人才食数脔，其疾一发，四肢顿废。时珍窃谓此物性窜而行血，风人多血虚故也。然其气味俱恶，亦不中用。

鲮 鲤

穿山甲

石龙子（本经中品）

【释名】山龙子别录、泉龙繁露注、石蝎音易、蜥蜴别录、猪婆蛇纲目、守宫〔时珍曰〕此物生山石间，能吐雹，可祈雨，故得龙子之名。蜥蜴本作析易。许慎云：易字篆文象形。陆佃云：蜴善变易吐雹，有阴阳析易之义。周易之名，盖取乎此。今俗呼为猪婆蛇是矣。〔弘景曰〕守宫蝘蜓也。而此亦名守宫，殊难分别。详见守宫条。

【集解】〔别录曰〕石龙子生平阳川谷，及荆州山石间。五月取，着石上令干。〔保升曰〕山南襄、申处处有之。三、四、八、九月采，去腹中物，熏干。〔弘景曰〕其类有四种：形大纯黄者为蛇医母，亦名蛇舅，不入药用；似蛇医而形小尾长，见人不动者，为龙子；形小而五色，尾青碧可爱者，为蜥蜴，并不螫人；一种缘篱壁，形小色黑者，为蝘蜓，言螫人必死，亦未闻中之者。〔恭曰〕龙子即蜥蜴，形细而长，尾与身类，似蛇有四足，去足便是蛇形。以五色者为雄，入药良；色不备者，力劣也。蛇师生山谷，头大尾小而短，色青黄或白斑也。蝘蜓生人家屋壁间，似蛇师，即守宫也，一名蝾螈。尔雅互言之，并非真说。〔颂曰〕《尔雅》以蝾螈、蜥蜴、蝘蜓、守宫为一物。《方言》以在草为蜥蜴、蛇医，在壁为守宫、蝘蜓。字林以蝾螈为蛇医。据诸说，当以在草泽者为蝾螈、蜥蜴，在屋壁者为蝘蜓、守宫也。入药以草泽者为良。〔时珍曰〕诸说不定。大抵是水、旱二种，有山石、草泽、屋壁三者之异。《本经》惟用石龙，后人但称蜥蜴，实一物也。且生山石间，正与石龙、山龙之名相合，自与草泽之蛇师、屋壁之蝘蜓不同。苏恭言蛇师生山谷，以守宫为蝾螈，苏颂以草泽者入药，皆与《本经》相戾。术家祈雨以守宫为蜥蜴，谬误尤甚。今将三者考正于左，其义自明矣。生山石间者曰石龙，即蜥蜴，俗呼猪婆蛇；似蛇有四足，头扁尾长，形细，长七八寸，大者一二尺，有细鳞金碧色；其五色全者为雄，入药尤胜。生草泽间者曰蛇医，又名蛇师、蛇舅母、水蜥蜴、蝾螈，俗亦呼猪婆蛇；蛇有伤，则衔草以敷之，又能入水与鱼合，故得诸名；状同石龙而头大尾短，形粗，其色青黄，亦有白斑者，不入药用。生屋壁间者曰蝘蜓，即守宫也；似蛇医而短小，灰褐色，并不螫人，详本条。又按《夷坚志》云：刘居中见山中大蜥蜴百枚，长三四尺，光腻如脂，吐雹如弹丸，俄顷风雷作而雨雹也。〔宗奭曰〕有人见蜥蜴从石罅中出，饮水数十次，石下有冰雹一二升。行未数里，雨雹大作。今人用之祈雨，盖取此义。

【修治】〔时珍曰〕古方用酥炙或酒炙。惟治传尸劳瘵天灵盖丸，以石蜥蜴连肠肚，以醋炙四十九遍用之，亦一异也。

【气味】咸，寒，有小毒。〔之才曰〕恶硫黄、芜荑、斑蝥。

【主治】五癃邪结气，利小便水道，破石淋下血。别录。消水饮阴痔，滑窍破血。娠妇忌用。时珍。

【发明】〔宗奭曰〕蜥蜴能吐雹祈雨，故能治癃淋，利水道。〔时珍曰〕其功长于利水，故《千金》治症结水肿，尸疰留饮，

石 龙 子

蜥蜴

有蛴螬丸。《外台》治阴瘾用之，皆取其利水也。刘涓子用同斑蝥、地胆治瘰疾，取其利小便，解二物之毒也。

肝

【主治】

守宫（纲目）

【释名】壁宫苏恭。壁虎时珍。蝎虎苏恭。蝘蜓音偃殄。〔弘景曰〕蝘蜓喜缘篱壁间，以朱饲之，满三斤杀，干末以涂女人身，有交接事便脱，不尔如赤志，故名守宫。而蜥蜴亦名守宫，殊难分别。按东方朔云"若非守宫则蜥蜴"是矣。〔恭曰〕蝘蜓又名蝎虎，以其常在屋壁，故名守宫，亦名壁宫。饲朱点妇人，谬说也。〔时珍曰〕守宫善捕蝎、蝇，故得虎名。春秋考异邮云：守宫食虿，土胜水也。点臂之说，淮南万毕术、张华博物志、彭乘墨客挥犀，皆有其法，大抵不真。恐别有术，今不传矣。扬雄《方言》云：秦、晋、西夏谓之守宫，亦曰蛤蜓，南阳人呼为蝘蜓，在泽中者谓之蜥蜴，楚人谓之蝾螈。

【集解】〔时珍曰〕守宫，处处人家墙壁有之。状如蛇医，而灰黑色，扁首长颈，细鳞四足，长者六七寸，亦不闻噬人。南人有十二时虫，即守宫之五色者，附见于下。

【附录】十二时虫〔时珍曰〕十二时虫，一名避役，出容州、交州诸处，生人家篱壁、树木间，守宫之类也。大小如指，状同守宫，而脑上连背有肉鬣如冠帻，长颈长足，身青色，大者长尺许，尾与身等，啮人不可疗。《岭南异物志》言：其首随十二时变色，见者主有喜庆。《博物志》言：在阴多缃绿，日中变易，或青或绿，或丹或红。《北户录》言不能变十二色，但黄、褐、青、赤四色而已。窃按陶弘景言：石龙五色者为蜥蜴。陆佃言：蜥蜴能十二时变易，故得易名。若然，则此虫亦蜥蜴矣，而生篱壁间，盖五色守宫尔。陶氏所谓守宫螫人必死，及点臂成志者，恐是此物。若寻常守宫，既不堪点臂，亦未有螫人至死者也。

【气味】咸，寒，有小毒。

【主治】中风瘫痪，手足不举，或历节风痛，及风痉惊痫，小儿疳痢，血积成痞，疠风瘰疬，疗蝎螫。时珍。

【发明】〔时珍曰〕守宫旧附见于石龙下，云不入药用。近时方术多用之。杨仁斋言惊痫皆心血不足，其血与心血相类，故治惊痫，取其血以补心。其说近似，而实不然。盖守宫食蝎虿，蝎虿乃治风要药。故守宫所治风痉惊痫诸病，亦犹蜈、蝎之性能透经络也。且入血分，故又治血病疮疡。守宫祛风，石龙利水，功用自别，不可不知。

糞

【主治】烂赤眼。时珍。

守宫
壁虎

蛤蚧 （宋开宝）

【释名】蛤蟹日华。**仙蟾** （志曰）一雌一雄，常自呼其名。〔时珍曰〕蛤蚧因声而名，仙蟾因形而名。岭南人呼蛙为蛤，又因其首如蛙、蟾也。雷敩以雄为蛤，以雌为蚧，亦通。

【集解】〔志曰〕蛤蚧生岭南山谷，及城墙或大树间。形如大守宫，身长四五寸，尾与身等。最惜其尾，见人取之，多自啮断其尾而去。药力在尾，尾不全者不效。扬雄《方言》云：桂林之中，守宫能鸣者，俗谓之蛤蚧。盖相似也。〔禹锡曰〕按《岭表录异》云：蛤蚧首如蛤蟆，背有细鳞，如蚕子，土黄色，身短尾长。多巢于榕

蛤　蚧

木及城楼间，雌雄相随，日暮则鸣。或云鸣一声是一年者。俚人采鬻，云治肺疾。〔珣曰〕生广南水中，夜即居于榕树上。雌雄相随，投一获二。近日西路亦有之，其状虽小，滋力一般。俚人采之割腹，以竹张开，曝干鬻之。〔颂曰〕人欲得首尾全者，以两股长柄铁叉，如粘黐竿状，伺于榕木间，以叉刺之，一股中脑，一股着尾，故不能啮也。入药须雌雄两用。或云阳人用雄，阴人用雌。〔敩曰〕雄为蛤，皮粗口大，身小尾粗；雌为蚧，皮细口尖，身大尾小。〔时珍曰〕按段公路《北户录》云：其首如蟾蜍，背绿色，上有黄斑点，如古锦纹，长尺许，尾短，其声最大，多居木窍间，亦守宫、蜥蜴之类也。又顾玠海槎录云：广西横州甚多蛤蚧，牝牡上下相呼，累日，情洽乃交，两相抱负，自堕于地。人往捕之，亦不知觉，以手分劈，虽死不开。乃用熟稿草细缠，蒸过曝干售之，炼为房中之药甚效。寻常捕者，不论牝牡，但可为杂药及兽医方中之用耳。

【修治】〔敩曰〕其毒在眼。须去眼及甲上、尾上、腹上肉毛，以酒浸透，隔两重纸缓焙令干，以磁器盛，悬屋东角上一夜用之，力可十倍，勿伤尾也。〔日华曰〕凡用去头、足，洗去鳞鬣内不净，以酥炙用（或用蜜炙）。〔李珣曰〕凡用须炙令黄色，熟捣。口含少许，奔走不喘息者，为真也。宜丸散中用。

【气味】咸，平，有小毒。〔日华曰〕无毒。

【主治】久咳嗽，肺劳传尸，杀鬼物邪气，下淋沥，通水道。开宝。下石淋，通月经，治肺气，疗咳血。日华。肺痿咯血，咳嗽上气，治折伤。海药。补肺气，益精血，定喘止嗽，疗肺痈消渴，助阳道。时珍。

【发明】〔宗奭曰〕补肺虚劳嗽有功。〔时珍曰〕昔人言补可去弱，人参羊肉之属。蛤蚧补肺气，定喘止渴，功同人参；益阴血，助精扶羸，功同羊肉。近世治劳损痿弱，许叔微治消渴，皆用之，俱取其滋补也。刘纯云：气液衰。阴血竭者，宜用之。何大英云：定喘止嗽，莫佳于此。

盐龙（纲目）

【集解】〔时珍曰〕按何薳春渚纪闻云：宋徽宗时，将军萧注破南蛮，得其所养盐龙，长尺余，藉以银盘，中置玉盂，以玉筋撼海盐饲之。每鳞中出盐则收取，云能兴阳事，每以温酒服一钱匕。后龙为徽京所得，及死，以盐封，数日取用亦有力。愚按此物生于殊方，古所不载，而有此功，亦希物也。因附于此以俟。

鳞之二（蛇类九种）

蛇蜕（本经下品）

【释名】**蛇皮**甄权、**蛇壳**俗名、**龙退**纲目、**龙子衣**本经、**龙子皮**别录、**弓皮**本经、**蛇符**别录、**蛇筋**吴普。〔时珍曰〕蛇字，古文象其宛转有盘曲之形。蜕音脱，又音退，退脱之义也。龙、弓、符、筋，并后世瘦隐之名耳。

【集解】〔别录曰〕生荆州川谷及田野。五月五日、十五日取之，良。〔弘景曰〕草中少见虺蝮蜕，惟有长者，多是赤蜓、黄颔辈，其皮不可辨，但取石上完全者为佳。〔颂曰〕南中木石上，及人家墙屋间多有之。蛇蜕无时，但着不净即脱。或大饱亦脱。〔敩曰〕凡使，勿用青、黄、苍色者，只用白色如银者。先于地下掘坑，深一尺二寸，安蜕于中，一宿取出，醋浸炙干用。〔时珍曰〕今人用蛇蜕，先以皂荚水洗净缠竹上，或酒，或醋，或蜜浸，炙黄用。或烧存性，或盐泥固煅，各随方法。

【气味】**咸、甘，平，无毒。火熬之良。**〔权曰〕有毒。畏磁石及酒。孕妇忌用。

【主治】**小儿百二十种惊痫蛇痫，癫疾瘈疭，弄舌摇头，寒热肠痔，蛊毒。**本经。**大人五邪，言语僻越，止呕逆，明目。烧之疗诸恶疮。**别录。**喉痹，百鬼魅。**甄权。**炙用辟恶，止小儿惊悸客忤。煎汁傅疬疡，白癜风。催生。**日华。**安胎。**孟诜。**止疟。**〔藏器曰〕正发日取塞两耳，又以手持少许，并服盐醋汁令吐。**辟恶去风杀虫。烧末服，治妇人吹奶，大人喉风，退目翳，消木舌。傅小儿重舌重腭，唇紧解颅，面疮月蚀，天泡疮，大人丁肿，漏疮肿毒。煮汤，洗诸恶虫伤。**时珍。

【发明】〔宗奭曰〕蛇蜕，从口退出，眼睛亦退。今眼药及去翳膜用之，取此义也。〔时珍曰〕入药有四义：一能辟恶，取其变化性灵也，故治邪僻、鬼魅、蛊疟诸疾；二能去风，取其属巽性窜也，故治惊痫、癜驳、喉舌诸疾；三能杀虫，故治恶疮、痔漏、疥癣诸疾，用其毒也；四有蜕义，故治翳膜、胎产、皮肤诸疾，会意从类也。

蚺蛇（蚺，音髯　别录下品）

【释名】南蛇纲目。埋头蛇〔时珍曰〕蛇属纡行，此蛇身大而行更纡徐，冉冉然也，故名蚺蛇。或云鳞中有毛如髯也。产于岭南，以不举首者为真，故世称为南蛇、埋头蛇。

【集解】〔颂曰〕蚺蛇，陶弘景言出晋安，苏恭言出桂、广以南高、贺等州，今岭南诸郡皆有之。〔弘景曰〕大者二三围。在地行不举头者是真，举头者非真。其膏、胆能相乱。〔韩保升曰〕大者径尺，长丈许，若蛇而粗短。〔恭曰〕其形似鳢，头似鼍，尾圆无鳞，性难死。土人截其肉作脍，谓为珍味。〔藏器曰〕其脍着醋，能卷人箸，终不可脱，惟以芒草作箸乃可。段成式《酉阳杂俎》云：蚺蛇长十丈。尝吞鹿，鹿消尽，乃绕树，则腹中之骨穿鳞而出，养疮时肪腴甚美。或以妇人衣投之，则蟠而不起。〔时珍曰〕按刘恂《录异记》云：蚺蛇，大者五六丈，围四五尺；小者不下三四丈。身有斑纹，如故锦缬。春夏于山林中伺鹿吞之，蛇遂羸瘦，待鹿消乃肥壮也。或言一年食一鹿也。又顾玠《海槎录》云：蚺蛇吞鹿及山马，从后脚入，毒气呵及，角自解脱。其胆以小者为佳。王济《手记》云：横州山中多蚺蛇，大者十余丈，食麋鹿，骨角随腐。土人采葛藤塞入穴中，蛇嗅之即麾，乃发穴取之，肉极腴美，皮可冒鼓，及饰刀剑乐器。范成大《虞衡志》云：寨兵捕蚺蛇，满头插花，蛇即注视不动，乃逼而断其首，待其腾掷力竭乃毙，舁归食之。又按《山海经》云：巴蛇食象，三年而出其骨。君子服之，无心腹之疾。郭璞注云：今蚺蛇即其类也。《南裔志·蚺蛇赞》曰：蚺惟大蛇，既洪且长。采色驳映，其文锦章。食灰吞鹿，腴成养疮。宾飨嘉食，是豆是觞。

胆

〔段成式曰〕其胆上旬近头，中旬近心，下旬近尾。〔颂曰〕《岭表录异》云：雷州有养蛇户，每岁五月五日即舁蛇入官，取胆暴干，以充土贡。每蛇以软草借于篮中，盘屈之。将取，则出于地上，用杖拐十数，翻转蛇腹，按定，约分寸，于腹间剖出肝胆。胆状若鸭子大，取讫，内肝于腹，以线缝合，舁归放之。或言蛇被取胆者，他日捕之，则远远露腹疮，以明无胆。又言取后能活三年，未知的否？〔时珍曰〕南人嗜蛇，至于发穴搜取，能容蚺之再活露腹乎？〔弘景曰〕真胆狭长通黑，皮膜极薄，舐之甜苦，摩以注水，即沉而不散。〔恭曰〕试法：剔取粟许着净水中，浮游水上回旋行走者为真；其径沉者，诸胆血也。勿多着，亦沉散也。陶未得法耳。〔诜曰〕人多以猪胆、虎胆伪之，虽水中走，但迟耳。

蚺　蛇

南蛇

【气味】甘、苦，寒，有小毒。

【主治】目肿痛，心腹䘌痛，下部䘌疮。别录。小儿八痫。甄权。杀五疳。水化灌鼻中，除小儿脑热，疳疮䘌漏。灌下部，治小儿疳痢。同麝香，傅齿疳宣露。孟诜。破血，止血痢，虫蛊下血。藏器。明目，去翳膜，疗大风。时珍。

【发明】〔时珍曰〕蚺禀己土之气，其胆受甲乙风木，故其味苦中有甘，所主皆厥阴、太阴之病，能明目凉血，除疳杀虫。〔慎微曰〕顾含养嫂失明，须用蚺蛇胆，含求不得。有一童子以一合授含。含视之，蚺蛇胆也。童子化为青鸟而去。含用之，嫂目遂明。

肉

【气味】甘，温，有小毒。四月勿食。

【主治】飞尸游蛊，喉中有物，吞吐不出。藏器。除疳疮，辟瘟疫瘴气。孟诜。除手足风痛，杀三虫，去死肌，皮肤风毒病风，疥癣恶疮。时珍。

【发明】〔权曰〕度岭南，食蚺蛇，瘴毒不侵。〔时珍曰〕按柳子厚捕蛇说云：永州之野产异蛇，黑质白章，触草木尽死，元御之者。然得而腊之，以为饵，可已大风挛踠瘘疠，去死肌，杀三虫。又张鷟朝野佥载云：泉州卢元钦患疠风，惟鼻未倒。五月五日，取蚺蛇进贡，或言肉可治风，遂取食之。三五日顿可，百日平复。

膏

〔弘景曰〕真膏累累如梨豆子相着，他蛇膏皆大如梅、李子也。

【气味】甘，平，有小毒。

【主治】皮肤风毒，妇人产后腹痛余疾。别录。多入药用，亦疗伯牛疾。弘景。癞也。绵裹塞耳聋。时珍。出外台。

牙长六七尺。

【主治】佩之，辟不祥，利远行。时珍。异物志。

鳞蛇（纲目）

【集解】〔时珍曰〕按《方舆胜览》云：鳞蛇出安南、云南·镇康州、临安、沅江、孟养诸处，巨蟒也。长丈余，有四足，有黄鳞、黑鳞二色，能食麋鹿。春冬居山，夏秋居水，能伤人。土人杀而食之，取胆治疾，以黄鳞者为上，甚贵重之。珍按：此亦蚺蛇之类，但多足耳。陶氏注蚺蛇分真假，其亦此类欤？

鳞蛇

云南巨蟒

胆

【气味】苦，寒，有小毒。

【主治】解药毒，治恶疮及牙疼。时珍。出胜览及一统志。

白花蛇（宋开宝）

【释名】蕲蛇纲目。褰鼻蛇。〔宗奭曰〕诸蛇鼻向下，独此鼻向上，背有方胜花文，以此得名。

【集解】〔志曰〕白花蛇生南地，及蜀郡诸山中。九月、十月采捕，火干。白花者良。〔颂曰〕今黔中及蕲州、邓州皆有之。其文作方胜白花，喜螫人足。黔人有被螫者，立断之，续以木脚。此蛇入人室屋中作烂瓜气者，不可向之，须速辟除之。〔时珍曰〕花蛇，湖、蜀皆有，今惟以蕲蛇擅名。然蕲地亦不多得，市肆所货、官司所取者，皆自江南兴国州诸山中来。其蛇龙头虎口，黑质白花，胁有二十四个方胜文，腹有念珠斑，口有四长牙，尾上有一佛指甲，长一二分，肠形如连珠。多在石南藤上食其花叶，人以此寻获。先撒沙土一把，则蟠而不动。以叉取之，用绳悬起，劙刀破腹去肠物，则反尾洗涤其腹，盖护创尔。乃以竹支定，屈曲盘起，扎缚炕干。出蕲地者，虽干枯而眼光不陷，他处者则否矣。故罗愿《尔雅翼》云：蛇死目皆闭，惟蕲州花蛇目开。如生舒、蕲两界者，则一开一闭。故人以此验之。又按元稹《长庆集》云：巴蛇凡百类，惟褰鼻白花蛇，人常不见之。毒人则毛发竖立，饮于溪涧则泥沙尽沸。鹯鸟能食其小者。巴人亦用禁术制之，熏以雄黄烟则脑裂也。此说与苏颂所说黔蛇相合。然今蕲蛇亦不甚毒，则黔、蜀之蛇虽同有白花，而类性不同，故入药独取蕲产者也。

【修治】〔颂曰〕头尾各一尺，有大毒，不可用。只用中段干者，以酒浸，去皮、骨，炙过收之则不蛀。其骨刺须远弃之，伤人，毒与生者同也。〔宗奭曰〕凡用去头尾，换酒浸三日，火炙，去尽皮、骨。此物甚毒，不可不防。〔时珍曰〕黔蛇长大，故头尾可去一尺。蕲蛇止可头尾各去三寸。亦有单用头尾者。大蛇一条，只得净肉四两而已。久留易蛀，惟取肉密封藏之，十年亦不坏也。按《圣济总录》云：凡用花蛇，春秋酒浸三宿，夏一宿，冬五宿，取出炭火焙干，如此三次。以砂瓶盛，埋地中一宿，出火气。去皮、骨，取肉用。

肉

【气味】甘，咸，温，有毒。〔时珍曰〕得酒良。

【主治】中风湿痹不仁，筋脉拘急，口面㖞斜，半身不遂、骨节疼痛，脚弱不能久立，暴风瘙痒，大风疥癞。开宝。〔颂曰〕花蛇治风，速于诸蛇。黔人治疥癞遍体，诸药不效者：生取此蛇剂断，以砖烧红，沃醋令气蒸，置蛇于上，以盆覆一夜。如此三次，去骨取肉，笔以五味令烂。顿食之。瞑睡一昼夜乃醒，疮；庀随皮便退，其疾便愈。治肺风鼻塞，浮风瘾疹，身上白癜风，疬疡斑点。甄权。通治诸风，破伤风，小儿风热，急慢惊风搐搦，瘰疬漏疾，杨梅疮，痘疮倒陷。时珍。

【发明】〔敩曰〕蛇性窜，能引药至于有风疾处，故能治风。〔时珍曰〕风善行数变，蛇亦善行数蜕，而花蛇又食石南，所以能透骨搜风，截惊定搐，为风痹惊搐、癫癣恶疮要药。取其内走脏腑，外彻皮肤，无处不到也。凡服蛇酒、药，切忌见风。

头

【气味】有毒。

【主治】癜风毒癞。时珍。

白花蛇

蕲州二十四方胜

目睛

【主治】小儿夜啼。以一只为末，竹沥调少许灌之。普济。

乌蛇（宋开宝附）

【释名】乌梢蛇纲目。黑花蛇纲目。

【集解】〔志曰〕乌蛇生商洛山。背有三棱，色黑如漆。性善，不噬物。江东有黑梢蛇，能缠物至死，亦此类也。〔颂曰〕蕲州、黄州山中有之，《乾宁记》云：此蛇不食生命，亦不害人，多在芦丛中吸南风及其花气。最难采捕，多于芦枝上得之。其身乌而光，头圆尾尖，眼有赤光。至枯死眼不陷如活者，称之重七钱至一两者为上，十两至一镒者为中，粗大者力弥减也。作伪者用他蛇熏黑，亦能乱真，但眼不光耳。〔宗奭曰〕乌蛇脊高，世称剑脊乌梢。尾细长，能穿小铜钱一百文者佳。有身长丈余者。其性畏鼠狼。蛇类中惟此入药最多。〔敩曰〕凡一切蛇，须辨雌雄、州土。蕲州乌蛇，头上有逆毛二寸一路，可长半分已来，头尾相对，使之入药如神，只重一两以下，彼处得此多留进供。蛇腹下有白带子一条，长一寸者，雄也，宜入药用。采得，去头及皮鳞、带子，锉断，苦酒浸一宿，漉出，柳木炭火炙干，再以酥炙。于屋下巳地上掘坑，埋一夜，再炙干用。或以酒煮干用亦可。〔时珍曰〕乌蛇有二种。一种剑脊细尾者为上；一种长大元剑脊而尾梢粗者，名风梢蛇，亦可治风，而力不及。

乌　蛇

蕲州剑脊细梢

肉

【气味】甘，平，无毒。〔论曰〕有小毒。

【主治】诸风顽痹，皮肤不仁，风瘙瘾疹，疥癣。开宝。热毒风，皮肌生癞，眉髭脱落，疬疥等疮。甄权。功与白花蛇同，而性善无毒。时珍。

膏

【主治】耳聋。绵裹豆许塞之，神效。时珍。出圣惠。

胆

【主治】大风疠疾，木舌胀塞。时珍

皮

【主治】风毒气，眼生翳，唇紧唇疮。时珍。

卵

【主治】大风癞疾〔时珍曰〕圣济总录治癞风，用乌蛇卵和诸药为丸服，云与蛇肉同功。

金蛇（宋开宝附）附银蛇

【释名】金星地鳝图经。银蛇亦名锡蛇〔时珍曰〕金、银、锡，以色与功命名也。

金星地鳝，以形命名也。

【集解】〔颂曰〕金蛇生宾州、澄州。大如中指，长尺许，常登木饮露，体作金色，照日有光。白者名银蛇。近皆少捕。信州上饶县灵山乡，出一种金星地鳝，酷似此蛇。冬月收捕，亦能解毒。〔时珍曰〕按刘恂《岭表录异》云：金蛇一名地鳝，自者名锡蛇，出黔州。出桂州者次之。大如拇指，长尺许，鳞甲上分金银，解毒之功，不下吉利也。据此，则地鳝即金蛇，非二种矣。

肉

【气味】咸，平，无毒。

【主治】解中金药毒，令人肉作鸡脚裂，夜含银，至晓变为金色者，是也。取蛇四寸炙黄，煮汁频饮，以差为度，银蛇解银药毒。开宝。解众毒，止泄泻，除邪热。苏颂。疗久痢。时珍。

【发明】〔藏器曰〕岭南多毒，足解毒之药曰金蛇、白药是矣。〔时珍曰〕《圣济总录》治久痢不止，有金星地鳝散：用金星地鳝（醋炙）、铅丹、白矾（烧）各五钱，为末。每服二钱，米饮下，日二。

水蛇（纲目）

【释名】公蛎蛇。

【集解】〔时珍曰〕水蛇所在有之，生水中。大如鳝，黄黑色，有缬纹，啮人不甚毒。陶弘景言公蛎蛇能化鳢者，即此也。水中又有一种泥蛇，黑色，穴居成群，啮人有毒，与水蛇不同。张文仲《备急方》，言山中一种蛇，与公蛎相似，亦不啮人也。

水 蛇

肉

【气味】甘、咸，寒，无毒。

【主治】消渴烦热，毒痢。时珍。

皮

【主治】烧灰油调，傅小狂骨疽脓血不止。又治手指天蛇毒疮。时珍。

蛇婆（拾遗）

【集解】〔藏器曰〕蛇婆生东海水中。一如蛇，常自浮游。采取无时。〔时珍曰〕按此所言形状功用，似是水蛇；然无考证，姑各列条。

【气味】咸，平，无毒。

【主治】赤白毒痢，蛊毒下血，五野鸡病，恶疮。炙食，或烧末，米饮服二钱。藏器。

黄颔蛇（纲目）附赤楝蛇

【释名】黄喉蛇俗名。赤楝蛇一名桑根蛇。〔时珍曰〕颔，喉下也。以色名赤楝，桑根象形，陶氏作赤蝰。

【集解】〔时珍曰〕按《肘后》《千金》《外台》诸方，多用自死蛇，及蛇吞蛙、鼠，并不云是某蛇。惟《本草》有蝮蛇腹中鼠。陶氏注云：术家所用赤蝰、黄颔，多在人家屋间，吞鼠子、雀雏。见腹中大者，破取干之。又蛇蜕注云：草间不甚见虺、蝮蜕，多是赤蝰、黄颔辈。据此，则古方所用自死蛇，及蛇吞蛙、鼠，当是二蛇，虽蛇蜕亦多用之。赤楝红黑，节节相间，俨如赤楝、桑根之状。黄颔黄黑相间，喉下色黄，大者近丈。皆不甚毒，丐儿多养为戏弄，死即食之。又有竹根蛇，《肘后》谓之青蝰蛇，不入药用，最毒。喜缘竹木，与竹同色。大者长四五尺，其尾三四寸有异点者，名熇尾蛇，毒尤猛烈。中之者，急灸三五壮，毒即不行，仍以药傅之。又有菜花蛇，亦长大，黄绿色，方家亦有用之者。

肉

【气味】甘，温，有小毒。

【主治】酿酒，或入丸散，主风癫顽癣恶疮。自死蛇渍汁，涂大疥。煮汁，浸臂腕作痛。烧灰，同猪脂，涂风癣漏疮，妇人妒乳，猘犬咬伤。时珍。出肘后、梅师、千金诸方。

蛇头

【主治】烧灰，主久疟及小肠痈，入丸散用。时珍。

骨

【主治】久疟劳疟，炙，入丸散用。时珍。

涎

【气味】有大毒。〔思邈曰〕江南山间人一种蛊毒，以蛇涎合药着饮食中，使人病瘕，积年乃死。但以雄黄、蜈蚣之药治之乃佳。

蛇吞鼠

【主治】鼠瘘、蚁瘘有细孔如针者。以腊月猪脂煎焦，去滓涂之。时珍。出千金。

蛇吞蛙

【主治】噎膈，劳嗽，蛇瘘。时珍。